Electroencephalographic Interpretation:
101 Chapters

# 脳波判読に関する 101章

第2版

一條貞雄
仙台富沢病院

高橋系一
北習志野花輪病院

医学書院

［著者略歴］
一條貞雄
1960年　東北大学医学部卒業
1965年　同大学大学院修了（医学博士，精神医学）
1965年　仙台鉄道病院（現JR仙台病院）神経科勤務．その間にカナダ，
Winnipeg General Hospital 脳波室でレジデント（1967～1969年），
東北大学非常勤講師（1970～1991年）
1989年　JR東京総合病院精神神経科部長
1994年　順天堂大学非常勤講師（精神神経科）
1995年　学校法人朴澤学園仙台大学体育学部健康福祉学科教授
1998年　学校法人朴澤学園仙台大学大学院スポーツ科学科教授（精神保健学）
2003年　同定年退職．菅野愛生会緑ヶ丘病院
2006年　仙台富沢病院
〈主な著書〉「臨床脳波アトラス」（南江堂，1970），
「脳波のチェックポイントQ&A」（太田原ら編，メジカルリサーチセンター，1982），
「誘発電位の基礎と臨床」（佐藤ら編，創造出版，1990），
「教科書では知り得ない臨床生理学の知識」（本間ら編，近江出版，1996），
「精神保健入門」（鹿島編，八千代出版，2000），
「精神科医が見たレオナルド・ダ・ヴィンチ」（近代文芸社，2004）

高橋系一
1966年　順天堂大学医学部卒業
1968年　順天堂大学医学部助手（小児科学）
1974年　順天堂大学医学部講師（小児科学）
1977年　医学博士
1984年　道灌山学園保育福祉専門学校講師
1990年　北習志野花輪病院（小児科）
2002年～ 東京小児科医会副会長，日本小児神経学会専門医
2004年～（社）日本小児科医会常任理事
2008年～ 道灌山学園理事長
〈主な著書・論文〉「発達の遅れ」（日野原重明ら編『プライマリ・ケア医学』，医学書院，1988），
「てんかん，けいれん，睡眠障害他」（大塚親哉編『病気の説明と小児科診療』，南山堂，1997），
「Sturge Weber病」（小児内科，東京医学社，1995），「頭頂中心線上陰性棘波」（臨床脳波，永井書店，1978），
「小児欠伸てんかん」（小児内科，東京医学社，2001）

**脳波判読に関する101章**

発　行　1998年10月1日　第1版第1刷
2007年7月15日　第1版第3刷
2009年11月15日 第2版第1刷 ©
2017年8月15日　第2版第2刷

著　者　一條貞雄（いちじょうさだお）・高橋系一（たかはしけいいち）
発行者　株式会社　医学書院
代表取締役　金原　優
〒113-8719　東京都文京区本郷1-28-23
電話　03-3817-5600（社内案内）
組　版　聚珍社
印刷・製本　平河工業社



ISBN978-4-260-00981-2

[執筆協力者]


| | |
|---|---|
| 青木 恭規 | 青木神経科内科クリニック（宮城）（81章） |
| 石井　 一 | 木村病院（前JR仙台病院精神科）（83章） |
| 石田 孜郎 | 鷹岡病院（前静岡県立こころの医療センター）（48，49章） |
| 石山 陽事 | 杏林大学保健学部 臨床生理学・医用応用工学<br>（6，8，10章，脳波用語と解説） |
| 浦上 裕子 | 順天堂大学医学部付属順天堂病院リハビリテーション科（47章） |
| 小穴 康功 | 聖パウロ病院（前東京医科大学霞ヶ浦病院精神神経科）（51，52章） |
| 呉本 慶子 | 順天堂大学医学部小児科（59，60，61，62章） |
| 四宮 滋子 | しのみやクリニック（前順天堂大学医学部精神神経科）（72，84章） |
| 圓谷 建治 | 国立病院機構山形病院神経内科（71章） |
| 外崎　 昭 | 千歳篠田病院（前山形大学医学部解剖学）（55，56章） |
| 中澤 友幸 | 順天堂大学医学部小児科（79章） |
| 新島 新一 | 順天堂大学医学部小児科（79章） |
| 野沢 胤美 | 昭和大学内科（神経内科学），<br>虎の門病院神経内科・臨床生理（24，30章） |
| 平賀 旗夫 | 菅野愛生会緑ヶ丘病院<br>（前東北大学医学部付属病院検査部）（9，13章） |
| 和田　 仁 | 東北大学大学院工学部研究科（98，99，100章） |

# 第2版序

本書『脳波判読に関する101章』(1998) が出版されてから，増刷を繰り返しながら早や10年を経過した．

その間，2001，2006年にはてんかん発作型の国際分類に大きな変更案が出された．2006年にはアメリカ臨床神経生理学会で「脳波・誘発電位の関する記録法のガイドライン」が発表され，さらに，2007年にはアメリカ睡眠学会から新しい「睡眠ポリグラフの記録手技と判定基準」が提唱され，睡眠段階の分類が変更された．

しかし，2006年のアメリカ臨床神経生理学会による「脳波の記録法のガイドライン」を見ると，前回20年前 (1986) に発表されたものとほとんど変わっていなかった．内容については他誌にも紹介したが (雑誌『臨床脳波』49; 265-270, 2007)，そこでも述べたように2点ほど注目されることがあった．

第1は脳波振幅の単位に，従来「μV」という表現を行っていたことに対して，今回のガイドラインでは，インターネット等での使いやすさを考慮して「uV」を使用することにした点である．しかし，本書では従来通りに「μV」のままにした．

第2には，脳波の記録に際して，閉眼時の記録だけでなく，適宜に目を開かせたりして脳波の変化を観察すべきであることを強調している点である．これは前回 (1986) のガイドラインで述べられたことと全く同じ内容である．脳波室によっては，もっぱら閉眼時の記録が行われ，開眼時の観察があまり行われていない場合が見られるが，アメリカでも同じ状況なのであろうとの感を受けた．本書ではこの開閉眼のことにも留意して述べたつもりである．

なお，1999年に国際臨床神経生理学会の脳波用語集に変更・追加がなされていることから新たに巻末に，脳波用語と解説を付した．

脳の検査と言えば，今日ではとかく頭部CTやMRIが主流になっているが，近年，問題が多い小児期・思春期においても，また高齢化した現代社会におけるうつ病や認知症の鑑別診断などにも，脳波検査は益々重要であると考えている．そこで，上述の改訂点を踏まえ，その後の新しい知見も追加して第2版を上梓することにした．

本書改訂第2版の出版にあたり，多くの方々から貴重なご意見やご協力をいただいた．ことに次の方々には厚く感謝する次第である．中里信和 (広南病院，宮城)，長谷川壽紀 (Bronson Methodist Medical Center, ミシガン州，USA)，藤井昌彦 (仙台富沢病院)，松岡洋夫 (東北大学医学部) (五十音順，敬称略)．

最後に編集の労に当たられた医学書院医学書籍編集部金井真由子さんに厚く感謝します．

2009年9月

一條　貞雄

# 初版の序

筆者がカナダ留学から帰国した当時（1969年），脳の検査といえばまず脳波検査が行われた．しかも当時は，"脳死"のことが話題になっており，脳死の検査には脳波検査が不可欠のものになっていた．帰国後にカナダの故Saunders教授の監修で出した『臨床脳波アトラス』（南江堂，1970年）でも，脳死の脳波をはじめ意識障害時の脳波にかなりの紙面が使われている．

しかしその後，脳の検査として頭部CTやMRIによる検査が行われるようになった．これらの画像診断は脳波より直接的で説得力があり，脳の検査といえばまずこれらの検査が行われる時代になった．しかし，これらの画像診断技術に対して脳波は機能的検査であるといえ，不要になったわけでは決してなく，むしろ画像診断に加えてさらに脳波像はどうかという要求が生じているのが現状といえる．ことに小児の検査として脳波はとくに重要である．しかし，そのような場合，脳波の判読にはそれなりの知識が要求されることになるが，今日，高度にしかも複雑に進歩した臨床医学の現場で，脳波判読の知識まで得ることは必ずしも容易なことではないと考えられる．

そこで，このたびの出版の意図としては，得られた個々の脳波所見がどのような意味をもつのか，それをどう解釈するのかに観点を置いてその構成を考えたつもりである．この『脳波判読に関する101章』という書名は，そのような筆者の意図を理解し，医学書院の辞書編集室長である中川芳郎氏が考えて下さったものである．

本書には他にいくつかの特徴がある．脳波の判読には当然のことながら脳解剖や神経生理学の知識が必要である．脳波の論文などにしばしば出てくる用語を理解するために，その図など筆者の日頃のノートをここに用いることにした（55〜57章）．さらに，筆者は日本脳波・筋電図学会委員会による「誘発電位測定指針案（1985）」（委員長，下河内稔）や「臨床脳波検査基準案（1988）」（委員長，大熊輝雄）などの作製に参加したので，それらを本書では参考にすることにした．

しかし，脳波検査の利用の範囲は非常に多岐にわたっており，そのすべてを筆者ひとりで網羅することは不可能である．そこで多くの方々のご協力をいただいた．ことに小児期の脳波は手元の資料が乏しいので，順天堂大学のカンファランスで知己を得た小児科の高橋系一講師を共著者にお願いした．

ここに本書の出版にあたり筆者が東北大学医学部大学院以来ご指導をいただいている佐藤時治郎弘前大学名誉教授に，またカナダ留学についてお世話になり，てんかんの臨床や脳波のご指導を得た和田豊治東北大学名誉教授，睡眠の臨床や脳波のご指導を得た大熊輝雄東北大学名誉教授，国立精神・神経センター武蔵病院名誉総長に厚く感謝を申し上げます．

筆者は仙台や東京の臨床脳波カンファランスなどで多くの方にお世話になった．仙台臨床脳波集談会で当時の東北大学医学部平賀旗夫先生，国立精神・神経センター武蔵病院のてんかんカンファランスで大沼悌一先生，順天堂大学精神科小児科合同カンファランスで精神神経科井上令一名誉教授，また同カンファランスでお世話になり，この原稿にも目を通して下さった精神神経科四宮滋子助教授をはじめ，多くの医師や検査技師の方々に厚く感謝申し上げます．

本書に使用した脳波は筆者が勤務したJR仙台病院のものが多い．同病院脳波室の橋本武久氏，今野久美子技師をはじめとする多くの技師の方々に，さらに本書のために脳波を借用した仙台赤十字病院，国見台病院（宮城），仙南中央病院（宮城），桜ケ丘病院（福島），千歳篠田病院（山形）の医師や検査技師の方々に厚く感謝申し上げます．

1998年9月

一條　貞雄

# 目次

Electroencephalographic Interpretation: 101 Chapters

# 脳波判読に関する101章

# 1章 脳波とは

はじめに，脳波（脳電図）electroencephalogram；EEG についてその研究の歴史を述べ，さらに脳波の利用目的や脳波の解釈に際する問題点を述べる．

## 1. 脳波の歴史

最初に動物の脳から電気活動を記録したのは，イギリスの Caton（1875）で，ウサギ，サルの脳から電気活動を記録したといわれる．1889 年，Einthoven が感度のよい弦電流計を発明し，まず心電図の研究が進歩した．脳の電気活動に弦電流計を応用したのは Práwdicz-Neminsky（1913）で，イヌの脳で自発的な電位変動を観察している．

ヒトの脳の電気活動を最初に記録したのはドイツの Jena 大学精神科教授 Hans Berger であり，1924 年から着手した研究を 1929 年「ヒトの脳波について（Über das Elektrenkephalogramm des Menschen)」という論文で発表し，そこで彼は観察された波形を α 波，β 波と命名した．1933 年，イギリスの生理学者 Adrian 卿により Berger の研究結果が追試確認され，彼はこの α 波を Berger 波と呼ぶことを提唱したが，Berger はそれを固辞し，以来 α 波と呼ばれている[1,2]．

脳波の研究はアメリカ，カナダでも行われるようになり，とくにてんかんや睡眠の脳波の研究が盛んに行われるようになった．

1947 年に第 1 回国際脳波学会がロンドンで行われ，1949 年第 2 回の学会がパリで行われた際に，国際脳波学会連合 International Federation of Electroencephalographic Societies が組織された．さらに 1951 年，筋電図などの関連領域の研究活動を含めた国際脳波・臨床神経生理学会連合 International Federation of Societies for Electroencephalography and Clinical Neurophysiology（IFSECN）に発展し，1990 年には国際臨床神経生理学会連合 International Federation of Clinical Neurophysiology（IFCN）と改称され，現在にいたっている．

わが国ではまず 1946 年に第 1 回の脳波班会議が東北大学医学部生理学本川弘一教授により行われ，名古屋大学勝沼精蔵教授による「脳波」という訳語が用いられるようになった．この班会議が母体になり 1952 年東京大学で第 1 回日本脳波学会が開催された．1971 年には日本筋電図学会と合同し，日本脳波・筋電図学会が設立された．さらに，2000 年に日本臨床神経生理学会と改称され，その間，エレクトロニクス技術の進歩により，脳波計をはじめ，各種の分析装置が開発され，多くの研究成果が国内外で発表されている[3]．

## 2. 脳波の利用

年代層別に分けると以下のような場合が考えられるが，通常は頭部 CT や MRI など他の検査法に併用されながら診断が行われる．

### ❶ 新生児期

- 新生児けいれん
- 低酸素性虚血性脳症
- 頭蓋内出血
- 脳室周囲白質軟化症
- てんかんおよびてんかん症候群

### ❷ 乳・幼児期，学童期および思春期

- てんかんおよびてんかん症候群
- 頭部外傷
- 脳腫瘍
- 脳血管障害（もやもや病など）
- 脳炎，脳症
- 脳波からみた年齢的発達
- 問題行動
- 各種意識障害など

❸ **成人期**

- てんかんおよびてんかん症候群
- 頭部外傷およびその後遺症
- 脳腫瘍および術後の経過観察
- 脳血管障害
- 脳炎，脳症，変性疾患など
- 代謝および内分泌障害
- 薬物中毒（向精神薬を含む）
- 睡眠障害
- 各種意識障害など

❹ **老年期**

- 脳血管障害
- てんかんおよびてんかん症候群
- 頭部外傷およびその後遺症
- 脳腫瘍および術後の経過観察
- 行動，認知，記憶障害および老年期認知症
- 各種意識障害など

## 3. 脳波解釈に際する問題点

近年の頭部CTやMRIなどの画像診断の進歩により，脳病変の部位や広がりが明らかになるようになると，再び脳波とは何かという脳生理学的関心が高まってきている．そこで脳波の解釈論ともいうべきことについて，いくつか問題点が考えられるが，ここでは以下の3点をとりあげ，本書の後半でそれらを論ずることにする．

❶ **脳波で記録されるのは大脳皮質表面の活動だけなのか**

脳波とは記録電極の直下におけるもっぱら大脳皮質表面の電位を記録しており，脳深部の電位は記録されにくいと解釈されてきた．しかし，臨床脳波での経験では，頭蓋外に存在するたとえば眼球運動の電位であるとか，さらに脳から遠く離れた心電図が脳波記録に混入することが観察される．このようなことを考えると，頭皮上で記録される電位とはその発生部位が電極に近いか遠いかの問題だけではなく，電位の広がる方向性にもかかっていると考えられる．たとえば海馬など大脳辺縁系についていえば，動物実験では非常に高い電位を発生していることが知られているので，ヒトの場合でも，大脳辺縁系からある程度十分な電位活動が発生し，その方向が記録電極の方を向いていれば，脳波でそれを得てよいことになる．従来の脳波の教科書であるGibbsのアトラス[4)]やPenfieldとJasperの著書[5)]では，海馬の電位のことには触れられていないのであるが，これらについても考える必要があると思われる．

❷ **脳波の電位はどのようにして分布するのか**

脳波は脳から直接にではなく，頭皮上に置かれた電極から記録している．すなわち髄膜，髄液，骨，筋肉，皮膚を介したものを記録しており，このように神経の伝達によるのではなく生体組織による伝達は，体積伝導 volume conduction と呼ばれている．ここで頭蓋内には骨のように電気的な抵抗の高い組織もあれば，脳脊髄液のように抵抗のきわめて低い導体もあり，本書ではそれらをどのように考慮するかの問題を考えてみたい．

❸ **記録部位における脳波の位相差について**

電位の発生源から電極の間に距離がある場合，その間には種々の組織が介在し，電位の波及にはばらつきが生じることになる．つまり脳波は一種の正弦波であるから，振幅ばかりでなく位相に変化が生じる可能性がある．脳波は基本的には2点間の電位差であるが，たとえば，誘発電位のように非常に短い時間差を問題にするようになると，波の位相も問題にされなければならず，あらためてこの問題を考える必要がある．

❖文献


1）Gloor P: The Work of Hans Berger. In; Rémond A (ed): Handbook of Electroencephalography and Clinical Neurophysiology. Vol 1A, Elsevier, Amsterdam, pp11–24, 1975
2）Berger H: Über das Elektrenkephalogramm des Menschen（1929）（山口成良　翻訳・解説）．精神医学 23：829–838，951–962，1073–1081，1981
3）大熊輝雄：臨床脳波学（第5版）．医学書院，1999
4）Gibbs FA, Gibbs EL: Atlas of Electroencephalography. Vol 1, 2, Addison-Wesley, Cambridge, 1950, 1952
5）Penfield W, Jasper H: Epilepsy and the Functional Anatomy of the Brain. Little, Brown and Company, Boston, 1954

# 2章 脳波記録法

旧日本脳波・筋電図学会では「臨床脳波検査基準案（1988）」を作成し，さらに日本臨床神経生理学会で「改訂臨床脳波検査基準（2002）」[1] を示しているので，その抜粋を述べる．

## 1. 記録前の準備

### ❶ 検査の説明

被検者やその家族にたいしては，あらかじめ脳波検査について説明を行うものとする．

### ❷ 薬剤

一般的に，被検者が用いている薬剤を脳波検査のために中止する必要はないが，被検者が用いている薬剤の内容は脳波検査担当者および判定医に伝えられなければならない．

### ❸ 食事

検査時に被検者は空腹でないことが望ましい．

### ❹ 電極装着

電極装着は 10–20 電極法により，21 個の電極全部を用いて行う．ただし，緊急症例，新生児などにたいする電極配置については別の章に述べる．10–20 電極法以外の部位に電極を配置するときは，その部位を明記することが必要である．また，いわゆる機能アース（ボディアース）についても装置部位を明記しておくことが望ましい．

### ❺ 電極接触抵抗の測定

電極接触抵抗は交流インピーダンスによる測定が望ましい．インピーダンスは 10 Hz における値をもって代表値とする．各電極の接触インピーダンスは 30 kΩ 以下であれば実用上問題は少ないが，できれば 10 kΩ 以下とすることが望ましい．さらに，各電極のインピーダンスのばらつきは数 kΩ 以下にすることが望ましい．

筆者註 最近，IFCN[2] では電極間インピーダンスを 10 kΩ 以下，1 kΩ 以上を勧めている．なお電極については文献 3）も参照のこと．

## 2. 記録の実施

### ❶ 検査依頼内容の確認

記録の開始にあたって，脳波検査担当者は依頼医からの検査依頼内容（病名，症状，経過，診断上の問題点，検査目的，治療薬剤，前回脳波所見など）を確認する．

### ❷ 較正記録

記録の最初と最後には標準感度（10 μV/mm，すなわち 50 μV/5 mm），標準時定数（0.3 秒），高域遮断フィルタ OFF の状態における標準較正波形を記録しなければならない．また，記録の途中で脳波計の感度，時定数，高域遮断フィルタなどを変更した場合には，そのつどか，あるいは記録の最後にまとめて，使用したすべての条件での較正波形を記録しておく．

### ❸ モンタージュ

基準電極導出モンタージュ（いわゆる単極導出モンタージュ）および双極導出モンタージュを併用する．双極導出モンタージュには，縦（前後）方向および横（左右）方向の連結双極モンタージュが含まれていなければならない．これらのモンタージュには，旧日本脳波・筋電図学会が提案した「標準モンタージュ」[3] を使用することが望ましい．それに加えて，それぞれの脳波室独自のモンタージュを併用してもよい．モンタージュは変更のつど表示する．

### ❹ 記録速度

標準的な記録速度として 30 mm/ 秒を用いることが望ましい．ただし，入眠待ちその他の目的で，記録の一部を 15 mm/ 秒で記録することも必要に応じて許容される．

### ❺ 記録感度

感度は 10 μV/mm（50 μV/5 mm）あるいは 7 μV/mm（50 μV/7mm）を基準として，必要に応

じて$\sqrt{2}$倍，$1/\sqrt{2}$倍のステップで増減する．

**❻ 低域遮断フィルタ**

低域遮断周波数は0.5 Hz（−3 dB），すなわち時定数0.3秒を一般的に用いる．ただし，症例によって低域信号が不要な場合には，1.5 Hz（時定数0.1秒）を用いることができる．

**❼ 高域遮断フィルタ**

高域遮断フィルタを使用しない（OFFの状態のこと）記録を標準とするが，高域信号が不要な場合でも，遮断周波数60 Hz（−3 dB）のフィルタの使用にとどめることが望ましい．

**❽ 記録時間**

標準的な脳波検査のための「記録時間」は，各モンタージュごとに少なくとも2分間程度の連続記録を行い，全体としては一般に30分以上が必要である．睡眠記録を行う場合にはさらに，入眠待ち時間のほか，必要な睡眠段階における記録時間が必要となる．

**筆者註** 記録時間について，アメリカ臨床神経生理学会のガイドラインでは20分以上としている[4,5]．また，てんかんの場合は20分が必要かもしれないが，それ以上ではせいぜい4分程度でよいとする意見もある[6]．

**❾ 記録中の記載**（省略）

## 3. 安静時記録

❶ 標準的な安静時記録には安静覚醒閉眼時記録と睡眠時記録とがある．

❷ 安静覚醒閉眼時脳波の記録には，閉眼状態のみではなく，適当な間隔で開閉眼を反復することが必要である．とくに主要なモンタージュについては2回以上の開閉眼を行うことは，一般に次のような意義がある．

1）優位律動ならびにその他の律動波の反応性の観察
2）被検者の覚醒水準の維持ならびに意識状態や協力度の評価
3）突発性異常波の誘発，あるいは抑制
4）局在性異常波の観察

開眼時間は一般に10秒前後が用いられているが，上記の意義を考慮し，状況に応じて適宜，時間と回数を増減することが望ましい．

❸ 睡眠から覚醒した直後の安静時記録では，睡眠前の安静覚醒時と同様の脳波像となったか否かを注意する必要がある．

❹ 病的な意識障害が持続していて，安静覚醒時記録が得られない場合には，そのままの状態をもって安静時記録に代えるものとする．ただし，記録中の開眼指示，呼名，痛覚刺激などによって意識状態を点検する必要がある．

❺ 閉眼状態での記録が不可能な場合には，その旨を記載して，開眼状態の記録をもって安静時記録に代えるものとする．ただし，できるだけ閉眼あるいは遮眼を試み，その際の脳波変化を点検することが望ましい．

❻ やむをえず睡眠時記録を最初に行った場合でも，覚醒時記録を省略すべきではない．

## 4. 日常行うべき賦活法

脳波検査で日常的に行われる賦活法は，安静覚醒閉眼状態では明らかでない異常波の検出や，生理的変化の観察を目的としている．前述の開閉眼に加えて，閃光刺激，過呼吸，睡眠の3種類の賦活法を行うことが望ましい．（方法は該当する章を参照）

❖文献

1）日本臨床神経生理学会：臨床脳波検査基準改訂委員会報告—改訂臨床脳波検査基準2002（委員長：石山陽事）．臨床神経生理学 31：221–242，2003
2）Chatrian Ge, Bergamasco B, Bricolo A, et al: IFCN recommended standards for electrophysiological monitoring in comatose and other unresponsive states. Electroenceph clin Neurophysiol 99: 103–122, 1996
3）日本脳波・筋電図学会，脳波電極および導出法委員会：“臨床脳波検査用標準モンタージュ”および“臨床脳波検査用電極と基準導出法の使用指針”．脳波と筋電図 13：92–97，1985（委員名は7章に記載）
4）American Clinical Neurophysiology Society, 2006 Guideline Review Committee, Epstein CM (Chair): ACNS Guidelines. J Clin Neurophysiol 23: 85–207, 2006
5）一條貞雄：成人の脳波—アメリカ臨床神経生理学会指針（2006）．臨床脳波 49：265–270，2007
6）Airoldi L, Beghi E, Bogliun G et al: Rational use of EEG in adults in clinical practice. J Clin Neurophysiol 16: 456–461, 1999

part 1 脳波とその記録方法

# 3章 電極と電極配置法

脳波電極の種類と使用法，さらに電極配置法として 10–20 法や最近アメリカで行われている方法を述べる．

## 1. 電極の配置法

❶ **皿電極** disc electrode, cup electrode

直径 4〜10 mm くらいの皿状の電極で，プラチナ，金，銀，錫などのものがあるが，銀—塩化銀電極が最もよい．電極を接着するには市販の脳波糊と絆創膏で固定したり，コロジオン液が用いられる．

❷ **保持型電極** pad electrode（図 1）

電極をゴムバンドや帽子をかぶせて固定する方法であり，意識障害などで協力性の乏しい被検者に有効といえる．しかし，電極の接触抵抗を低くできない難点がある．

❸ **クリップ電極** clip electrode

耳垂（耳朶）の電極用に用いられることがある．

❹ **針電極** needle electrode

感染予防の問題も考えると今日使われる機会はほとんどない．

❺ **蝶形骨電極** sphenoidal electrode

頬骨弓の下部から蝶形骨底を目標として針状の電極を刺入する方法である．側頭葉前方部分の記録を目的とするが，その評価はさまざまである．

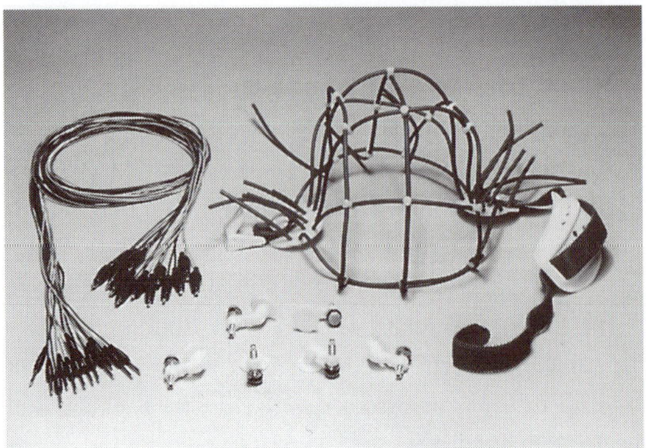

[図 1] ゴムバンド使用による保持型電極の一式
（日本光電工業社による）

❻ **鼻咽頭電極** nasopharyngeal electrode

S 字状に曲げた電極を鼻腔に挿入して頭蓋底前方の電位を記録しようとする方法であるが，アーチファクトが混入しやすい．

❼ **その他**

脳外科用の電極として深部電極 depth electrode，皮質電極 cortical electrode，硬膜下電極 subdural electrode，硬膜外電極 epidural electrode などがある．

## 2. 電極の配置法

❶ **10–20 電極配置法（10–10 法）（図 2）**

カナダの Jasper HH ら[1] によって行われていた方法が国際的にも承認され広く用いられている．基準点は前後方向では鼻根部 nasion と後頭結節 inion であり，左右では耳介前点である．頭部の半円が 10% と 20% に分割されて部位が決められるので 10–20 法と呼ばれる．$A_1$，$A_2$ は左右の耳垂（耳朶）あるいは乳様突起部の導出基準部位を示す．Fz などの “z” は “zero” の意味である．

❷ **10–10 電極配置法（10–10 法）（図 3）**

IFCN[2] では電極数を増し，10–20 法における 10% 分割の部位に電極を置く配置法を提案している．さらに，ACNS では電極部位記号も一部に変更を行っている（前章）．しかし，本書では従来の 10–20 法の記号を用いている．

❖文献


1) Jasper HH: The ten-twenty electrode system of the International Federation. Electroenceph clin Neurophysiol 10: 371–375, 1958
2) Nuwer MR, Comi G, Emerson R et al: IFCN standards for digital recording of clinical EEG. Electoroenceph clin Neurophysiol 106: 259–261, 1998

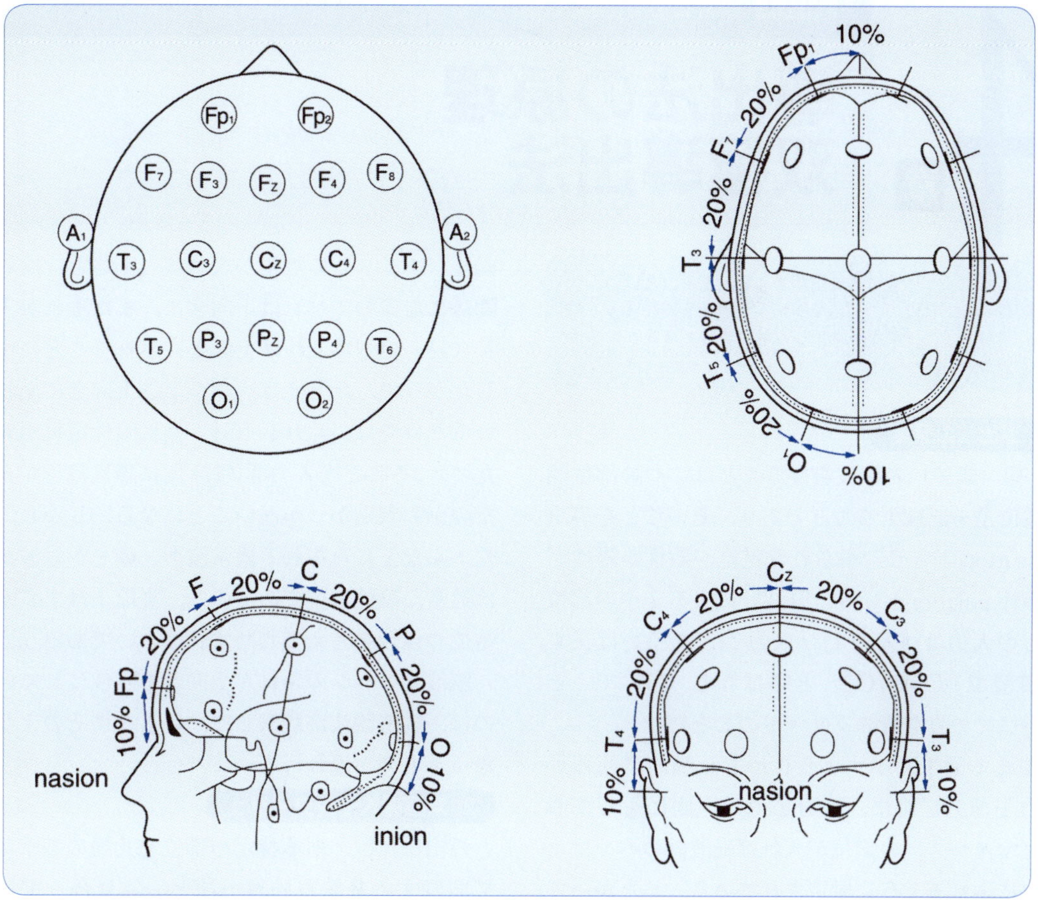


［図 2］ 10–20 電極配置法 [1)]

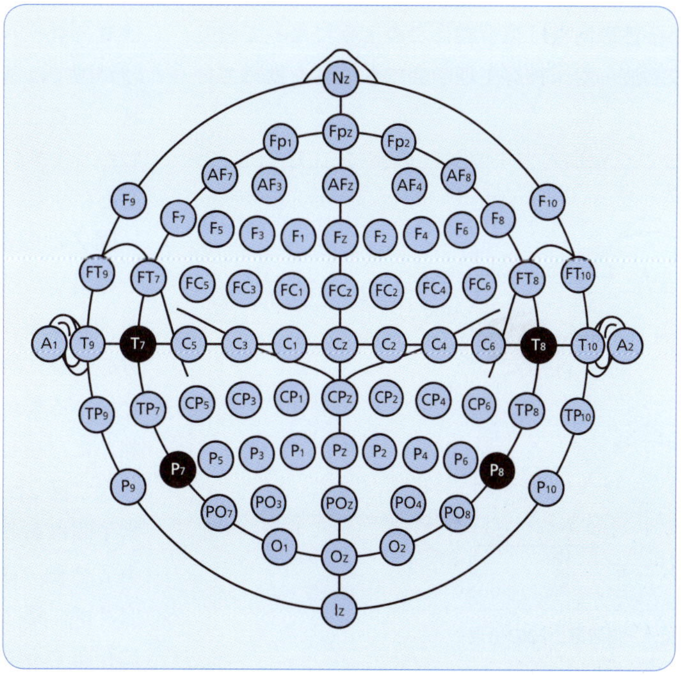


［図 3］ 10–10 電極配置法 [2)]

part 1 脳波とその記録方法

# 4章 導出法の原理，双極導出法

頭部電極によって電位差を記録することを導出といい，脳波では通常，電位の上向きを陰性，下向きを陽性にしている．隣り合う部位同士を連続して導出する方法を双極導出法という．

## 1. 導出法の原理

1個（素子）の脳波を得ることは2つの部位間の電位差を記録することであり，そのことを導出derivationという．得られた電位が陰性か陽性かを極性polarityという．脳波計に入る2つの部位からの入力は「入力1」「入力2」，あるいは従来の慣習で「G1」「G2」と呼ばれる（G1，G2とはかつての真空管のグリッドのこと）．

ここで**図1**に示すように，もし脳波増幅器の入力1（G1）側に，入力2（G2）側に対して陰性（マイナス）の電位が入れば脳波計のペンは上向きにふれるように設定されている．したがって，入力2（G2）の側に，入力1（G1）に対して陰性電位が入ればペンは下向きにふれることになる．この極性の向きは慣習的にこのようになっており，国際脳波・臨床神経生理学会でもそれを勧めている[1]．

ここでもし入力1（G1）の側に（G2対して）陽性（プラス）の電位が入れば，上述とは反対の関係になるのでペンは下向きに，またそれが入力2（G2）の側に入れば上向きにふれることになる．したがって，たとえばペンが単に上向きにふれているだけでは，入力1（G1）側に陰性電位が入ったのか，それとも入力2（G2）側に陽性電位が入ったのかの判別がつかないことになる．しかし，てんかんなどにみられる異常波形，棘とか鋭波などは通常，陰性電位であるので，実際上はまず陰性電位の場合を考えて判断すればよいであろう．

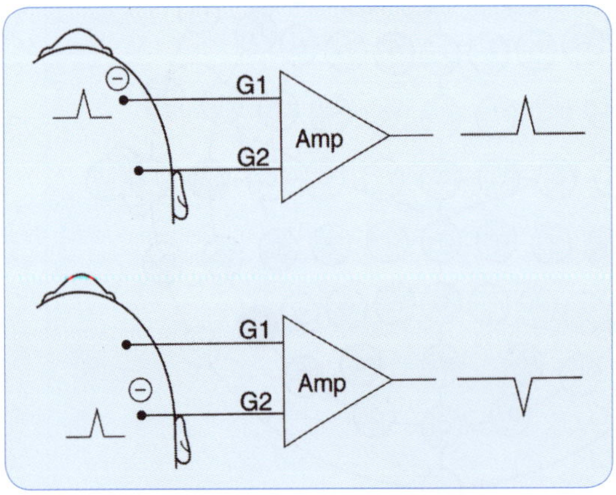


［図1］脳波導出法の原理

脳波計のペンのふれが上向きを陰性にしているのは，棘や鋭波が観察しやすいようにそのようになったものと思われる．

## 2. 双極導入モンタージュ

導出法には，ある特定の部位を共通の基準にして記録する基準電極導出法と，隣り合う電極部位を連続してつなぐという双極導出法の大きく2種類の方法がある．このうち後者の双極導出法はヨーロッパで多く用いられている方法である[2]．わが国では基準電極導出法の方が優先して用いられていることが多いが，双極導出の方が原理的にわかりやすいので，本書ではこの方を先に述べることにする．

**図2**は頭部の3か所から双極導出により脳波を導出した模式図であり，実線が入力1を，破線が入力2を表している．**図2a**のように，頭部前方の部位に病変があり，そこから陰性の電位が生じている場合，第1素子（チャネル）の入力1側（実線）に存在していると，ペンは上向きにふれる．

次に**図2b**は，中央の部位に陰性電位が存在し，素子間にある場合である．第1素子の導出では入力2の側（破線）に存在するので，ペンは下を向くが，第2素子の導出では入力1（実線）の側に存在するので，ペンは上を向く．その結果，隣り合わせる素子同士でペンの動きが逆になり，その波形は互いに向き合う形で記録されることになる．このような記録のされ方は位相逆転 phase reversal，out of phase と呼ばれる．臨床脳波では，この位相逆転がどこで生じているかを見つけ，病変部位を探していくようにする（もし陽性電位が生じていれば波形は互いに背を合わせた形になるが，陽性電位ということは少なく，それはむしろアーチファクトであることが多い）．

**図 2c** は頭部後方の部位から陰性電位が生じている場合である．ここでは，第 2 素子の入力 2 側に陰性電位が存在するので，ペンは下を向くことになる．

要するに，双極導出連結の素子間に病変があれば波形が互いに向き合った形で記録され，導出連結の末端に病変があれば，外を向いた形の記録をすることになる．

**図 3** は基準電極導出と双極導出による記録のされ方を比較した脳波例である．黒点で示した棘が，双極導出では矢印のようになる．

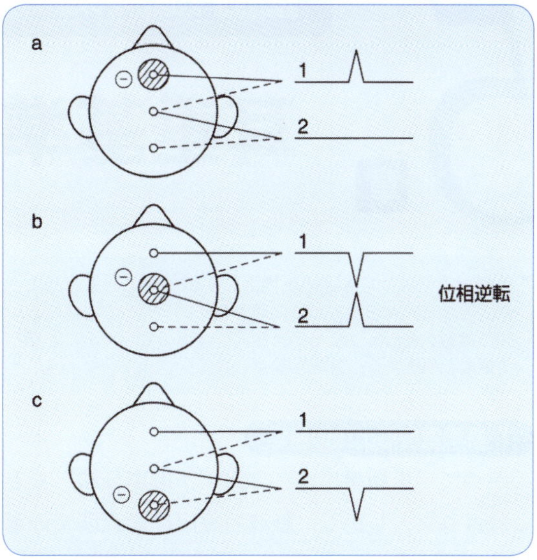


［図 2］双極導出法の原理

❖文献

1）Chatrian GE, Bergamini L, Dondey M et al: A glossary of terms most commonly used by clinical electroencephalographers. Electroenceph clin Neurophysiol 37: 538–548, 1974
2）一條貞雄：脳波記録のためのモンタージュの再検討．臨床病理 57：161–173，1983

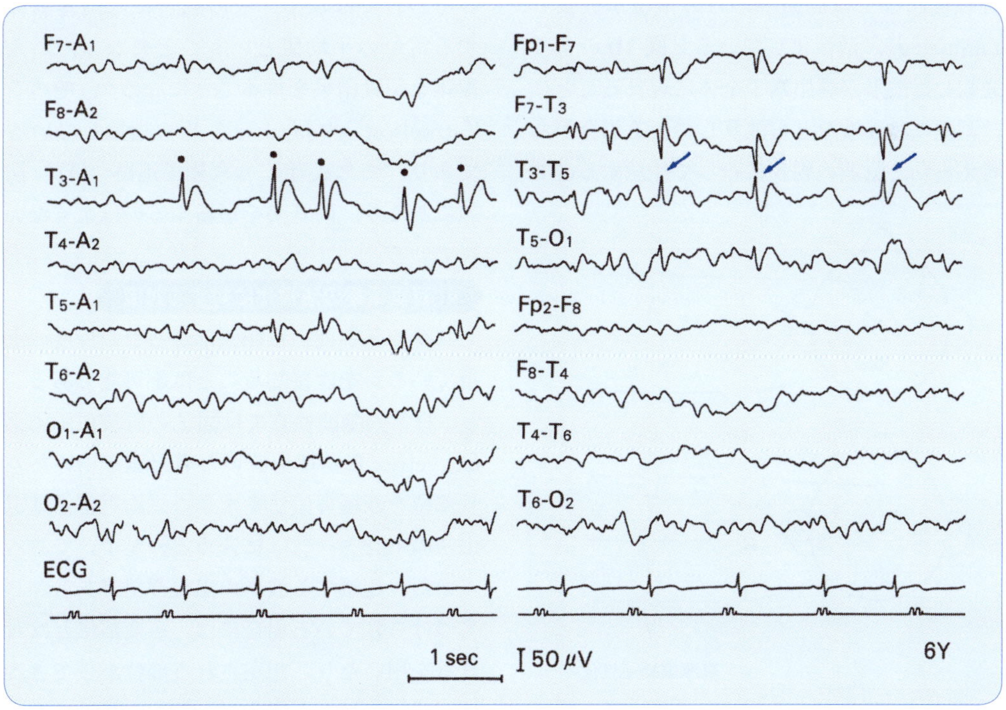


［図 3］基準電極導出と双極導出による比較

# 5章 耳垂基準電極導出法

特定の電極部位を共通の基準にして導出する方法として，耳垂基準電極導出法が広く使用されている．しかし，この部位は電気的に必ずしも不活性ではないので，そのことを考慮して判読する必要がある．

## 1. 基準電極導出法の原理

かつて“単極導出法”とか“不関電極法”などと呼ばれた．しかし，脳波の導出は2点間での電位差を測定しているので，“単極”導出という用語は適当ではなく，基準電極導出法，基準電極モンタージュ referential montage などと呼ばれる．基準電極部位として最も普通に用いられているのが耳垂（耳朶）や乳様突起部である．

## 2. 脳波の判読

**図1a** のように，通常，病変部位は異常波形の振幅が高い箇所ということになる．しかし，耳垂や乳様突起部では側頭部からの電位が波及し(contaminated)，活性化していると**図1b** のように，逆転した波形が導出素子全体に現れることになる．耳垂には α 波なども波及している場合があると考えられ，脳波の判読に際して注意する必要がある[1]．しかし一方，側頭葉てんかんの例では，耳垂電極で側頭葉底部の電位を得ていると考えられるので，蝶形骨電極と同様の効果がある．52章の脳波例にみるように，このことは逆に診断的にも利用できることにもなる．

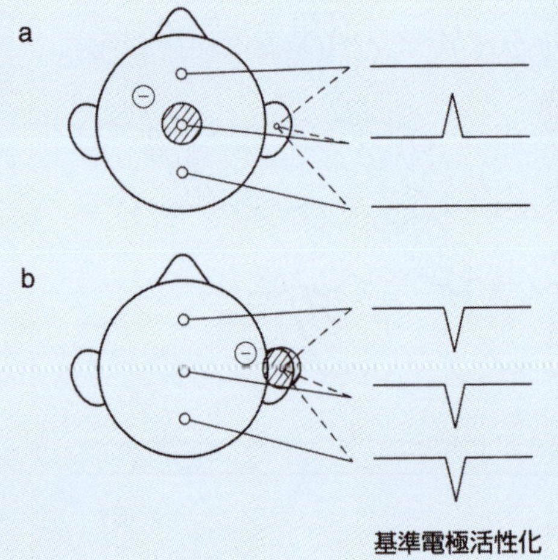


［図1］耳垂基準電極導出法の原理

## 3. 耳垂電極の使用上の注意

耳垂の電極には上述のように，側頭部など近くの部位からの電位の影響を受けることのほかに，耳垂電極から各記録電極までの距離がそれぞれに異なるので，インピーダンスに違いが生じることも考慮しなければならない．

耳垂電極は通常，同側の記録電極に対する基準として使用されるが，両耳垂を連結したものを基準にして記録している例がみられる．しかし，両耳垂を連結しても両耳に波及する電位を相殺しているわけではなく，その場合には両耳垂に波及する電位の平均値ということになり，かえって複雑な記録結果を得ることになる[2]．そのことは Katznelson[3] や Jayakar ら[4] も指摘していることであり，また武者[5] も双極子追跡（DT）法の実施にあたり，両耳朶を短絡するのはよくないと述べている．

## 4. 耳垂電極の活性化に対する対策

耳垂の基準電極に側頭部からどの程度の電位を得ているかを直接知ることは不可能である．しかし，日常の脳波検査では**図2** の脳波に示すように，Cz, vertex に基準を置いた導出法を用いたり，耳垂部位を双極導出法や次章の平均電位基準電極導出法のモンタージュに含めるのがよいであろう．

また，観察する波形の出現部位があらかじめ見当づけられている場合には，病変部位とは対側の耳垂を用いたり，想定される部位からできるだけ遠ざけて，しかも安定した部位を基準にするのがよいと考えられる．たとえば α 波の観察のために

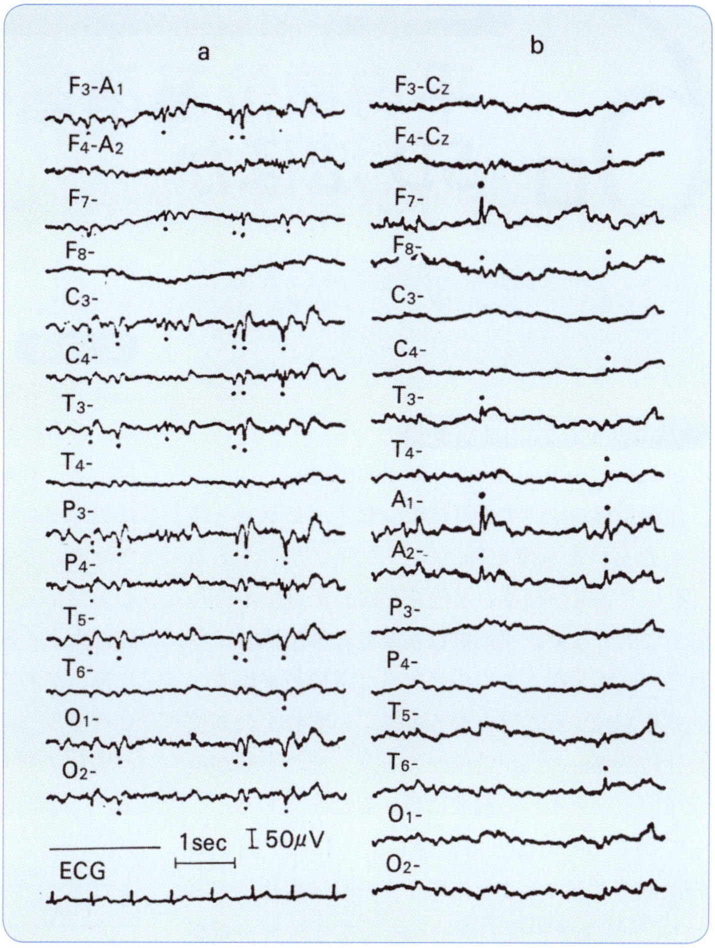


［図 2］導出法による記録の違い

aの耳垂基準電極導出法で，ほぼ全チャネルから下向きの棘が得られているが，bのようにCzに基準を置いて記録してみると，とくに左側の側頭部からの棘が耳垂電極にも波及した結果であることがわかる．

$Fp_1$・$Fp_2$ に基準電極を置いたり[6]，側頭葉の活動の観察にOzに基準電極を置いた論文[7]もみられる．46章ではFzに基準電極を置いた導出を行っている．

❖文献


1）森　大輔，四宮滋子，井上令一，木田　亨，阿佐野幸子，大堀俊子，星野逸子：定量脳波分析による耳朶基準電極の活性度の検討．臨床検査 38：721–725，1994

2）一條貞雄：脳波の基準（不関）電極導出法．検査と技術 8：22–28，1980

3）Katznelson RD: EEG recording, electrode placement, and aspects of generator localization. In; Electric Fields of the Brain. ed by Nunez PL, Oxford University Press, New York, pp 176–213, 1981

4）Jayakar P, Duchowny M, Resnick TJ et al: Localization of seizure foci: Pitfalls and caveats. J Clin Neurophysiol 8: 414–431, 1991

5）武者利光：双極子追跡（DT）法の現状と展望．脳神経 44：301–306，1992

6）Wienke GH, Deinema CHA, Spoelstra P et al: Normative spectral data on alpha rhythm in male adults. Electroenceph clin Neurophysiol 49: 636–645, 1980

7）Ebersole JS, Pacia SV: Localization of temporal lobe foci by ictal EEG patterns. Epilepsia 37: 386–399, 1996


サイドメモ

**耳垂電極の起こり**

脳波記録の導出基準に耳垂を最初に用いたのは Gibbs FA であろう．彼によると，ボストンにいた頃，発汗の研究をしていた友人のアドバイスにより，発汗が少なく安定した記録が得られる部位ということで耳垂を選んだ．Lennox WG がそのことを確認し，以来使用されるようになったという（Clin Electroencephalogr 21: 179, 1990）．

part 1 脳波とその記録方法

# 6章 平均電位基準電極導出法，SD法ほか

双極導出法は電極部位間の電位差の比較であるので，部位ごとに絶対値に近い電位が測定される導出法が期待されるところである．前章に述べたように耳垂導出法には問題があるので，その他の導出法が工夫されている．

## 1. 平均電位基準電極導出法

average potential reference electrode

記録電極のすべてを抵抗でつなぎ，それを一緒にしたものを基準電極（$G_2$）にする方法である（**図1**）．各電極部位の電位を平均した電位が得られることになり，平均電位基準電極導出法と呼ばれる．しかし，この方法の欠点は電位の平均値との差を記録することになるので，いずれかの部位に比較的振幅の高い電位が入ると，その影響が全素子（チャネル）の脳波に現れることである．

しかし，そのことに留意していれば，**図2**の脳波例のように，ことに局在性の脳波変化，すなわち2〜4か所程度の部位に限局する波形の観察に有効である．また，前章でもふれたように，この平均基準電極に耳垂電極も含めておき，耳垂部からの導出を行うことで側頭部の電位の観察がより可能になる．**図2**の脳波もそのようになっており，日常の臨床検査には入れておきたい導出法といえる．

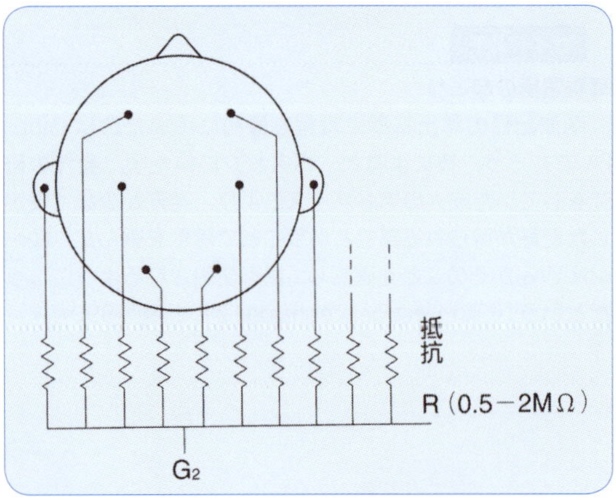


［図1］平均電位基準電極導出法

## 2. SD法 source derivation

ラプラシアン法 Laplacian montage とも呼ばれる．前章に述べた耳垂基準電極法のことを考えてみると，耳垂電極と記録電極との距離はそれぞれに異なっている．たとえば左耳垂 $A_1$ を基準にした場合，左中側頭部 $T_3$ から導出した場合と，中心頭頂部 Cz から導出した場合とでは電極間の距離が大きく違い，導出素子ごとにインピーダンスに違いがあることになる．そこで，電極間のインピーダンスを等しくし，目標とする部位の周辺の電位の平均値を基準にして導出する方法である[2]．原理的には上述の平均電位基準電極導出法

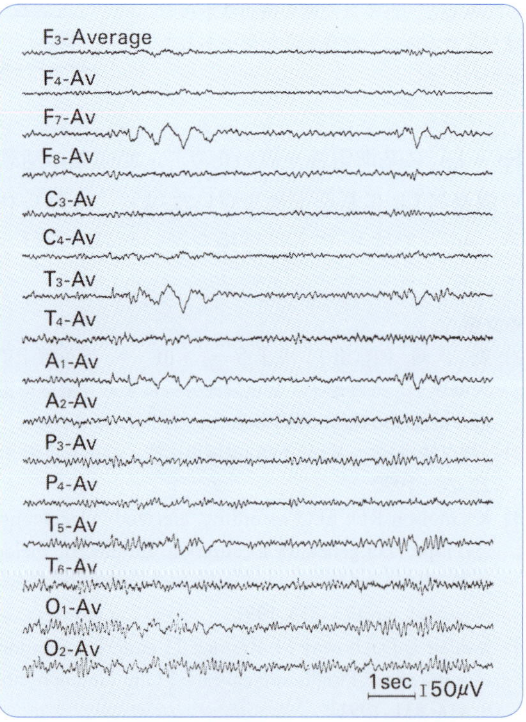


［図2］平均電位基準電極導出法による脳波例

局在性の徐波が左側頭部 $F_7$，$T_3$ や左耳垂電極 $A_1$ 部位に分布しているのがわかる（74歳）．

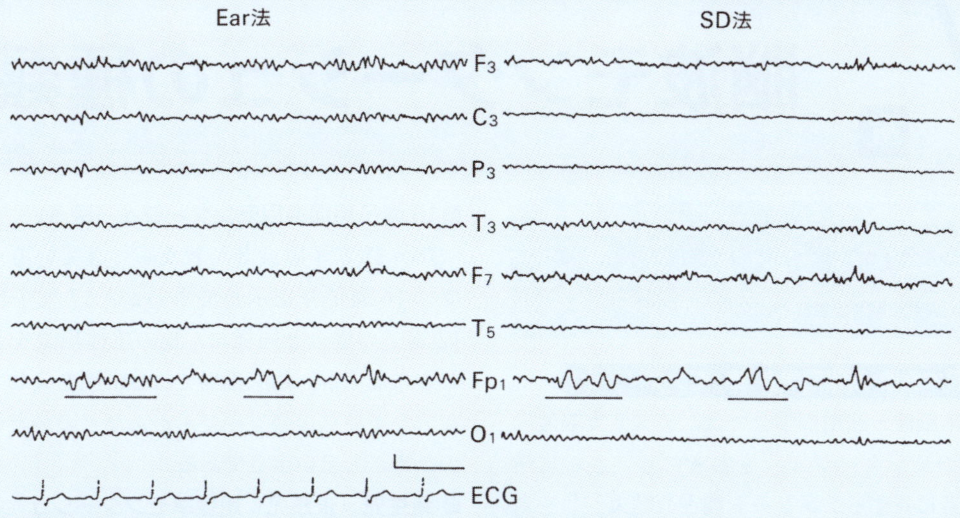


[図 3] SD 法による記録例

耳垂基準電極導出法と SD 法との比較である．SD 法では背景活動が少なくなり，局在性徐波が明瞭になる．（石山[4] による）

を部分的に行っているともいえ，“local average reference”という呼び方がされたりしている[3]．その際目標にする部位と周辺の電極部位との距離が長いと有効ではなく，石山[4] によると電極間距離は 3〜4 cm 以内が適当であるという．

この方法は双極導出法の性格ももち，限局した活動に対して有効と考えられる．たとえば**図 3** の脳波のように，他部位からの脳波成分を少なくし，できるだけその部位固有の活動を取り出して，周波数分析を行ったりする場合に適していると考えられる．Pfurtscheller ら[3] はこの方法を用いてミュー律動のパワースペクトル分析を行っている．（18 章参照）

### 3. 頭部外平衡型基準電極導出法

balanced noncephalic reference electrode

右胸鎖関節部と第 7 頸椎棘突起部に電極を置く方法[6] なので，IFSECN では sterno-spinal reference（胸骨・脊椎基準電極）と呼ぶことを勧めている．心電図が混入しやすくなるので 20 kΩ の可変抵抗をつないで調節し，心電図を打ち消して記録しようとする方法であるが，操作は必ずしも容易ではない．記録された脳波は基準電極部位と頭皮上電極までの距離が離れているため，部位差が不明瞭になってくる．

❖文献


1）Goldman D: The clinical use of the “average” electrode in monopolar recording. Electroenceph clin Neurophysiol 2: 211–214, 1950
2）Hjorth B: An on-line transformation of EEG scalp potentials into orthogonal source derivations. Electroenceph clin Neurophysiol 39: 526–530, 1975
3）Pfurtscheller G, Berghold A: Patterns of cortical activation during planning of voluntary movement. Electroenceph clin Neurophysiol 72: 250–258, 1989
4）石山陽事：SD（source derivation）法—理論展開とその意味．臨床脳波 32：588–594，1990
5）石山陽事：SD（source derivation）法（II）—実験的検討とその応用．臨床脳波 32：679–686，1990
6）Stephenson WA, Gibbs FA: A balanced non-cephalic reference electrode. Electroenceph clin Neurophysiol 3: 237–240, 1951

part 1 脳波とその記録方法

# 7章 脳波モンタージュの種類

脳波導出の組み合わせがモンタージュと呼ばれる．しかし，施設により異なったモンタージュが使用されているので，アメリカ脳波学会で統一案が出され，旧日本脳波・筋電図学会でも委員会案が出されている．

## 1. 旧日本脳波・筋電図学会（案）モンタージュ

旧日本脳波・筋電図学会では，アメリカ脳波学会提案のモンタージュ[1]を参考にし，さらに学会関係者に対するアンケート調査の結果[2~4]を考慮して標準モンタージュ案[5]が提案された．それらを述べることにするが，以下の図は筆者が学会委員会案をさらに図式化したものである[6]．

### ❶ 8素子（チャネル）用標準モンタージュ（図1）

実際上はポータブル用ということになる．

### ❷ 12素子用標準モンタージュ（図2）

12〜14素子の脳波計が臨床現場では使用されており，ここでは12素子用として提案されているが，13〜14素子の脳波計の場合には，13素子目からは心電図，眼球運動，呼吸曲線などを入れることになる．**図2**の12 TBでは後頭部が入っていないので，13素子目にはできれば$O_1$–$O_2$を入れてもよいであろう．

### ❸ 16素子用標準用モンタージュ（図3）

16〜17素子脳波計が普及してきている．ここでは16素子分を示してあるが，17素子目には12素子の場合と同様に，他の生体現象を入れることになるが，臨床現場では心電図を入れておいた方が不整脈の発見やてんかんなどの棘との鑑別のためにもよいようである．

### ❹ 新生児（未熟児）用標準モンタージュ

新生児の時期の脳波検査には，その判定に各種の生体条件を加えたポリグラフ的記録が必要であり，これについては新生児脳波記録の項（58章）で述べることにする．

なお，これまで述べたように脳波導出法には大きく双極導出法と基準電極導出法があり，それぞれに長所短所があるので，その両者を合成したモンタージュを工夫するのも一つの方法ではないかと考えている[6]（22章図2参照）．

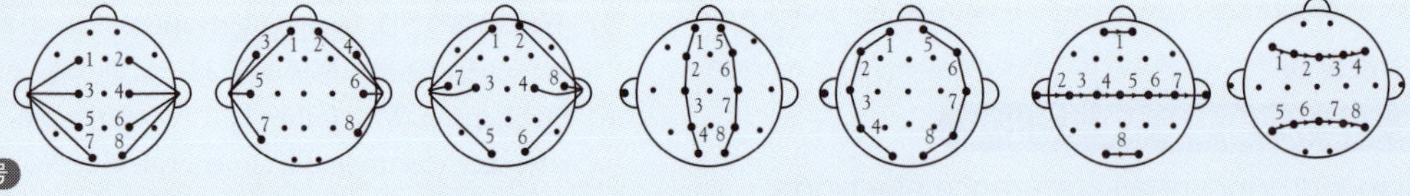


| 素子番号＼名称 | 8R-1 | 8R-2a | 8R-2b | 8LB-1 | 8LB-2 | 8TB-1 | 8TB-2 |
|---|---|---|---|---|---|---|---|
| 1 | $F_3$ - $A_1$ | $Fp_1$ - $A_1$ | $Fp_1$ - $A_1$ | $Fp_1$ - $F_3$ | $Fp_1$ - $F_7$ | $Fp_1$ - $Fp_2$ | $F_7$ - $F_3$ |
| 2 | $F_4$ - $A_2$ | $Fp_2$ - $A_2$ | $Fp_2$ - $A_2$ | $F_3$ - $C_3$ | $F_7$ - $T_3$ | $A_1$ - $T_3$ | $F_3$ - $F_Z$ |
| 3 | $C_3$ - $A_1$ | $F_7$ - $A_1$ | $C_3$ - $A_1$ | $C_3$ - $P_3$ | $T_3$ - $T_5$ | $T_3$ - $C_3$ | $F_Z$ - $F_4$ |
| 4 | $C_4$ - $A_2$ | $F_8$ - $A_2$ | $C_4$ - $A_2$ | $P_3$ - $O_1$ | $T_5$ - $O_1$ | $C_3$ - $C_6$ | $F_4$ - $F_8$ |
| 5 | $P_3$ - $A_1$ | $T_3$ - $A_1$ | $O_1$ - $A_1$ | $Fp_2$ - $F_4$ | $Fp_2$ - $F_8$ | $C_Z$ - $C_4$ | $T_5$ - $P_3$ |
| 6 | $P_4$ - $A_2$ | $T_4$ - $A_2$ | $O_2$ - $A_2$ | $F_4$ - $C_4$ | $F_8$ - $T_4$ | $C_4$ - $T_4$ | $P_3$ - $P_Z$ |
| 7 | $O_1$ - $A_1$ | $T_5$ - $A_1$ | $T_3$ - $A_1$ | $C_4$ - $P_4$ | $T_4$ - $T_6$ | $T_4$ - $A_2$ | $P_Z$ - $P_4$ |
| 8 | $O_2$ - $A_2$ | $T_6$ - $A_2$ | $T_4$ - $A_2$ | $P_4$ - $O_2$ | $T_6$ - $O_2$ | $O_1$ - $O_2$ | $P_4$ - $T_6$ |

［図1］8素子（チャネル）用標準モンタージュ

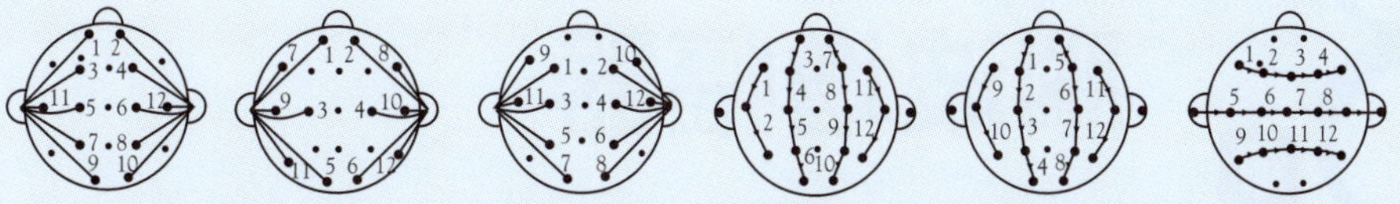

| 素子番号 | 12R-11 | 2R-2a | 12R-2b | 12LB-a | 12LB-b | 12TB |
|---|---|---|---|---|---|---|
| 1 | Fp1 - A1 | Fp1 - A1 | F3 - A1 | F7 - T3 | Fp1 - T3 | F7 - F3 |
| 2 | Fp2 - A2 | Fp2 - A2 | F4 - A2 | T3 - T5 | F3 - C3 | F3 - Fz |
| 3 | F3 - A1 | C3 - A1 | C3 - A1 | Fp1 - F3 | C3 - P3 | Fz - F4 |
| 4 | F4 - A2 | C4 - A2 | C4 - A2 | F3 - C3 | P3 - O1 | F4 - F8 |
| 5 | C3 - A1 | O1 - A1 | P3 - A1 | C3 - P3 | Fp2 - F4 | T3 - C3 |
| 6 | C4 - A2 | O2 - A2 | P4 - A2 | P3 - O1 | F4 - C4 | C3 - Cz |
| 7 | P3 - A1 | F7 - A1 | O1 - A1 | Fp2 - F4 | C4 - P4 | Cz - C4 |
| 8 | P4 - A2 | F8 - A2 | O2 - A2 | F4 - C4 | P4 - O2 | C4 - T4 |
| 9 | O1 - A1 | T3 - A1 | F7 - A1 | C4 - P4 | F7 - T3 | T6 - P3 |
| 10 | O2 - A2 | T4 - A2 | F8 - A2 | P4 - O2 | T3- T5 | P3 - Pz |
| 11 | T3 - A1 | T5 - A1 | T3 - A1 | F8 - T4 | F8 - T4 | Pz - P4 |
| 12 | T4 - A2 | T6 - A2 | T4 - A2 | T4 - T6 | T4 - T6 | P4 - T6 |

［図 2］12 素子用標準モンタージュ

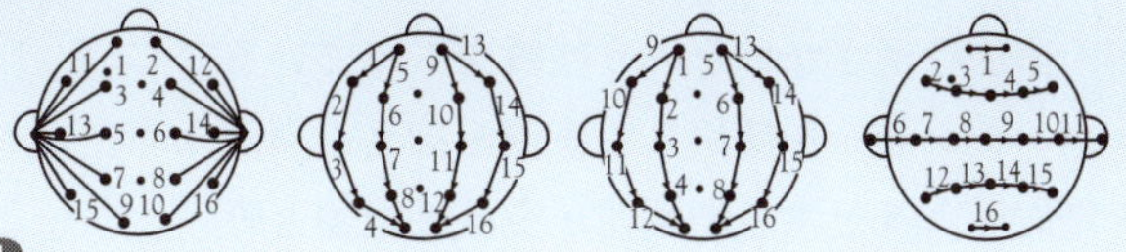

| 素子番号 | 16R | 16LB-a | 16LB-b | 16TB |
|---|---|---|---|---|
| 1 | Fp1 - A1 | Fp1 - F7 | Fp1 - F3 | Fp1 - Fp2 |
| 2 | Fp2 - A2 | F7 - T3 | F3 - C3 | F7 - F3 |
| 3 | F3 - A1 | T3 - T5 | C3 - P3 | F3 - Fz |
| 4 | F4 - A2 | T5 - O1 | P3 - O1 | Fz - F4 |
| 5 | C3 - A1 | Fp1 - F3 | Fp2 - F4 | F4 - F8 |
| 6 | C4 - A2 | F3 - C3 | F4 - C4 | A1 - T3 |
| 7 | P3 - A1 | C3 - P3 | C4 - P4 | T3 - C3 |
| 8 | P4 - A2 | P3 - O1 | P4 - O2 | C3 - Cz |
| 9 | O1 - A1 | Fp2 - F4 | Fp1 - F7 | Cz - C4 |
| 10 | O2 - A2 | F4 - C4 | F7 - T3 | C4 - T4 |
| 11 | F7 - A1 | C4 - P4 | T3 - T5 | T4 - A2 |
| 12 | F8 - A2 | P4 - O2 | T5 - O1 | T5 - P3 |
| 13 | T3 - A1 | Fp2 - F8 | Fp2 - F8 | P3 - Pz |
| 14 | T4 - A2 | F8 - T4 | F8 - T4 | Pz - P4 |
| 15 | T5 - A1 | T4 - T6 | T4 - T6 | P4 - T6 |
| 16 | T6 - A2 | T6 - O2 | T6 - O2 | O1 - O2 |

［図 3］16 素子用標準モンタージュ

❖文献


1）American Electroencephalographic Society: Guidelines in EEG. J Clin Neurophysiol 3: 158–165, 1986, & 3 (Suppl 1): 26–33, 1986

2）大熊輝雄，平賀旗夫，一條貞雄，唐橋　実，飯沼一宇：脳波モンタージュの標準化に関するアンケート調査．脳波と筋電図 11：193–194，1983

3）一條貞雄：脳波記録のためのモンタージュの再検討．臨床病理 57：161–167，1983

4）脳波電極および導出委員会報告．脳波と筋電図 12：96–99，1984

5）日本脳波・筋電図学会，脳波電極および導出法委員会：“臨床脳波検査用標準モンタージュ”および“臨床脳波検査用電極と基準導出法の使用指針”．脳波と筋電図 13：92–97，1985
［委員長：大熊輝雄，委員：石山陽事，一條貞雄，内海庄三郎，大田原俊輔，加藤元博，平賀旗夫］

6）一條貞雄：脳波モンタージュの使いかた．検査と技術 18：353–358，1990

# 8章 脳波増幅器

脳波とは一種の波である．そこで周波数のあまり遅い波，極端には直流成分までも増幅しようとすると，基線が動揺した不安定なものになる．そこで，実際の脳波現象に合わせて必要な交流成分を選んで増幅しようとするのが脳波計である．

## 1. 脳波増幅器の基本原理

脳波計には交流雑音除去のために差動増幅器が用いられる（**図 1**）．また，脳波は正弦波様の現象であるから直流成分は不要であり，原理的には初段の増幅器の出力回路にコンデンサーを入れることでそれが解決される．コンデンサーは交流は通すが，直流は通さないという性質をもっているので，コンデンサーを使用して直流を抑え，交流だけを増幅しようとする増幅器が交流増幅器と呼ばれ，日常使用している脳波計がそれである．

## 2. 脳波計の周波数特性（図 2）

### ❶ 時定数

脳波計の周波数帯域の低い方は時定数の値で決められ，時定数 time constant はコンデンサー（C）と抵抗（R）の積，T= C × R（秒）で表される．この時定数が大きいほど，より低い周波数が通りやすくなり，時定数が小さいと低い周波数が通りにくくなる．周波数の低い成分が脳波に混入すると，基線が動揺することになるので，周波数の低い成分を少なくしようとすることを低域遮断フィルタ low-cut（lo-cut）と呼ぶ．しかし，記録の安定をはかるために low-cut を強くすると，徐波などの波形が損なわれることになるので，実際は時定数 0.3 秒くらいで行われる．low-cut は高域通過フィルタ high pass filter とも呼ばれる．

周波数 f と時定数 T との間には以下の式があり，これは増幅度が $1/\sqrt{2}$，すなわち約 30% 下がるところの周波数の値を示している．

$$f=\frac{1}{2\pi T}=\frac{1}{2\pi CR}$$

時定数を表すために較正曲線 calibration が描かれるが，それは**図 3** に示されるようにして行われる．

### ❷ フィルタ

フィルタには 60 Hz の商用交流（ハム）雑音を選択的に遮断しようとするハムフィルタと，ある周波数以上の高い成分を減衰させようとするフィルタとがある．周波数の高い成分，すなわち速い

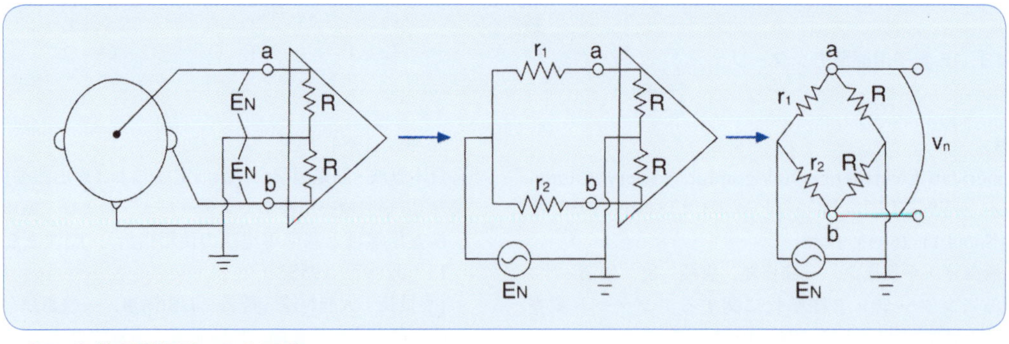


［図 1］差動増幅器の入力回路

脳波に重畳する交流雑音（$E_N$）は，電極の接触抵抗（$r_1$，$r_2$）に違いがあると，それが入り込むことになる（Vn）．したがって，接触抵抗を互いに等しく，入力抵抗（R）に対して十分小さくすることが必要である．（図は石山陽事氏による）

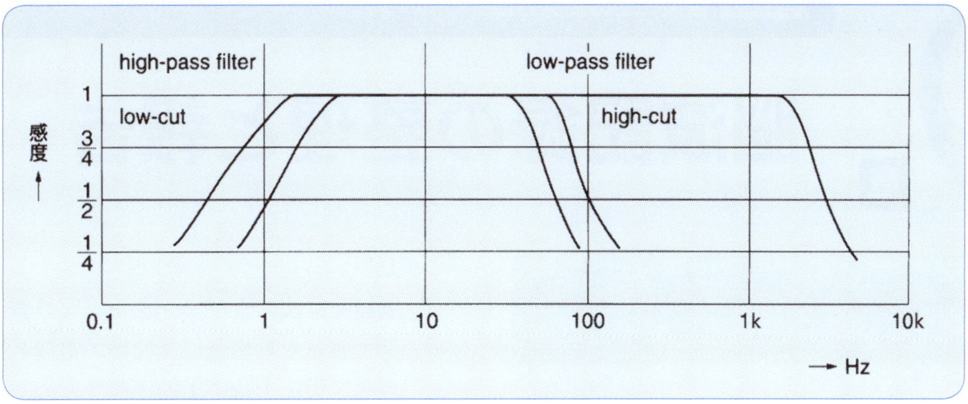


［図 2］脳波計の周波数特性

波の成分を少なくするためには，高域遮断フィルタ high-cut（hi-cut）が用いられる．筋電図の混入が著しい場合などに使用されるが，あまり使用すると棘などの波形を歪めることがある．high-cut は低域通過フィルタ low pass filter とも呼ばれる．

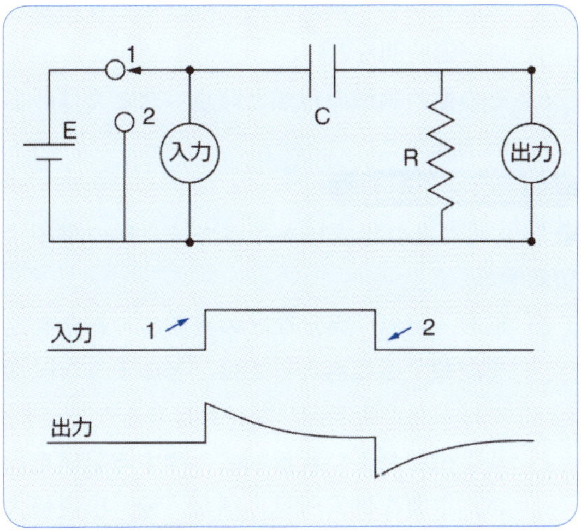


［図 3］較正曲線の作り方

スイッチ 1 で直流を流し，スイッチ 2 でそれを止めると（入力），コンデンサーがあるので最下段のような較正曲線（出力）が得られる．

サイドメモ

**較正電圧の作り方**

脳波検査には較正電圧として通常，50 μV が用いているが，50 μV のような微小な電圧はどのようにして得ているのであろうか．

下の図の回路で仮に 5 V の電圧を入れてみよう．そして抵抗 $R_1$ と $R_2$ があり，$R_1$ から 50 μV の較正電圧を得ようとする．$R_1$ は $R_2$ に比べて非常に小さな抵抗を使用するとする．ここに流れる電流 I は

$$I=\frac{5\,(\mathrm{V})}{R_1+R_2}$$

であり，$R_1$ で得られる電圧 E はオームの法則により

$$E=\frac{5\,(\mathrm{V})}{R_1+R_2}\times R_1$$

となる．この値を 50 μV にすればよいことになり，たとえば $R_1$ を 1 Ω，$R_2$ を 100 kΩ にすれば，

$$E=\frac{5{,}000{,}000\,(\mu\mathrm{V})}{1+100{,}000\,(\Omega)}\times 1\,(\mu\mathrm{V})$$
$$=49.999\cdots(\mu\mathrm{V})\fallingdotseq 50\,(\mu\mathrm{V})$$

のようにして，50 μV が得られることになる．

これを分圧と呼んでおり，このようにして種々の電圧を作ることができる．

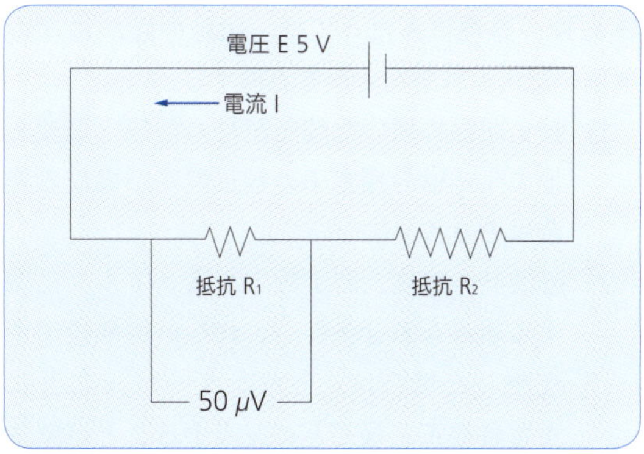

# 9章 脳波記録の整理と報告

旧日本脳波・筋電図学会，臨床脳波検査基準[1]では，脳波検査後の記録の整理と報告について以下のように述べている．

## 1. 脳波記録の整理と報告

❶ 脳波記録の冒頭には原則として次の事項を記載するものとする（下記項目を印刷して脳波記録の表紙とするとよい．次頁参照）．

1）被検者の氏名，年齢（月齢），性別，（身長，体重）
2）記録年月日，時刻
3）脳波番号
4）病歴番号または患者番号，診療科名，入院・外来の別
5）食事や服薬（注射）の有無，内容，時刻など
6）主な神経症状（上下肢の麻痺など左右を確認する）
7）被検者の態度や意識状態など
8）頭部の皮膚瘢痕あるいは頭蓋骨欠損，大きさなど（電極部位との関係を図示する）
9）実施した賦活法の種別および検査のために使用した薬剤の種類と量
10）検査所要時間（準備から終了までの「検査時間」）
11）検査担当者の署名

❷ 記録の整理にあたっては，記録のなかに次の事項の記入もれがないかを点検する．

1）較正記録に用いた較正記号の電圧（脳波と他の生体信号用素子の較正電圧が異なる場合はその各々について）
2）脳波計の感度，時定数，高域フィルタに関する組み合わせ条件（これらの標準設定を変更した場合は，各モンタージュごとに，また各較正記録ごとに記入することが望ましい）
3）電極配置法およびモンタージュの表示（文字で表示する場合は，標準の電極名を用い，各素子の入力端子1および2との関係を図示する．図示する場合は，電極配置と導出方向，および素子番号を明示する．これらが明示されたモンタージュスタンプを用いてもよい．いずれの方法でも，基準電極導出法では基準電極を明示しなければならない．単に「モンタージュ1」とか「双極2」などのようにはしないこと）
4）記録中の被検者の状態の変化
5）賦活に関する時間経過など（たとえば過呼吸開始からの経過時間，睡眠剤の使用からの経過時間など）
6）その他の刺激の種類と時点（たとえば呼名，開閉眼など）

## 2. 脳波記録の報告

❶ 脳波報告書の作成にあたっては，次の事項に留意する．

1）正常，境界，異常などの異常度の総合判定を記載するにあたっては，どのような賦活を行ったかを明記しなければならない．
2）基礎律動および背景脳波に関する記述を行い，主要な異常所見の種類，量，出現様式，部位ならびに賦活による変化を記述する．
3）検査中に認められた臨床症状の変化と脳波像との関係を記述する．
4）脳波像の病態生理学的解釈を記述する．
5）必要に応じて診断や治療に関する助言を記載する．
6）依頼医に送付した報告書の控えを一部検査室内に保存し，随時参照できるようにしておくことが望ましい．

❷ 脳波波形を図版やスライドで提示する場合には，1–❷–3）項に示した方式でモンタージュを表示し，かつ感度と記録速度の較正標または図の説明文には電圧（μV）と時間（秒）の数値を必ず付記するものとする．

❸ 脳波の保存（省略）

❖文献

1）日本脳波・筋電図学会，臨床脳波検査基準検討委員会：臨床脳波検査基準 1988．脳波と筋電図 17：81–89，1989
［委員長：大熊輝雄，委員：青木恭規，石山陽事，一條貞雄，内海庄三郎，大田原俊輔，加藤元博，田所靖男，直居　卓，野沢胤美，平賀旗夫，丸山　博］

NO.

P-ID.＿＿＿-＿＿＿-＿＿＿

外来/入院 科名＿＿＿＿＿＿

検査日：20＿＿＿年＿＿＿月＿＿＿日

患者氏名＿＿＿＿＿＿＿＿　性＿＿＿　年令＿＿＿才＿＿＿月

記録者報告（技師＿＿＿＿＿＿＿）（助手＿＿＿＿＿＿＿）

1. 身長　cm　体重　kg　（右利き，左利き）
2. 服薬　なし，あり（現在，　前まで）
抗てんかん剤，バルビタール剤，抱水クロラール，
トランキライザー，血圧降下剤，
麻薬，インシュリン，胃腸薬，その他
3. 食事　1時間未満，1〜3時間前，3〜5時間前
経口流動食，経管栄養，静注栄養，絶食中
4. 記録時間　(AM / PM　:　〜 AM / 〜 PM　:)
5. 患者の状態　歩行，車椅子，担送，
静穏，はしゃぐ，落ちつかず，
緊張，不安，恐怖，拒否，苦痛，興奮，不穏，
昏迷，応答なし，意識清明，記録中時々眠気，
意識混濁，もうろう状態，亜昏睡，昏睡

記録中様子が変わったか？　はい，いいえ，どんな？

6. 発作 ｛経験なし / あった（どの位前？）/ 記録中（自然に，賦活によって）
7. 麻痺側　顔面（左・右），下肢（左・右）
上肢（左・右），（運動，知覚）
8. 頭蓋骨欠損(図示)
頭皮瘢痕　（図示）

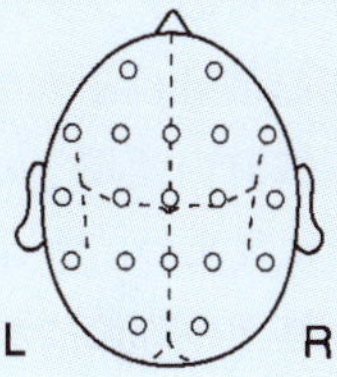
L　R

9. 賦　活　法
☐ H. V. good - moderate - poor :
B. U. no - sl - mod - big　sz＿＿＿＿
☐ PHOT.（w/wo EYE）　sz＿＿＿＿
☐ SLEEP　自然，薬物（ラボナ　T.トリクロリール　ml）
STAGE - no - drowsy - hump - spindle - deep - REM
Effect（＋　－）　sz＿＿＿＿
10. BASIC PATTERN
Slow B. P.　Fast B. P.　diffuse α β.
11. ASYMMETRY（volt. freq）
Lt. Rt. F. T. C. P. O.　const. transient.
12. FOCUS
Lt. Rt. F. T. C. P. O.　const. transient.
13. DISCHARGES sporadic, rhythmic, const.
sp,sh,sp - w - c, sh - w - c, mult. sp - w - c, slow burst
SSS, 14 & 6 PS, phantom.

東北大学医学部付属病院　検査部生理検査室

［図］脳波整理用紙の1例

東北大学医学部付属病院検査部生理検査室のものであり，脳波記録の表紙に貼付するようになっている．
（平賀旗夫氏による）

# 10章 新しい脳波計

1940年来50年以上も脳波計の基本的構造は変わらなかった．しかし，1990年代から従来のアナログ脳波計からデジタル脳波計に変わり，近い将来わが国のほとんどの施設でペーパレス脳波計が使用されると考えられる．

## 1. 1940〜1980年代の脳波計

1940年代は真空管の時代であり，その後トランジスタ，ICさらにLSIと電子工学技術の急速な発達があったが，電極によって導出されたアナログ脳波信号が誘導切替器→CR回路によるアナログフィルタを内蔵した前置増幅器→電力増幅を行う主増幅器→ペンガルバノメータといった，いわゆるアナログ脳波計の基本は50年以上も変わらなかった．

## 2. 1990年代の脳波計の特徴

### ❶ 脳波信号のデジタル化

現在脳波計は新たな変革の時期を迎えている．**図**は脳波計の変遷を示したものであり，1990年代前半に従来のアナログ脳波計から脳波信号のデジタル処理の時代になっている．まず電極接続箱の中で電極接触抵抗による雑音を少なくするために，インピーダンス変換器であるバッファ増幅器が収められており，さらにメーカによってはこの電極接続箱の中にA/D変換器まで内蔵されている．すなわち脳波は1と0のデジタル信号列として誘導コードを通り，次の脳波計本体というべきCPU（中央演算処理装置）に接続されている．メーカによっては誘導コードは銅線ではなく，光信号のon，offに変換し，その信号列を光ファイバーで電送するものもある．これらは光ファイバーを使用すると誘導コードからの電気的な外部雑音の影響を少なくすることができるためである．

### ❷ デジタル信号の演算化

CPUに入力されたデジタル信号は，増幅器の代わりに，1ミリ秒（msec）という短い時間内に30チャネル以上のデジタル脳波信号が乗算・加算・減算を高スピードで処理される．その結果，従来のCR回路によるフィルタやハム除去フィルタのすべてが数値計算のみによって処理されることになる．しかも，これらフィルタ特性も自由にキーボードで変更することができる．

こうして得られた脳波のデジタル信号は光磁気ディスクに格納され，同時にCRTディスプレイ装置にも表示できるペーパレス脳波計の時代になっている．しかし現在国産脳波計の中には，これらのデジタル信号を再度アナログ信号に変換（D/A変換）した後，インクペン書き記録器によって従来通りペーパに記録する方式を採用しているものもある．この意味ではアナログ方式とデジタル方式の共用からハイブリッド脳波計と呼ばれる．

## 3. 今後の脳波計

1990年代中頃から欧米を中心にしてインクペン書き記録器のないペーパレス脳波計（デジタル脳波計）が使用されている．すなわち脳波判読はすべてCRT画面上で行われ，必要な脳波箇所はそのままレーザプリンタやサーマルレコーダなどに記録されるようになっている[2)]．

要するに，ハイブリッド脳波計やデジタル脳波計の特徴は❶光ディスクに格納されるため記録の保管スペースが大きく削減できる（たとえば1枚の光ディスクに30分記録の脳波が120人分収納できる），❷古いデータの再生記録と種々の信号処理がいつでも可能，❸検査終了後でもリモンタージュ，リファイリング，リコンディショニング，リフィルタリングなどが可能，❹MRIやX線CTなど他のデジタル画像データと同期保存／再生などが可能，❺脳波データの検索および編集が容易でかつ高速であることなどである．

今後わが国でも2010年頃までにはほとんどの

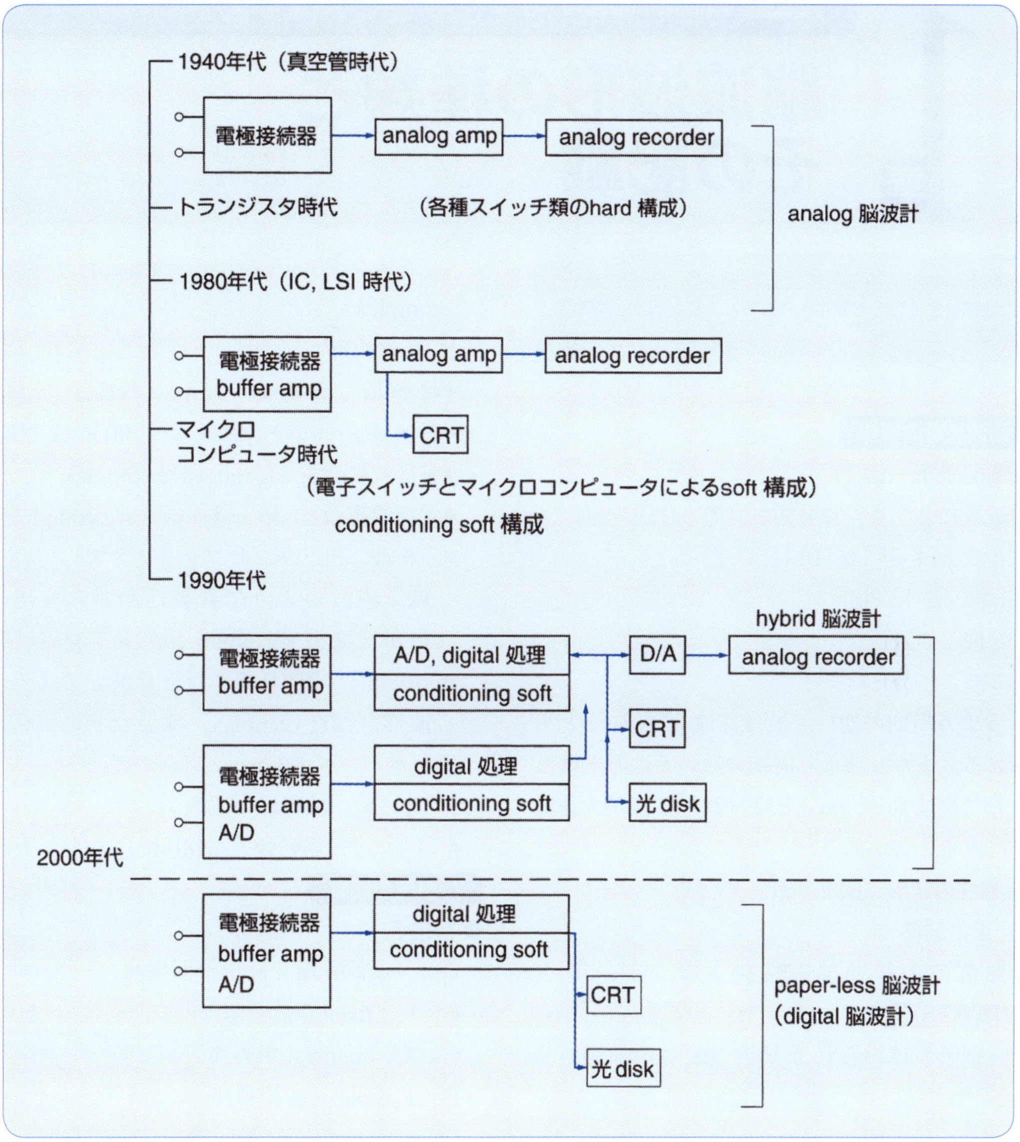


［図］脳波計の変遷

脳波計がペーパレスのデジタル脳波計になると期待されるが，データファイルフォーマットの共通化，患者データの機密保存などを含めた問題点も残されている．


❖文献

1）石山陽事：ディジタル脳波計（ペーパレス脳波計）の現状と将来．脳波と筋電図 25：303–313，1997
2）日本臨床神経生理学会，ペーパレス脳波計検討委員会：ペーパレス脳波計の性能と使用基準 2000．臨床神経生理 28：270–276，2000


（石山陽事）

# 11章 脳波波形の種類とその記載

脳波波形の概要とその記載について述べる．脳波には波形的には律動性の波形と突発性の波形があり，また正常脳波と異常脳波とがある．

## 1. 脳波波形の概要

### ❶ 律動性波形（図 1）

周波数により 4 つに分類される．

1 β 波：14–35 Hz（14 Hz 以上）

2 α 波：8–13 Hz

3 θ 波：4–7Hz

4 δ 波：1–3Hz

α 波より周期の速い β 波は速波 fast wave とも呼ばれる．また α 波より周期の遅い θ 波と δ 波は一括して徐波 slow wave と呼ばれ，δ 波が大徐波と呼ばれることがある．

### ❷ 突発性の波形（図 2，3）

1）正常波形

- 傾眠時の後頭部陽性鋭トランジェント（POSTS）
- 睡眠脳波にみられる V 波（頭蓋頂部鋭トランジェント vertex sharp transient），K 複合（K complex）

2）異常波形

- 棘 spike：幅が 40〜70 msec 程度
- 鋭波 sharp wave：幅が 70〜200 msec 程度
- 棘徐波複合 spike and wave complex
- 鋭徐波複合 sharp and slow wave complex
- 三相波，PLEDs，ヒプサリスミア

棘，鋭波のように背景活動から突出した波形が突発波 paroxysm とかトランジェント transient と呼ばれる．棘と徐波とのような複合波形が複合 complex，徐波などの集合が群発とかバースト burst と呼ばれる．

3）その他，境界域の波形

- 14 & 6 Hz 陽性棘，small sharp spikes（SSS）

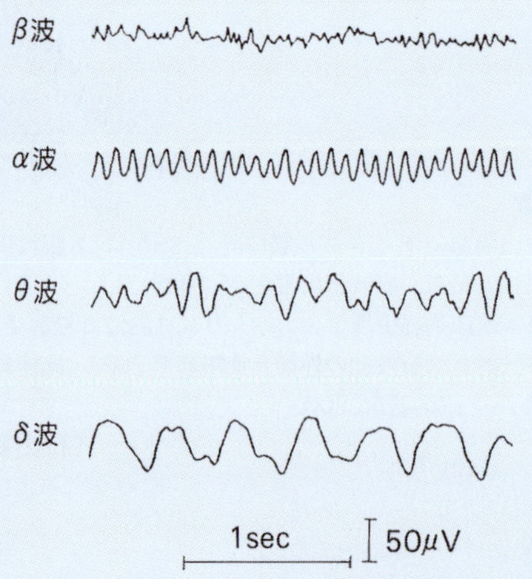


［図 1］周波数による波形の分類

## 2. 脳波の記載

### ❶ 部位名

$Fp_1$，$Fp_2$；frontal pole 前頭極部

$F_3$，$F_4$；frontal 前頭部

$C_3$，$C_4$；central 中心部

$P_3$，$P_4$；parietal 頭頂部

$O_1$，$O_2$；occipital 後頭部

$F_7$，$F_8$；anterior temporal 前一側頭部

$T_3$，$T_4$；mid-temporal 中一側頭部

$T_5$，$T_6$；posterior temporal 後一側頭部

$F_Z$, $C_Z$,（vertex），$P_Z$；midline 正中部

$A_1$，$A_2$ は耳垂や乳様突起部を指すが，inferior temporal 側頭下部と記載されることがある．

### ❷ 出現様式

1）空間的出現様式

widespread（広域性），diffuse（広汎性），local，localized（局在性）．

unilateral（一側性），bilateral（両側性），symmetrical（対称性），asymmetrical（非対

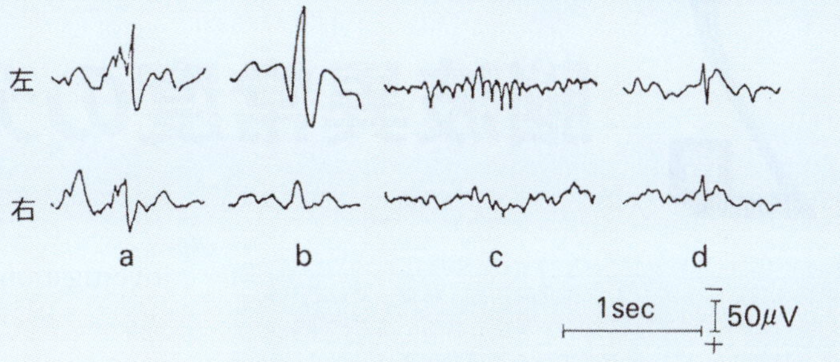


［図 2］棘と鋭波
a. 棘，b. 鋭波，c. 14 Hz 陽性棘，d. small sharp spikes（SSS）

称性）．

2）時間的出現様式

continuous（持続的），very frequent（頻発する），frequent（しばしばみられる），occasional（時折みられる），very occasional（ごくまれにみられる），rhythmic（律動性），polyrhythmic（多律動性），arrhythmic（非律動性）．

periodic（周期性），paroxysmal（突発性）．

bilaterally synchronous（両側同期性），asynchronous（非同期性）．

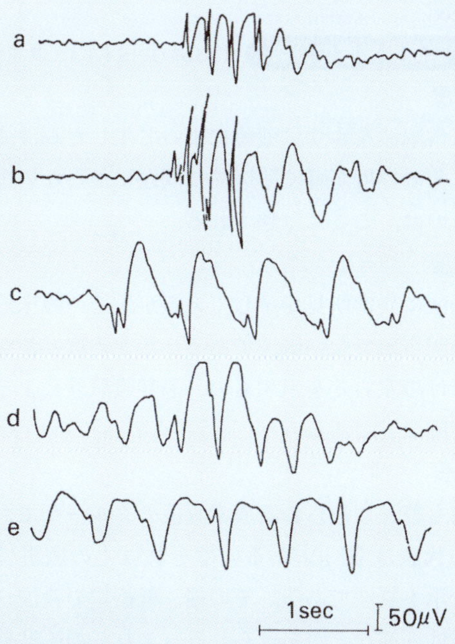


［図 3］異常複合波
a. 棘徐波複合，b. 多棘徐波複合，c. 鋭徐波複合，d. 高振幅徐波バースト（群発），e. 三相波

### ❸ 周波数と振幅の表現

1）脳波の周波数に関する表現

脳波の周波数の単位には，「c/s」「c/sec」「/sec」「Hz（hertz）」などの表し方があるが，「Hz」を用いるようになっている（巻末の「脳波用語・解説集」を参照）[1]．

2）脳波の振幅に関する表現

脳波の振幅の単位は「μV」が用いられる（アメリカでは「uV」を使用している[2,3]「第 2 版 序」を参照）．ふつう 20 μV より低い振幅のものが「低振幅 low amplitude（低電圧 low voltage）」と表現されることがある．また，α 波などの背景活動 background activity に対し，突発性の波形などがきわ立って高い場合に「高振幅 high amplitude」と表現される．

3）脳波の極性に関する表現

極性は陰性 negative，陽性 positive で表されるが，通常は陰性電位であるので，陽性の場合にだけ陽性棘などと呼ばれる（図 2）．

❖文献

1）Noachtar S, Binnie C, Ebersole J, Mauguière F, Sakamoto A, Westmoreland B: A glossary of terms most commonly used by clinical electroencephalographers and proposal for the report from for the EEG fingngs. Electroenceph clin Neurophysiol (Suppl 52): 21–41, 1999
2）American Clinical Neurophysiology Society, 2006 Guideline Review Committee, Epstein CM (Chair): ACNS Guidelines. J Clin Neurophysiol 23: 85–207, 2006
3）一條貞雄：成人の脳波―アメリカ臨床神経生理学会指針（2006）．臨床脳波 49：265–270，2007

# 12章 脳波異常度の分類

脳波の判定に際して「正常範囲内」か「異常」か，もし異常であればその程度はどうかが問題になる．ここに示した脳波異常度の分類は，筆者がカナダ留学中のM.G.Saunders教授（マニトバ大学）によるもので，5段階になっており，筆者は現在でも日常の脳波判読に用いている．

## 1. Saunders MG の原文[1)]

The Classification of EEG Abnormality

0 =

Normal. There is some doubt in our minds if medication patterns should be indicated here. If they are minimal and there is no clinical suggestion of toxcity they go here.

1 =

EEG abnormality with no known clinical significance. For example an alpha activity asymmetry in voltage only. A prolonged overbreathing response.

2 =

This is the most common group. Diffuse theta activity in the 20 microvolt and over range. Very low amplitude sharp waves or spikes. Low amplitude localised delta patterns without concomitant changes in other local rhythms. The suggestion is that there is probably an organic cause for the abnormality but it could be secondary to some other not necessarily neurological process.

3 =

An advanced stage of 2. One has little doubt about this being an abnormal EEG. Local delta, theta, fast activity often with concomitant unilateral alpha changes. Spike discharges, complexes appearing repeatedly and so on. This is almost certainly neurosurgical or neurological disease. This level is a warning sign since we feel that careful investigation is necessary at this level.

4 =

Definite and severe abnormality. Almost complete certainly of severe cerebral pathology. High amplitude local arhythmic delta, continuous spike or complex discharges particularly if they continue during sleep or with heavy sedation. Cerebral abscess patterns, encephalitis in the active stage, not full-blown hypsarhythmia, advanced cerebral tumour, early stages of C.V.A., etc. Panic button.

5 =

Electro-cerebral silence (ECS) (i.e. no activity greater than 3 microvolts). A full-blown hypsarhythmia and an advanced stage of leucoencephalopathy. Prognosis almost certainly very poor indeed.

## 2. 脳波異常度の分類（Saunders MG，筆者訳）

0度

正常脳波をさす．薬物によって生じた脳波変化は，その程度が軽く臨床的に問題にならないようなものは，ここに分類される．

1度

脳波に異常所見を示しているが，その臨床的意義が明らかでない脳波である．たとえばα波が振幅だけの左右差を示すもの，過呼吸試験による延長反応などである．

2度

最も普通にみられる異常脳波のグループであり，その代表は20 μVあるいはそれ以上の広汎性θ波を示す脳波である．その他，低振幅の鋭波・棘・局在性δ波などがあげられる．これらの脳波異常はおそらく脳器質性のものと思われるが，その一方，他の原因（たとえば身体的変化）による二次性の変化である可能性もあり，その成因が必ずし

| 異常度 | 異常所見(代表例) | 臨床状態 |
|---|---|---|
| 1度(境界) | α波の振幅だけの左右差<br>過呼吸延長反応 | 臨床的意義づけは不明 |
| 2度(軽度異常) | 広汎性θ波<br>低振幅の鋭波・棘・局在性のδ波 | おそらく脳器質性のものであろうが，身体的変化による二次性表出の可能性もある |
| 3度(中等度異常) | 棘や複合波がくり返し出現するもの<br>局在性δ波・θ波・速波 | ほとんど神経学的あるいは脳外科的疾患である |
| 4度(高度異常) | 高振幅局在性の無律動性δ波<br>持続性の棘・各種複合波 | 重症の脳病変がほとんど決定的である |
| 5度(極度異常) | ヒプサリスミア<br>活動静止（脳死の脳波） | 予後が非常に不良である |

［表］脳波異常度の分類（Saunders MG）

も神経病学的機序を意味しないものである．

3度

上述の脳波異常が進行したものであり，その異常性についてはもはや疑いの余地がない脳波である．局在性のδ波・θ波・速波を示し，しばしば同側のα波変化を伴うようなものや，棘や複合波が繰り返し出現する脳波などである．これらはほとんど確実に脳外科的あるいは神経学的疾患であり，検査には細心の注意が要求される例である．

4度

その異常性は一目瞭然であり，その程度も高く，ほとんど確実に脳に重篤な変化が存在するような脳波である．すなわち，高振幅の無律動性局在性δ波や，持続性の棘や各種複合波を示す脳波で，とくに睡眠中や大量の鎮静剤投与時にも出現しているような場合である．たとえば脳膿瘍・急性期の脳炎・不完全なヒプサリスミア・進行した脳腫瘍・急性期の脳血管障害などの脳波であり，危険信号である．

5度

活動静止の脳波がその代表である．その他，完成したヒプサリスミア，亜急性硬化性全脳炎の典型例がここに分類される．これらは予後がきわめて悪い脳波である．

（ ）内は筆者が補足した部分である．

❖文献

1）一條貞雄，Saunders MG 監修：臨床脳波アトラス．南江堂，1970

# 13章 脳波報告書

脳波検査が依頼されて，その報告書が出されることになるが，ここでは前章に引き続き Saunders MG（当時 Winnipeg General Hospital）によるものなどを紹介する．

## 1. Winnipeg General Hospital（Manitoba, Canada）の脳波報告書の例

11 章に述べたような項目を用紙に印刷し，（✓）を入れたり，数値を記入したりし，最後にコメントを記載するようになっている．下記は広汎性の θ 波（例；74 章図 2B）がみられた“異常度 2”の脳波の例である．

R., D. Age 55 years G–30751
September 9, 1968

Record taken on ward with portable EEG machine
Degree of EEG abnormality: 2
Alpha activity: normal; localized, bilateral symmetrical posterior; frequent occurrence, short runs；low amplitude, frequency around 11 c/s.
Theta activity: abnormal; widespread, bilateral, symmetrical; frequent occurrence, short runs; medium amplitude (30 μV), frequency 6–7 c/s.
Photic stimulation: not performed
Overbreathing: not performed
Comments: The EEG shows an increase in diffuse slow activity. However, the patterns are non-specific and can be produced by a variety of different intra-cranial or systemic disorders. No evidence of lateralization is seen.

## 2. その他の脳波報告書

次頁のものは東北大学医学部付属病院検査部生理検査室の判定記録用紙である．表にはその出現頻度を（+，−）で，電位分布は△，○などで記号化するようになっている（平賀旗夫氏による）．なお検査依頼科に対して，報告書をコンピュータで打ち出すことも行われつつある[2, 3]．

❖文献

1）一條貞雄，Saunders MG 監修：臨床脳波アトラス．南江堂，1970
2）平賀旗夫，大場徳雄：脳波検査のデータベース—OMR シートによるキーワードの入力．臨床病理 30（Suppl）：155，1982
3）川名ふさ江，白井康之，石山陽事ほか：脳波所見報告書のコンピューター化とその文章表現の実用性に関する検討．脳波と筋電図 20：316–324，1992

サイドメモ

**脳波用スケール**

下図のような脳波用スケールが広く利用されているが，これは最初，和田豊治東北大学名誉教授がボストン留学から帰国後，日本光電社に依頼して作製したものを（和田「臨床脳波」金原出版，p65，1957），さらに平賀旗夫氏が改良して今日に至ったものという（臨床病理，臨時増刊 61：170–171，1985）．

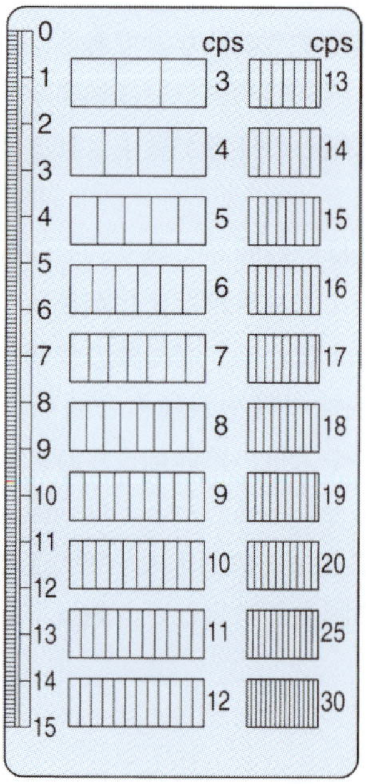

# 脳 波 検 査 判 定 記 録

脳波番号 No　　　　(第　　回)

＿＿＿＿科　外来，入院　＿＿＿＿先生　　　検査日　20　　年　　月　　日

患　者　＿＿＿＿＿＿＿＿殿　　男・女（　　年　　ヶ月）の脳波所見は次の通りです．

（患者番号　　ー　　　ー　　）

（使用薬物：　　　　　　　Tab.　　　　　　　　ml

**NON-PAROXYSMAL**

基礎律動:
- 主調波　　c/s　　μV
- 連続性：良，中，弱
- 分布：後頭優勢，汎性
- mixed δ，θ，α，β　多・中・少
- （　　　　）（　　　　）
- 正常，やや不規則，非律動性，単調
- diffuse α θ δ β

NON-PAROXYSMAL:
- asymmetry
- high voltage focus
- low voltage focus
- minor-irritative
- lazy（spindle hump K complex）
- θ wave focus
- δ wave focus
- （polymorphous δ, monothythmic δ）
- flat

REACTIVITY:
- 開眼α-block. 正，弱，欠（左，右）
- 過呼吸　Build-up 無，軽，中，高
- 光駆動反応　正，弱，欠，過，左右差
- δ　$\theta_2$　$\theta_1$　α　$\beta_1$　$\beta_2$

**PAROXYSMAL**

| 賦 活 条 件 | 安静 | 過呼吸 | 閃光 | 傾眠睡眠 | |
|---|---|---|---|---|---|
| 出 現 頻 度 | | | | | |
| focal | | | | | |
| non-focal | | | | | |
| sporadic | | | | | |
| rhythmic | | | | | |
| spike | | | | | |
| sp-w-c　c/s | | | | | |
| sharp wave | | | | | |
| sh-w-c　c/s | | | | | |
| mult. spikes | | | | | |
| mult. sp-w-c | | | | | |
| 6&14c/s posit. sp. | | | | | |
| hypsarrhythmia | | | | | |
| wave burst | | | | | |
| L M H　c/s | | | | | |
| | | | | | |
| seizure | | | | | |

**LOCATION**

- diffuse
- centrencephalic
- subcortical　basal
- cortical　convex.
- midline
- Lt.　Rt.
- Fp　F　C　P　O
- aT mT pT
- const.　transient
- shifting focus
- bil.synchron.
- localized
- areal
- hemispherical
- bilateral foci
- contre-coup
- multiple foci

総合判定：正常範囲内，境界線，異常（軽度，中等度，高度）（持続性・間歇性異常，汎性・局所性異常）
N　B　A1　A2　A3　CONT　PAROX　DIFF　LOCAL

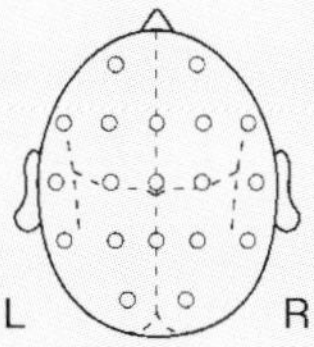
L　R

東北大学医学部付属病院　検査部生理検査室

判定医＿＿＿＿＿＿

[　　，　　，　　，　　，　　，　　]

part 3 律動性波形

# 14章 アルファ波(1) 性状

α波の定義をはじめに述べ，次にその性状について述べる．しかし，α波に関する文献は膨大であるので，本章ではとくに断らない限り，Markland（1990）[1] による総説を参考にした．

## 1. α律動，α波の定義

IFSECN では次のように定義している[2]．「α律動 alpha rhythm とは頭部後方部分に覚醒時に現れる 8–13 Hz の律動であり，概して後頭部で振幅が高い．振幅はさまざまであるが，成人では 50 μV 以下のことが多い．閉眼時において，身体的にリラックスし，精神的に比較的に活動していない状態でよく観察される．注意や，とくに視覚的注意や精神的努力によって抑制あるいは減衰する」．

IFSECN では，α律動を上述のように定義している．しかし，本邦ではα波という言い方がすでに一般社会でも定着しているので，ここに定義されているα律動を本書では「α波」と呼ぶことにし，周波数だけを問題にするときには「α周波数の律動」とか単に「α帯域波」のようにする．

## 2. 記録法

α波は脳波の基本的な波形であるので，α波を記録することは，すなわち日常の脳波記録のことになる．この際に特に留意すべきことは，開眼によるα波の反応を十分に観察することである．そのためには**図**に示すように，記録に際して各モンタージュごとに 7，8 秒程度の開閉眼を 2～3 回，行うようにするとよい．そのことによってα波の抑制，すなわち反応状態を知ることができ，また被検者の協力状態から精神状態や意識レベルを知ることができる．

## 3. 電位分布

α波の電位分布は上述のように，後頭部から頭頂部にかけて振幅が大であるが，眠気が生じたりすると，その電位分布が前頭中心部とか，側頭部の中・後方部に広がったりするようになる．また左右差を示したりすることがあるが，それについては後に述べることにする．

## 4. 年齢的発達

### ❶ 小児期のα波

Kellaway（1979）は生後 3～4 か月で 3.5–4.5 Hz の波が現れ，これが開眼で抑制されるのでα波のはじまりではないかと考えている．1 歳で 70% の例に 5–6 Hz の波がみられるという．また，Petersen ら（1971）はこの年齢では 1 歳で 5–7 Hz，2 歳で 6–8 Hz，3 歳で 7–9 Hz，7～9 歳で 9 Hz, 10 歳代で 10 Hz になると報告し，4 歳以上で 8 Hz に達しない例は異常と考えられると述べている．

### ❶ 青年期・成人期のα波

Eeg-Olofsson（1971）によると 16～21 歳では 10.2 ± 0.9 Hz であり，Brazier と Finesinger（1944）によると，17～47 歳では 10.5 ± 0.9 Hz と報告している．

### ❷ 高齢者のα波

かつて中年を過ぎるとα波の周期が低下すると考えられていたが，高齢者でも健康な対象例では 9 Hz 以上の律動が維持されると報告されている．したがって，高齢者でも 8 Hz 未満の場合にはやはり異常と判断すべきであり，8.5 Hz より少ない場合には異常の疑いということになるであろう．

## 5. 振幅

α波の振幅には個人差があり，それについては多くの報告があるが，Santamaria ら[3] が述べるように，80% が頭頂後頭部優位のα波を示し，10% が低振幅のα波，残り 10% が 15 Hz のα波（fast alpha variant）か，α波がみられない例であるというとらえ方が覚えやすく，実用的である．

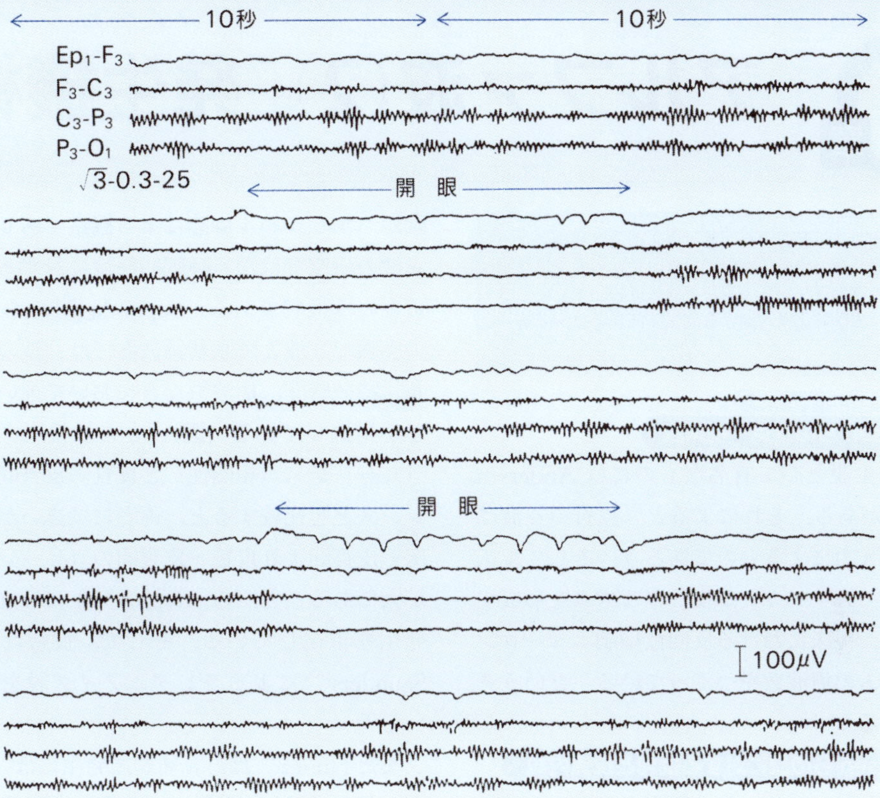


［図］α波の記録例

なお，周期の遅いものほど振幅が高く，周期が速いと振幅が低いというように，周期と振幅は逆相関することが知られている（Brazier，1944）．

**6. 左右非対称**

α波の振幅には当初から多少の左右差があり，左より右側で振幅が高いといわれてきた（Cobb，1963）．正常者でも左右で2：3程度の違いは珍しくないといわれる．そこで，左側の振幅が右側の振幅の50%くらいでも正常範囲内 within normal range と考えられ，右側で振幅が低い場合には，25%以下の違いが正常範囲内と考えられるという[1]．

α波の左右差と大脳の優位半球との関係の研究もなされたが，現在は疑問視されている．Leissner ら[4]は頭蓋骨の厚さとα波の振幅が逆相関することを報告しており，体積伝導（100章）による違いも考慮されるべきであろう．

**7. 臨床的意義**

α波と神経・心理・精神科的な関係についての多くの研究がなされたが，結局それらとの関係は認められていないようであり，α波が上述の範囲から，はずれた場合に問題になるといえよう．

❖文献

1）Markland ON: Alpha rhythm. J Clin Neurophysiol 7: 163–189, 1990
2）Chatrian GE, Bergamini L, Dondey M et al: A glossary of term most commonly used by clinical electroencephalographers. Electroenceph clin Neurophysiol 37: 538–548, 1974
3）Santamaria J, Chiappa KH: The EEG of drowsiness in normal adults. J Clin Neurophysiol 4: 327–382, 1987
4）Leissner P, Lindholm L-E, Petersen I: Alpha amplitude dependence on skull thickness as measured by urtrasound technique. Electroenceph clin Neurophysiol 29: 392–399, 1970

# 15章 アルファ波(2) 発生機構

α波が脳のどの部位からいかなる神経生理学的機構によって生じるのか，長い研究の歴史があり，主として皮質—視床説と皮質内発生説がある．ここでは最近の研究動向についてまとめ，さらに次章ではα波発生に関する症例を提示する．

## 1. Andersen らの皮質—視床説

α波の発生説として有名なものには Andersen ら[1,2]の説がある．それによると「皮質のα波は視床からの入力によるものであろう．そして視床におけるペースメーカーが皮質のリズムを形成するのであり，視床における反回性抑制ニューロンがそのリズムの周波数をつくっている」という考えかたである．

## 2. Andersen らの説に対する批判と皮質内説

上述の説に対してその後，批判が出ることになる．それについては26章（睡眠紡錘波）でも述べることにするが，その一つは Andersen らの実験がバルビツール麻酔による観察であり，それはα波の研究ではなく睡眠紡錘波に対する研究であるという批判である．Lopes da Silva ら[3]はイヌの実験でα波と睡眠紡錘波とでは，波の振幅，分布，持続時間，周波数などにおいて違いのあることを指摘している（図）．さらに視床—皮質間のコヒーレンス（相関性）と皮質—皮質間のコヒーレンスとを比較すると，両者には違いがあり，視床—皮質間より皮質—皮質間のコヒーレンスの方が大であることから，α波の発生には皮質内での発生を重視している．そして，彼らはかつての Saunders[4]によるランダムノイズ説を評価している[5]．

また Nunez[6]は，α律動の発生には“standing wave”の存在を想定し，皮質—皮質間を結ぶ長い連合線維によって生じるという“global wave theory”を提唱している．次章で彼の説に適合す

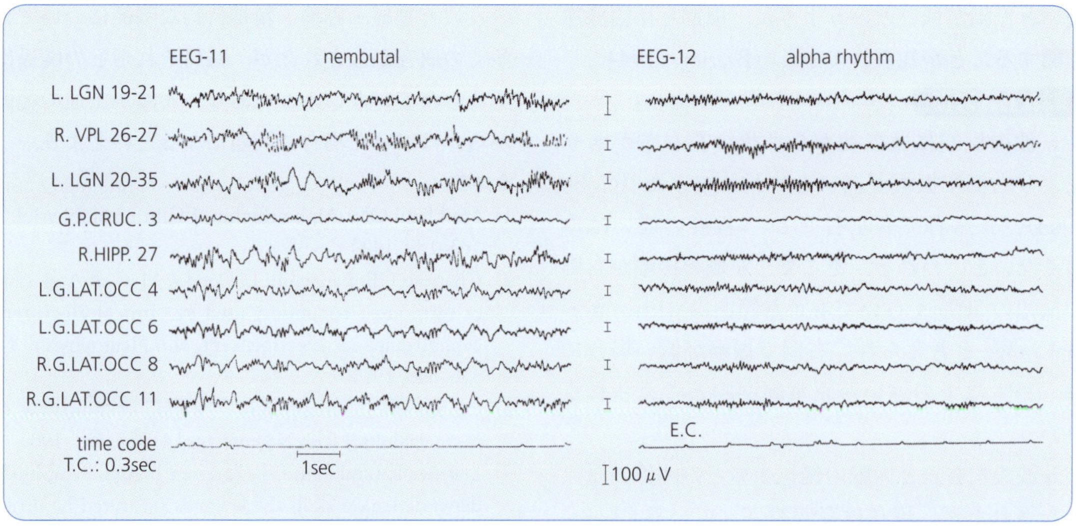


［図］イヌの脳波[3]

左がネンブタール麻酔時の睡眠脳波であり，右が覚醒閉眼時のα律動である．両者間には振幅，分布，持続時間，周波数などで違いがみられる．

LGN 外側膝状核；VPL 腹側後外側核；G. P Cruc. 後十字回；Hipp. 海馬；G. Lat. Occ. 外側回後頭極

るような脳波例を提示することにする．

なお，α波の左右の同期性については，脳梁を切断しても同期性が保たれており，α波の同期性について脳梁の役割は疑問視されているようである[7]．

とにかくα波の発生には視床と皮質間によるものより，皮質内での発生を考えようとする傾向が強い．Lopes da Silva ら[8]はイヌの実験で視覚領皮質の 1,100 μm の深さにα波源が存在すると報告し，また Chapman ら[9]は脳磁図を用い，ヒトのα波の発生源を鳥距溝の近く，頭皮上表面から 4～6 cm の深さに存在するという結果を得たと述べている．

## 5. その他の説

Lippold[10]はα波とは，外眼筋による眼球の振戦によって角膜と網膜との間に生じた電位が脳室を経由し，それを後頭部から得たものではないかというα波の眼球運動説を提唱した．しかし，その後そのことを支持する研究はないようである．

❖文献

1）Andersen P, Sears TA: The role of inhibition in the phasing of spontaneous thalamo-cortical discharge. J Physiol 173: 459–480, 1964
2）Andersen P, Andersson SA: Physiological Basis of the Alpha Rhythm. Appelton-Century-Croft, New York, 1968
3）Lopes da Silva FH, Van Lierop THMT, Schrijer CF et al: Essential differences between alpha rhythms and barbiturate spindles: spectra and thalamo-cortical coherences. Electroenceph clin Neurophysiol 35: 641–645, 1973
4）Saunders MG: Amplitude probability density studies on alpha and alpha-like patterns. Electroenceph clin Neurophysiol 15: 761–767, 1960
5）Lopes da Silva FH, Van Lierop THMT, Schrijer CF et al: Organization of thalamic and cortical alpha rhythms: spectral and coherences. Electroenceph clin Neurophysiol 35: 627–639, 1973
6）Nunez PL: Electric Fields of the Brain. Oxford University Press, New York, 1981
7）Hoovey ZB, Heinemann U, Creutzfeldt OD: Interhemispheric “synchrony” of alpha waves. Electroenceph clin Neurophysiol 32: 337–347, 1972
8）Lopes da Silva FH, Storm van Leeuwen W: The cortical source of alpha rhythm. Neurosci Lett 6: 237–241, 1977
9）Chapman RM, Ilmoniemi RJ, Barbanera S et al: Selective localization of alpha brain activity with neuromagnetic measurements. Electroenceph clin Neurophysiol 58: 569–572, 1984
10）Lippold O: Origin of alpha rhythm. Nature 226: 616–618, 1970

part 3 律動性波形

# 16章 アルファ波に左右差がみられた脳波例

α 波が片側で低振幅で左右差がみられた脳波を提示する．MRI では後頭部には病変は証明されず，頭頂一側頭葉の表面に占拠性病変が存在していた．α 波の発生には連合線維が関与するとする Nunez の説に対応した脳波と考える．

**症例 45 歳，男性，けいれん発作**

20 歳代に髄膜炎と診断されて 40 日ほど入院したことがあるが，その詳細は本人も覚えていない．最近，書字障害，計算障害，左右障害（Gerstmann 症候群の不全型）が現れ，やがて右上肢の間代性けいれんから始まる全般性けいれん発作が生じた．

脳波では α 波が左側で低振幅で左右差が認められる（**図 1**）．しかし，睡眠脳波では紡錘波に左右差はそれほど明らかではない（**図 2**）．頭部の MRI（**図 3**）では，頭部左側の頭蓋骨内板に連続した 2 葉の石灰化層と，その間に $T_1$WI で脳実質と等信号で，ガドリニウムで増強されない組織を有した凸レンズ型の占拠性病変が認められる（病変の性質は不明）．それは頭頂葉から側頭葉にかける部位に相当し，後頭葉に病変は認められず，視野検査でも異常所見は認められない．抗けいれん剤で，その後けいれんは起きていない．

この症例で α 波に明瞭な左右差がみられるが，睡眠紡錘波ではそれが明らかでない．このことは，Lopes da Silva ら[1] が指摘したように，α 波と睡眠紡錘波とでは両者の発生機構が異なることを示している．また，この脳波では病変の存在が後頭葉ではなく，頭頂一側頭葉に存在することからも，α 波が低振幅になっていることは，前章で述べた Nunez の説（“global wave theory”）[2] のように，α 波の発生には大脳半球皮質の広い領域に

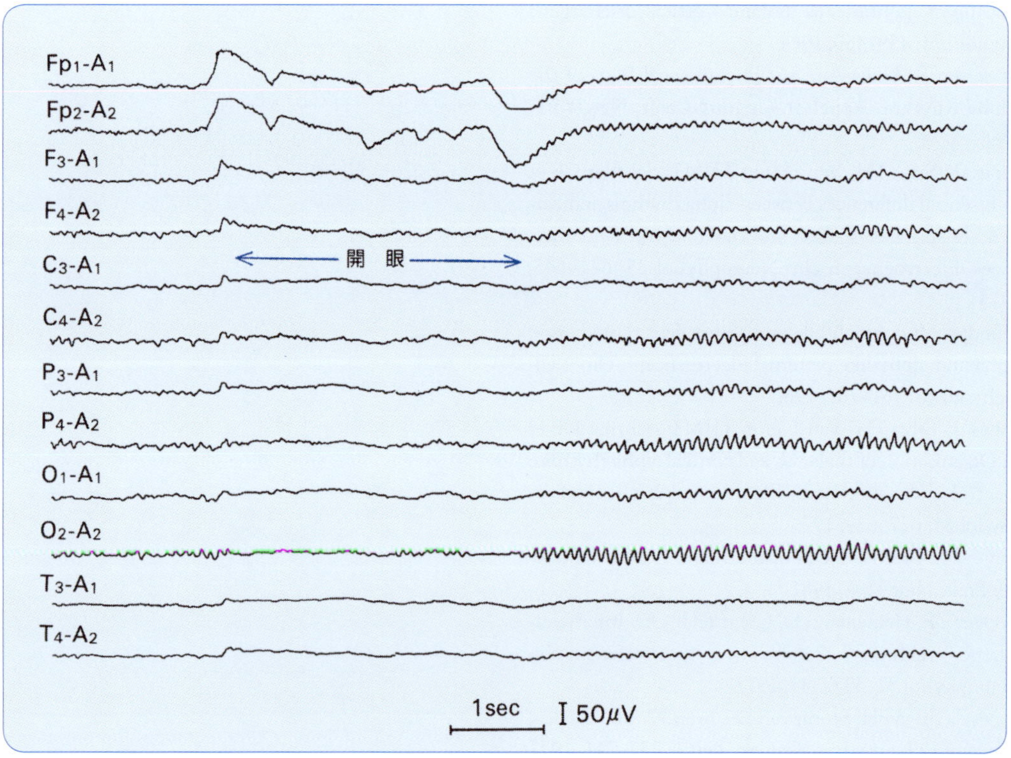


［図 1］ α 波に明らかな左右差があり，左側で低振幅である．

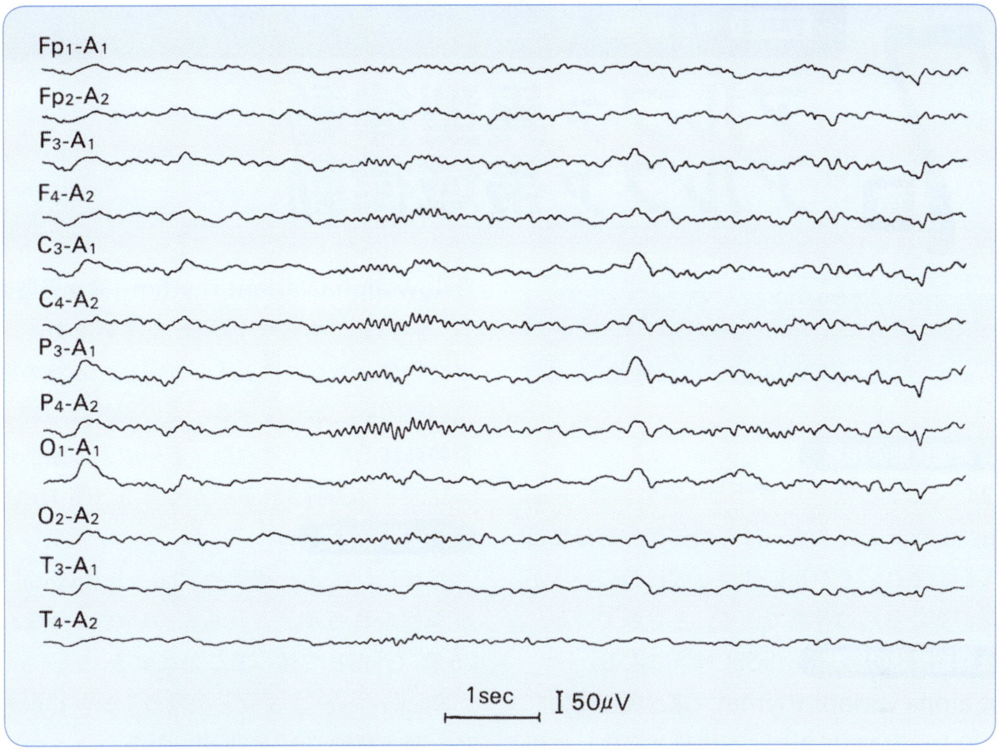


［図 2］睡眠紡錘波は左右差がそれほど明らかではない．

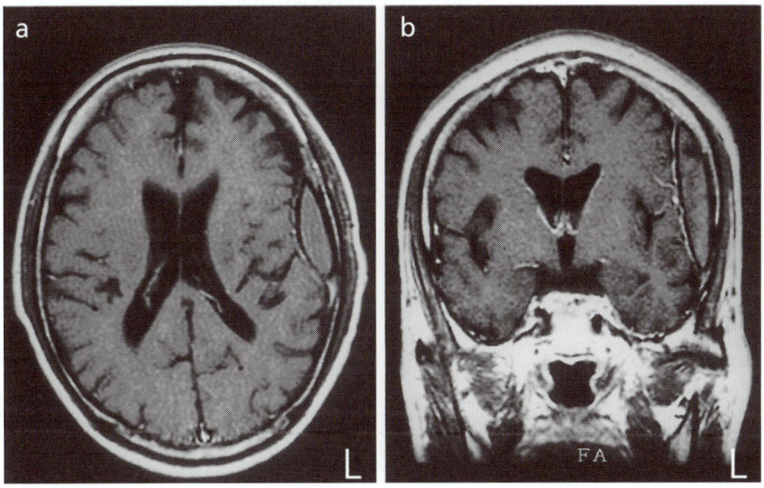


［図 3］頭部 MRI（血管造影剤使用）の水平断像（a）と冠状断像（b）（本文参照）
（症例は関口すみれ子・今田隆一氏による）

おける連合線維が関与していることをうかがわせると言えよう．

❖文献

1）Lopes da Silva FH, Van Lierop THMT, Schrijer CF et al: Essential differences between alpha rhythms and barbiturate spindles: spectra and thalamo-cortical coherences. Electroenceph clin Neurophysiol 35: 641–645, 1973
2）Nunez PL: Electric Fields of the Brain. Oxford University Press, New York, 1981

part 3 律動性波形

# 17章 アルファ異型律動，アルファ帯域律動

α波とは開眼などの反応性は類似するが，周波数が異なる活動がα異型律動と呼ばれる．またα波と周波数が類似する律動をα帯域律動（波）として述べる．

## 1. α異型律動の定義

IFSECN による定義[1]では「α異型律動 alpha variant rhythm とは，もっぱら頭部後方部分に目立って記録され，その反応性はα波に似ているが，周波数が異なる脳波律動である」とされている．

## 2. α異型律動の種類（IFSECN[1]による）

### ❶fast alpha variant rhythm（速α異型律動）

14–20 Hz の律動であり，α律動と交代して現れたり，α律動に混合して現れる（図 1a）．

### ❷slow alpha variant rhythm（徐α異型律動）

3.5–6 Hz，多くは 4–5 Hz の律動であり，α波と交代で，あるいは混入して現れ，α波の周波数に同調関係を示している．この周波数の遅いα異型律動は，小児・青春期，若い成人の頭部後方部の徐波とは区別されるべきである（図 1b）．

## 3. α帯域律動

これにはミュー律動や“breach rhythm”などが挙げられるが，これらについては次章および 76 章（外傷）で述べることにする．

Niedermeyer はα波と次章のミュー律動のほかに，第 3 律動“third rhythm”というものを提唱している[2, 3]．彼のいう第 3 律動とはおよそ 6–11 Hz の律動波が側頭部から，ことに硬膜上電極か

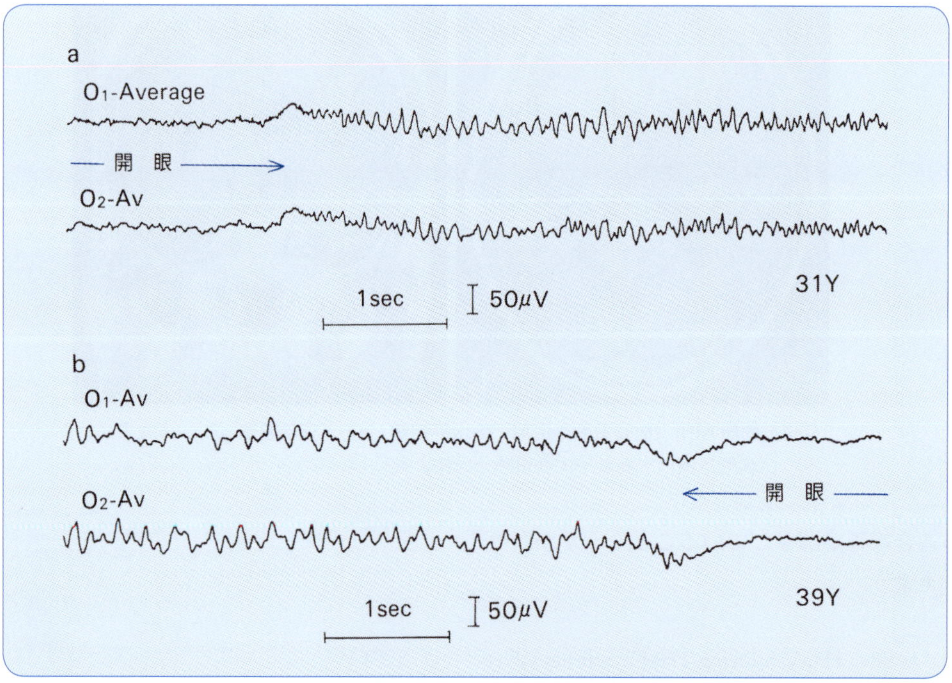


［図 1］ a. 9–10 Hz のα波に 20 Hz ほどのβ波（fast alpha variant）が現れ，共に開眼で抑制される．
b. 10 Hz のα波に 5 Hz のθ波（slow alpha variant）が混入している．

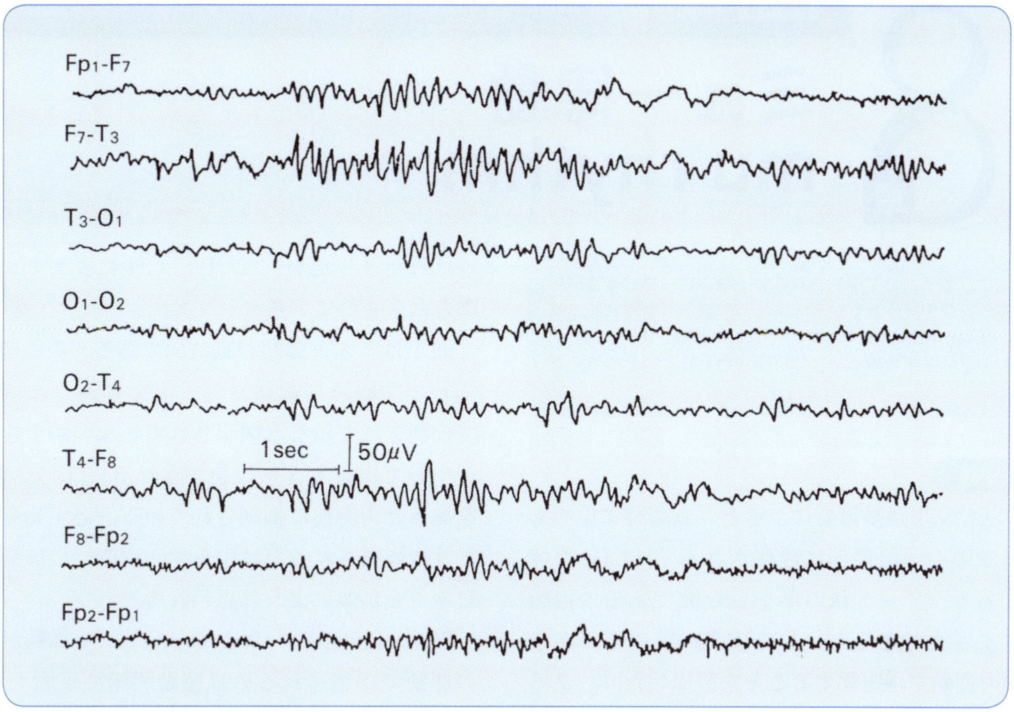


［図 2］"third rhythm" の脳波 [2)]
54 歳，脳血管障害例の脳波である．側頭部，とくに左側から律動波が観察される．

ら記録される電位を指している．それは覚醒時や傾眠時で観察され，開眼とか手指の運動などでは抑制されず，とくに脳血管障害例で観察され，"temporal minor slow and sharp activity" [4)]（後述，67 章）はこれの変形ではないかとも述べている．そして開頭術後の骨欠損例などで側頭部に観察されるところの "breach rhythm" [5)] も，この "第 3 律動" ではないかと考えている．しかし，いずれにせよ第 3 律動自体は生理的な律動であろうと考えている．

なお上記の他に，"kappa rhythm" [1)] と呼ばれる律動があるが，Niedermeyer は，眼球運動によるアーチファクトであろうと考えている [2)]．

また本章の**図 2** や 21 章・29 章の**図**にみられるような棘状の波形がウイケット棘 wicket spike と呼ばれることがあるが，病的意義はあまり認められていないようである [6〜8)]．それに筋電図アーチファクトとの鑑別が困難なことがある（91 章参照）．

❖文献

1) Chatrian GE, Bergamini L, Dondey M et al: A glossary of term most commonly used by clinical electroencephalographers. Electroenceph clin Neurophysiol 37: 538–548, 1974
2) Niedermeyer E: Alpha-like rhythmical activity of the temporal lobe. Clin Electroencephalogr 21: 210–224, 1990
3) Niedermeyer E: The "third rhythm" further observation. Clin Electroencephalogr 22: 83–96, 1991
4) Asokan G, Pareja J, Niedermeyer E: Temporal minor slow and sharp EEG activity and cerebrovascular disorder. Clin Electroencephalogr 18: 201–210, 1987
5) Cobb WA, Guiloff RJ, Cast J: Breach rhythm: the EEG related to skull defects. Electroenceph clin Neurophysiol 47: 251–271, 1979
6) Tatum WO, Husain AM, Benbadis SR et al: Normal adult EEG and patterns of uncertain significance. J Clin Neurophysiol 23: 194–207, 2006
7) 松浦雅人：正常脳波の年齢的変化（2）：成人，老年（正常亜型も含む）．臨床神経生理学 34：107–114，2006
8) 松岡洋夫，三浦伸義：臨床的意義が不明な特異な脳波所見．臨床神経生理学 34：170–179，2006

part 3 律動性波形

# 18章 ミュー律動 mu rhythm

α波が開眼によって抑制されるのに対して，開眼では抑制されず，手を握ったり手指の運動で抑制される律動波があり，ミュー律動と呼ばれる．生理的な律動と考えられているが，その発生機構をめぐり興味がもたれている脳波である．

## 1. 定義

IFSECN用語委員会によると「覚醒時に中心あるいは中心—頭頂部に観察される7–11 Hzの律動であり，アーチ状の形をした波である．振幅はさまざまであるが，多くは50 μV以下である．対側の運動や，運動することを想像したり，あるいは触刺激によって抑制される」[1]と述べられている．

このミュー（μ）律動は，最初Jasperら（1938）[2]により報告された．その後，Gastautら（1952）によりrhythm rolandique en arceauと呼ばれたり，さらにwicket rhythmとかcomb rhythmと呼ばれたりしたが[3, 4]，IFSECNによりミュー律動と命名されている．

**図1**はミュー律動の脳波例である．中心部（$C_3$, $C_4$）で開眼時に観察され，手を握ることによって抑制されている（図示されていないが手を開くとやがて再びミュー律動が現れる）．図では右手を握らせ両側性に抑制されている．必ずしも対側だけに観察されるとは限らず，両側性に抑制が生じることが多いように思われる．

Pfurtschellerら[5]によると，ミュー律動が手指の運動で抑制されるのは運動開始の平均1.75秒前から起こることを観察している．そして**図2**に示すように，帯域成分により脳波の抑制が両側性に観察されている．なお彼らは運動性の脳波の抑制を“event-related desychronization；ERD（事象関連脱同期）”と呼んでいる．

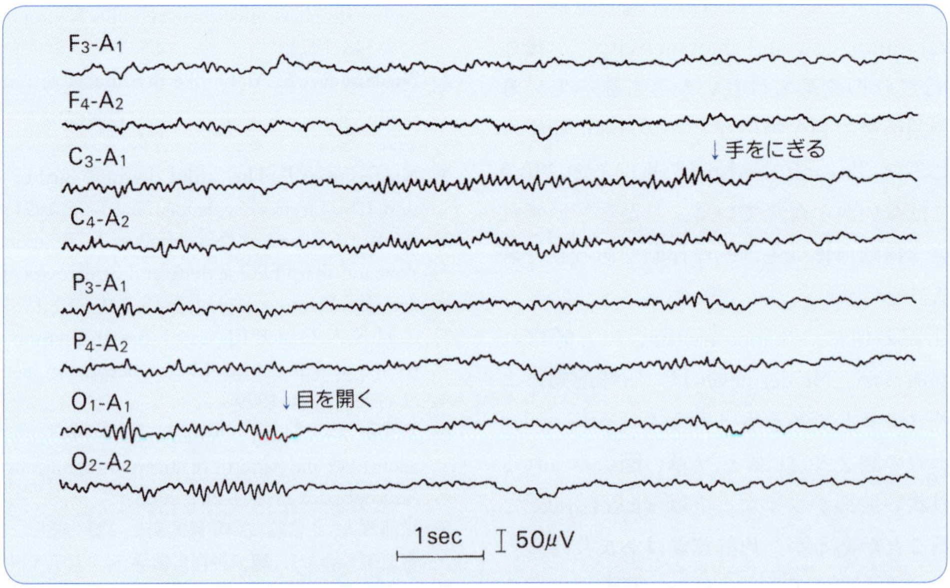


［図1］ミュー律動

12歳，男児．開眼によって後頭部のα波は抑制されるが，中心部（$C_3$, $C_4$）からα周波数の律動がみられ，これがミュー律動と呼ばれる．手を握らせると抑制される．正常脳波である．

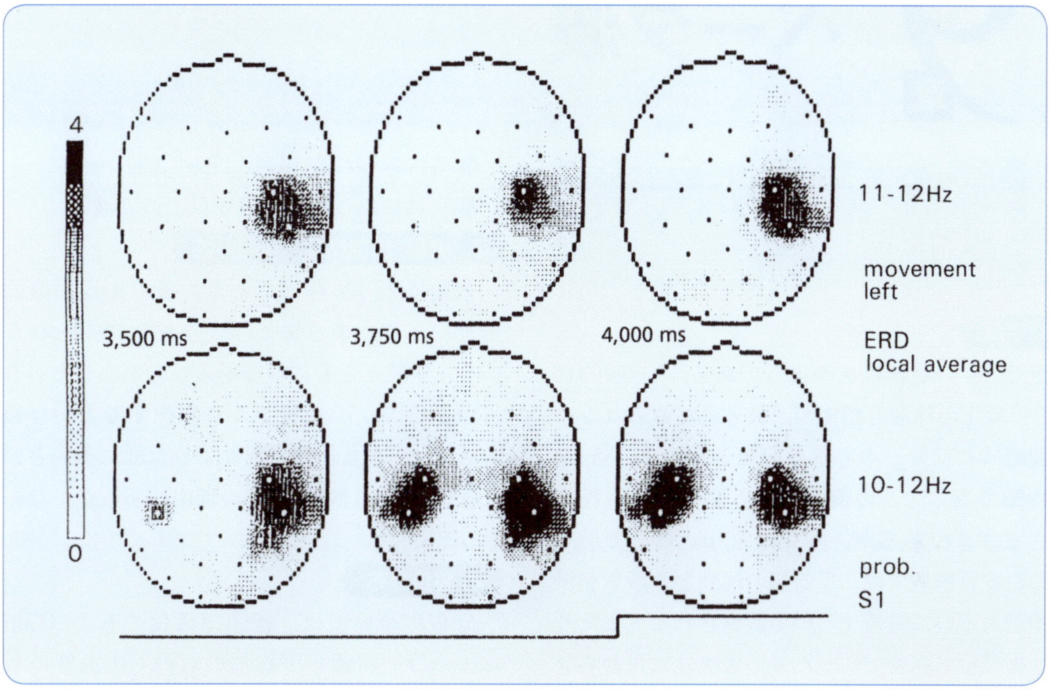


［図 2］probability map [5)]

左親指の運動による脳波の抑制（event-related desychronization；ERD）を SD 法導出（6 章，local average）で記録している．運動前（3,500 ms）から脳波抑制が観察され，11–12 Hz 帯域成分では対側のみに，10–12 Hz 帯域成分では運動開始直前（3,750 ms），開始時（4,000 ms）に両側に抑制が観察される（運動開始の 4,000 ms 前を解析開始時点にしている）[5)]．

## 2. 出現頻度，発生機構

報告者により，0〜34.4% とさまざまであり，一定した結果は得られていない[3, 4)]．

発生機構についても，十分明らかにされていないが，生理的な律動と考えられている[3, 4)]．また開頭術経過後に術側でミュー律動の振幅が増大している場合がある．これは “breach rhythm”[6)] と呼ばれる活動であり，それについては 76 章（外傷）で述べるが，多くの場合，“正常域” と考えられている．

❖文献

1）Chatrian GE, Bergamini L, Dondey M et al: A glossary of term most commonly used by clinical electroencephalographers. Electroenceph clin Neurophysiol 37: 538–548, 1974
2）Jasper HH, Andrews HL: Electroencephalography, III. Normal differentiation of occipital and precentral regions in man. Arch Neurol Psychiat 39: 96–115, 1938
3）Chatrian GE: The mu rhythm. In; Lairy GC, ed: Handbook of Electroencephalography and Clinical Neurophysiology. Vol 6A, Elsevier, Amsterdam, pp 46–69, 1976
4）Kozela JW, Pedley TA: Beta and mu rhythms. J Clin Neurophysiol 7: 191–207, 1990
5）Pfurtscheller G, Berghold A: Patterns of cortical activation during planning of voluntary movement. Electroenceph clin Neurophysiol 72: 250–258, 1989
6）Cobb WR, Guiloff R, Cast J: Breach rhyhtm: the EEG related to skull defects. Electroenceph clin Neurophysiol 47: 251–271, 1979

part 3 律動性波形

# 19章 ベータ波

α波に次いで最も普通にみられる律動波であるが，その性状は十分確定されておらず，発生機構も明らかではない．通常は生理的な活動といえるが，振幅が非常に高かったり，局在性を示す場合には異常脳波とされる．

## 1. 定義

IFSECN の定義は次のようである．「一般的に 14 Hz 以上の律動を指すが，最もよくみられるのは覚醒時に前頭―中心部に記録される 13–35 Hz の律動である．この前頭―中心部のβ波の振幅はさまざまであるが，多くは 30 μV 以下である．とくに皮質脳波では，反対側の運動とか触覚刺激で抑制あるいは減衰するのが観察される．またその他の部位で顕著であったり，広汎性に現れるβ波もある」．

## 2. 周波数による分類

Kozelka ら[1] によると 3 通りに分類される．

❶ 最もふつうにみられる 18–25 Hz のβ波

❷ 時折みられる 14–16 Hz のβ波

❸ まれにみられる 35 Hz 以上のβ波

## 3. 振幅，出現頻度，年齢，性

振幅は 20 μV 程度であり，その出現頻度は報告者によりさまざまで，3～100% にみられるという．年齢とともに増加する傾向があるという報告があるが，70 歳後半から減少するという報告もある[1]．また従来，男性より女性に多いといわれるが（67 章参照），その理由は明らかでないという[2]．

## 4. 電位分布

分布については，後頭部優位のもの（“alpha variant”），前頭―中心部のもの，広汎性のものが区別されるが，年齢や周波数によっても異なると考えられ，確定した結果は得られていない．薬物によるβ波は 18–25 Hz のものが多く，前頭―中心部に分布する[1]．

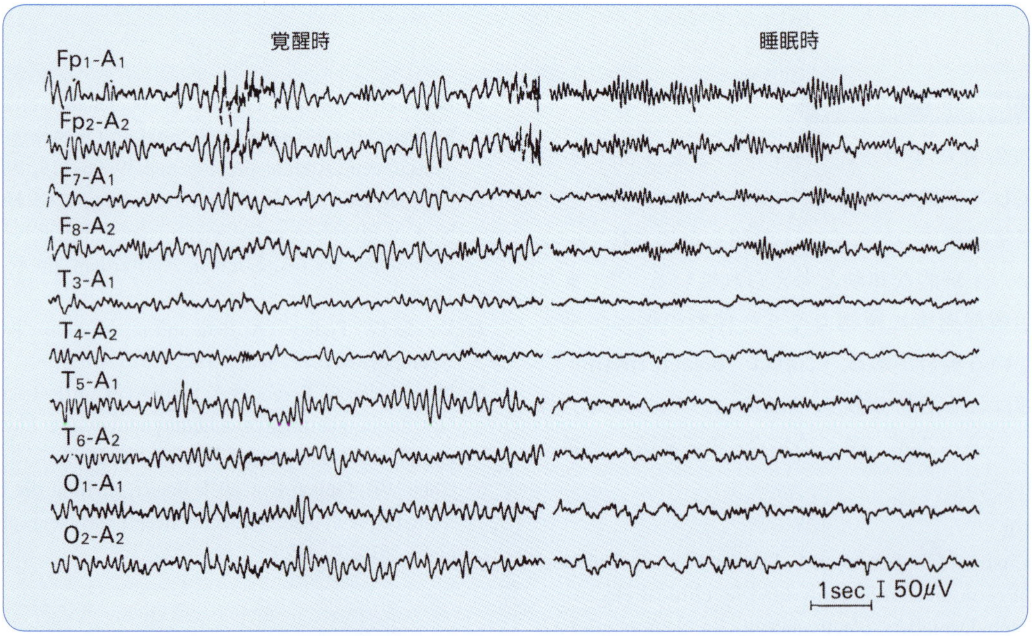


［図 1］ β波が傾眠によって増強する脳波

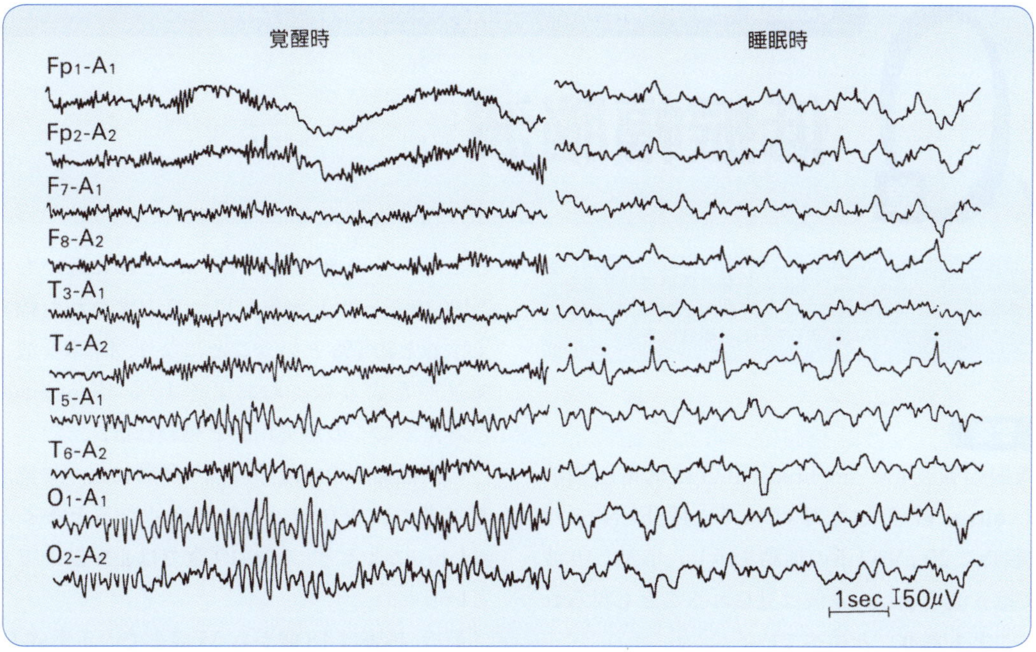


［図 2］ β 波が傾眠によって消失する脳波（$T_4$ から棘が現れている例の脳波）

## 5. 反応性，意識水準による変化

反応性は部位によって異なり，後頭部のものはα波のように開眼によって抑制されたり，中心部のものは触刺激，自発運動で抑制される[1]．

意識水準についてはふつう睡眠時（stage 1，2）には増強するといわれる[1]（**図 1**）．しかし，従来あまり指摘されていないことであるが，筆者（一條）の経験では睡眠によって逆に減少，消失するタイプのβ波も存在するようである（**図 2**）[3]．

## 6. 発生機構

β波が脳のどこから生じているかは明らかでない．しかし，Stumpf[4] はウサギの海馬から 40–50 Hz の速い律動を観察し，また Hughes ら[5] は扁桃核切除例でβ波が減少していることを報告している．また Lieb ら[6] は側頭葉てんかんの例でβ波が海馬から記録されることを報告しており，そのようにβ波の発生には扁桃核や海馬が関係しているという研究がみられる．

❖文献


1）Kozelka JK, Pedley TA: Beta and mu rhythms. J Clin Neurophysiol 7: 191–207, 1990
2）Brenner RP, Ulrich RF, Reynolds III CF: EEG spectral findings in healthy, elderly men and women: sex differences. Electroenceph clin Neurophysiol 94: 1–5, 1995
3）一條貞雄：広汎性（び漫性）β波．脳波のチェックポイントQ＆A（大田原俊輔，大友栄一，加川瑞夫，西浦信博編），MRC メディカルリサーチセンター，pp 451–454，1982
4）Stumpf Ch: The fast component in the electrical activity of rabbit's hippocampus. Electroenceph clin Neurophysiol 18: 477–486, 1965
5）Hughes JR, Andy O: The human amygdala. II. Neurophysiological correlates of olfactory perception before and after amygdalotomy. Electroenceph clin Neurophysiol 46: 444–451, 1979
6）Lieb JP, Sperling MR, Mendius JR et al: Visual versus computer evaluation of thiopental-induced EEG changes in temporal lobe epilepsy. Electroenceph clin Neurophysiol 63: 395–407, 1986

# 20章 低振幅脳波

α波に乏しく，β波などしかみられない低振幅の脳波が，低振幅脳波とか低電圧脳波と呼ばれる．健常者でも10%ほどにみられるが，異常状態でみられる場合もある．

## 1. 定義

低振幅脳波 low amplitude EEG は低電圧脳波 low voltage EEG とも呼ばれる．IFSECN では「覚醒時に 20 μV 以下の活動を示し，β波，θ波，時にはδ波を示し，α波は見られることも見られないこともある」と述べている．

## 2. 出現頻度

健常成人での出現頻度は報告者により，5〜15% くらいまでさまざまである[1]．本邦の報告では藤谷が[2] 国鉄職員（現在 JR 社員）男子 3,372 人（年齢は 18〜25 歳くらい）について調査したところ，その典型例が 4.6%，それに近いものが 2.1% であったと報告している．すなわち幅を広くすると約 7% ということになり，14 章α波（1）で述べたように，おおよそ 10%（Santamarias）と考えておくのが実用的と思われる．

低振幅脳波の出現頻度は年齢層によって異なり，若年者では少なく，年齢が高くなると多くなる．Adams によると，10〜19 歳では 1% 以下であるという[1]．

最近，越野は 18 歳から 55 歳までの正常成人（日本人）319 人の脳波を調査し，β波が優勢な脳波が 4.1%，低振幅脳波が 1.9% であったという[4]．

## 3. 出現頻度

### ❶ 生理的な低振幅脳波

低振幅脳波は健常者で，臨床的にとくに問題な

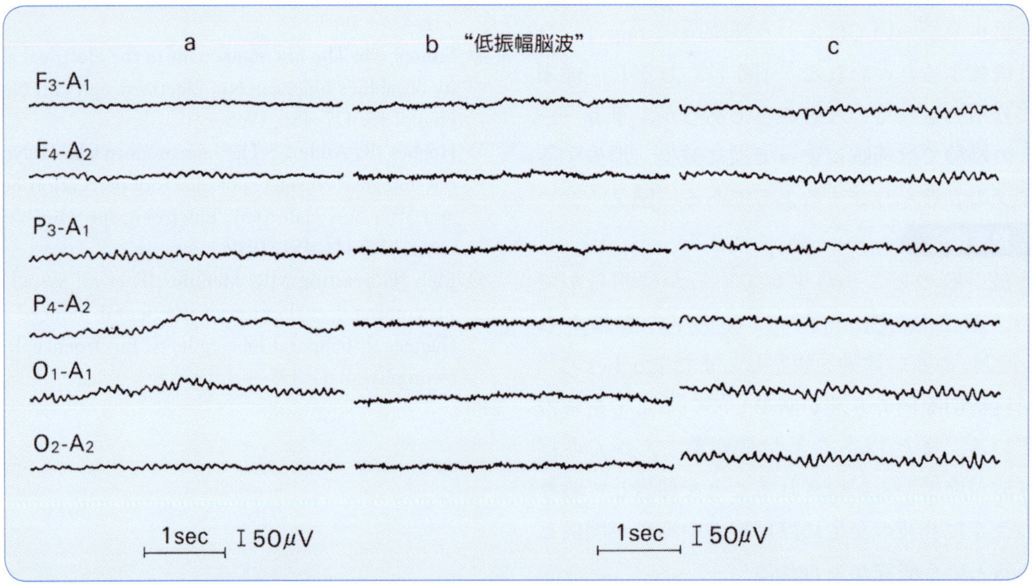


［図 1］28 歳，男性，頭部外傷

a は以前に他の機会に記録された脳波であり，α波が認められていた．今回，夜間睡眠中に 2 段ベットから転落し，前額部を打撲，意識混濁状態で入院した．b は受傷後 12 時間目の脳波であり，低振幅脳波を示している．c は翌日，意識が清明になったときの脳波で，α波がみられるようになった．低振幅脳波が頭部打撲によって生じた例である．

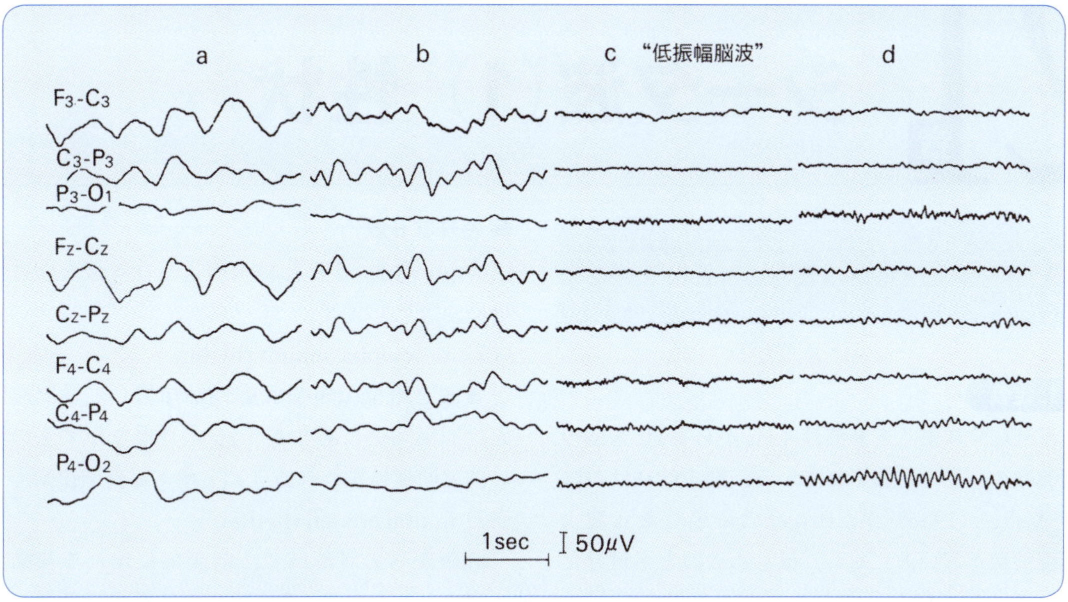


［図 2］ 19 歳，女性，肝性昏睡

a は劇症肝炎で昏睡状態の脳波であり，δ波が現れている．b は意識が次第に回復した途上の脳波でδ波からθ波に変わっている．c は意識も清明になり，最初から 10 日後の脳波であるが，低振幅脳波である．臨床的にはほぼ正常の状態であったが，この低振幅脳波が生来的のものかどうかは明らかでなかった．しかし d のようにさらに 1 か月後の脳波でα波が現れており，c の段階ではまだ完全な回復ではなかったことがわかる．

ければ，ふつう正常範囲内 within normal limits（WNL）と判定される．また精神的な緊張が強いために観察されることがあり，そのような例でも開閉眼の直後とか，光刺激，過呼吸などでα波が現れてくることが多い．実際の臨床例で低振幅脳波をみた場合，**図 2** の脳波症例などにみるように，それが果たして生来的な脳波なのか，臨床的に問題があるのか判断に困惑することがあり，経過観察を要する場合がある．

### ❷ 異常な状況で観察される低振幅脳波

1）意識レベルが低下している場合

頭部打撲例などでしばしば観察される（**図 1**）．

2）薬物による場合

抗不安薬や覚醒剤などの薬物でα波が減少し，低振幅速波の脳波になる（74 章：薬物による脳波）．

3）異常な精神状態

緊張状態や混迷状態で観察されることがある．

4）意識障害からの回復途上で観察されることがある（**図 2**）．

### ❖文献

1）Chatrian GE: The low voltage EEG. In; Lairy GC (ed): Handbook of Electroencephalography and Clinical Neurophysiology. Vol 6A, Elsevier, Amsterdam, pp 46–69, 1976
2）藤谷　豊：正常集団の脳波．臨床脳波 13：757–762，1971
3）一條貞雄：低振幅脳波．臨床脳波 27：191–195，1985
4）越野好文：正常成人脳波の再検討．精神経誌 109：903–907，2007

part 3 律動性波形

# 21章 シータ波（1）性状

4–7 Hz 律動がθ波と呼ばれる．正常脳波でも異常脳波でもみられる波形で，臨床脳波の判読に際して判定が困難なことがある．

## 1. 定義

IFSECN によるとθ波は 4 Hz から 8 Hz 未満の周波数の律動と定義されている．歴史的には英国の Walter（1936）が，Berger の命名したα波より周波数が遅い波に対し，はじめδ波と名付けたが，その後（1944）それを 2 つの周波数帯域に分けて，4–7.5 Hz の波をθ波と命名した．その際の“theta”とは当時彼らは，その波の発生を視床 thalamus と考えていたので，そのように名付けたという[1)]．

## 2. θ波の種類

### ❶ 普通にみられるθ波

広汎性のθ波は小児期では普通に観察されるが，10 歳を過ぎると少なくなり，成人から高齢になると側頭部にθ波がみられるようになる[1)]．Kooi ら[2)] は 218 人（26〜81 歳）のうち 34% に側頭部θ波がみられたと報告している．この側頭部のθ波は，その後に Niedermeyer が“第 3 律動 third rhythm”（17 章）と呼ぶものに類似の律動と考えられる．

藤谷[3)] によると健康男子 1,000 人（平均年齢 19.6 歳）について調査した結果，出現部位はさまざまであるが，θ波が多量に認められた例は 2 例，中等量が 76 例，少量が 630 例であったと報告している．全体で約 7 割と高率にθ波がみられているが，対象者が比較的若年であることが関係していると考えられる．しかし，中等量以上のθ波が 8% ほどにみられたという数値は臨床的に参考になる値といえよう．

### ❷ 特殊なθ波

Westmoreland ら[4)] は次のようなθ波をあげている．

1）slow alpha variant rhythm

α波と電位分布や反応性が類似し，α周波数とは同調関係にある 4–5 Hz の律動を示すもので，α波と同様に扱われる[4)]（17 章：α異型律動）．

2）frontal arousal rhythm

睡眠からの覚醒時に，前頭部に現れる律動で，小児期にみられる．7–10 Hz の律動で数秒から十数秒持続する．鋭波様の波形を伴うことがあり，てんかんの発作波に似ているが，てんかん以外でも観察されるという[4)]［29 章：各種睡眠波形（2）］．

3）rhythmic temporal theta bursts of drowsiness（psychomotor variant pattern）

5–7 Hz で鋭波様に角張った形の律動である．Gibbs らが側頭葉てんかんの脳波に似ていると考え，“psychomotor variant 精神運動発作異型”（**図**）と名付けたが，IFSECN では上記のように呼ぶことを勧めている．まれな波形であり，診断的意義も疑問視されている[4)]．

4）frontal-central midline theta rhythm of Cigánek

正中部 midline，とくに Cz にみられる 5–7 Hz のθ波であり，棘状の波形をとることもある．Cigánek はこのθ波を側頭葉てんかんで観察し，側頭葉切除によりそれが消失した例を報告している．まれな波形と考えられる[4)]．

5）4 Hz vertex rhythm

Cz の部位にみられる 3.5–4.5 Hz の律動である．van Huffelen らにより“4 c/sec vertex spindle”として報告されたが，その意義は明らかではない[4)]．

### ❸ 傾眠時のθ波

傾眠時には成人でもふつうにθ波がみられ，上

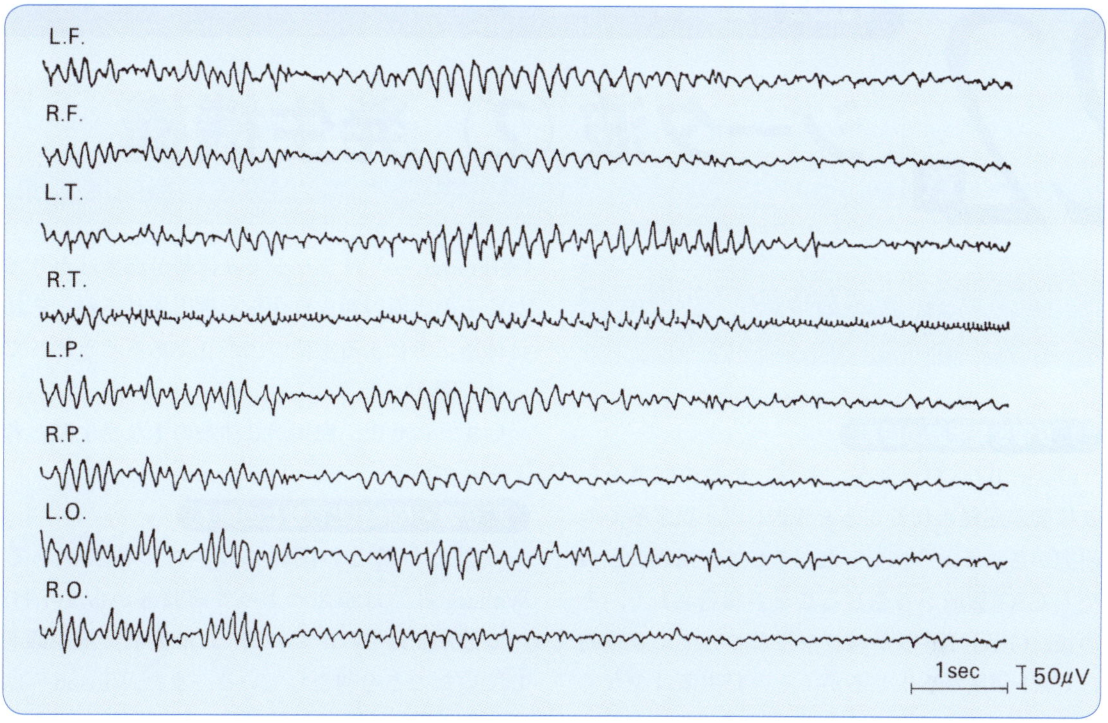


［図］"psychomotor variant pattern" の脳波[5)]

述 Kooi ら[2)] によると側頭部の θ 波は 60% にみられると報告している．

❹Fm θ，frontal midline theta rhythm

クレペリンテストなどの精神活動に際して，Fz で振幅が最大に現れる 6–7 Hz の θ 波を指している[6)]．安静閉眼時でも同様の θ 波がみられることがあるし，過呼吸[7)] や呼吸の抑制[8)] でも現れることがあり，その発生機構についてはよくわかっていない．いずれにせよ生理的な電位活動と考えられている．

❺ 各種疾患にみられる広汎性 θ 波

種々の異常状態で，最もふつうに出現する非特異的な脳波所見である（13 章および 74 章図 2B 参照）．

❖文献

1）Knott JR: The theta rhythm. In; Lairy GC (ed): Handbook of Electroencephalography and Clinical Neurophysiology. Vol 6A, Elsevier, Amsterdam, pp 69–77, 1976
2）Kooi KA, Güvener AM, Tupper CJ et al: Electroencephalographic patterns of the temporal region in normal adults. Neurology (Minneap) 14: 1029–1035, 1964
3）藤谷　豊：正常健康者群の脳波．臨床脳波 11：368–376，1969
4）Westmoreland BF, Klass DW: Unusual EEG patterns. J Clin Neurophysiol 7: 209–228, 1990
5）Gibbs EL, Gibbs FA: Psychomotor-variant type of paroxysmal cerebral dysrhythmia. Clin Electroencephalogr 20: 147–152, 1989
6）石原　務，室橋春光，二木康之，津田久美：精神活動中に出現する Fm θ と関連シータ波．臨床脳波 38：369–374，1996
7）Yamaguchi Y: Frontal midline theta activity. In; Recent Advances in EEG and EMG Data Processing, Yamaguchi N and Fujisawa K (eds), Elsevier/ North-Holland Biomedical Press, Amsterdam, 1981
8）一條貞雄：息こらえ（呼吸抑制）で Fm θ が現れた例．臨床脳波 26：69–70，1984

サイドメモ

**Gibbs 夫妻のこと**

Gibbs のアトラスでも有名な Gibbs 夫人（Erna L Gibbs）は 1987 年 83 歳で死去し，Frederic A Gibbs もその 5 年後の 1992 年，89 歳でこの世を去った（かれらの盟友 Alvert M Grass も同年に死去している）．Gibbs FA & Gibbs EL の連名で多数の論文が発表されたが，文献 5）はその最後のものと思われる．なお，ここでは Gibbs EL & Gibbs FA の順になっている．

# 22章 シータ波（2）発生機構

θ波の発生機構は十分明らかになっていないが，動物実験では海馬からθ波類似のθ律動が記録され，最近ではヒトでも海馬からθ波が記録されたことが報告されている．

## 1. θ律動発生源の研究

Green JDらがウサギ，ネコ，サルの海馬からθ律動が記録されることを報告し[1]，以来多くの研究がされるようになった．そして，海馬のうちでもCA1領域から生じることが報告され[2]，その後，Green KFら[3]はラットについて，θ律動はCA1領域から生じるが，その発生源は少なくも2つ以上存在することを報告している．さらにFenstraら[4]はθ律動はCA1領域のほかに歯状回，帯状回から発生していると述べている．一方，

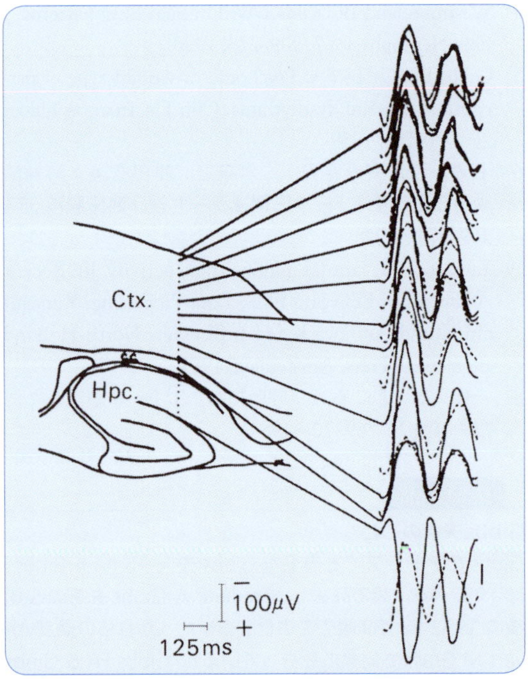


［図1］ 海馬発生のθ律動（基準電極導出法による）

新皮質（Ctx）で導出される電位は海馬からの体積伝導によるものと考えられる[5]．

Gerbrandtら[5]はラットでθ律動が海馬ばかりでなくその表面の新皮質からも導出されるが，それは体積伝導による電位の広がりであろうと述べている（**図1**）．

いずれにせよ，海馬がθ律動の主な発生源と考えられている．

## 2. θ波・θ律動と行動との関係

θ波と行動との関係についての研究がある．Wallaceら[6]は瞑想によって前頭部から5–7 Hzのθ波が記録され，この間には酸素消費量が低下していたことを報告している．またWinson[7]はラットの海馬からのθ律動は，探索行動や逆説睡眠（REM睡眠）の際に記録されたことを報告し，Arnoldら[8]はイヌの海馬で，いくつかの行動条件のうちで，より活動的な状態に移行するときにθ帯域の活動が高まることを報告している．

## 3. ヒトにおける海馬のθ波

ヒトについての研究は少ない．しかし，Arnoldら[9]によると，てんかん患者において深部電極で海馬からの電位を記録し，ある行動条件に際してθ帯域の活動が高まることを観察している．また，Ebersoleら[10]はてんかんの発作開始時において，海馬から5–9 Hzの律動波が頭皮上から記録されることを報告している．

これらのことを考えると，将来，側頭葉てんかんの扁桃体—海馬切除例などで，術後におけるθ波の消長を観察することが，θ波発生機構を解明する上で有用と考えられる．

## 4. θ波の導出法による分布の違い

前頭部から導出されたθ波が，実際は側頭部からのθ波をみている場合もあると考えられる．**図2**の脳波は双極導出と耳垂基準電極導出法の同時記録である．第7，8，9素子の前頭部$F_3$，$F_4$，$F_Z$から6–7 Hzのθ波が導出されている．しかし，

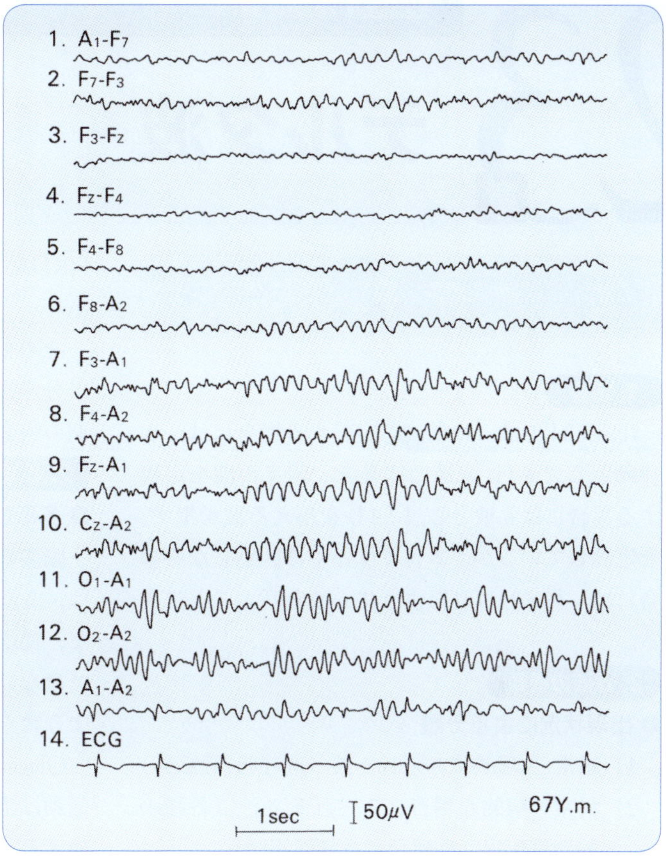


［図 2］ θ 波の導出法による電位分布の違い
（本文参照）

双極導出では第 1，2 素子あるいは第 5，6 素子の側頭部からも θ 波が導出されており，第 13 素子 $A_1$–$A_2$ にもみるように，耳垂電極から θ 波を得ているのがわかる．すなわち，この前頭部導出の θ 波は，あるいは側頭部からの電位波形を逆さまにみているのではないかと考えられる．

なお，上述 Wallace ら[6] による前頭部の θ 波の報告も，耳垂基準電極の導出による観察結果である．

❖文献

1）Green JD, Arduini AA: Hippocampal electrical activity in arousal. J Neurophysiol 17: 533–557, 1954
2）Green JD, Maxwell DS, Schindler WJ: Rabbit EEG “theta” rhythm: its anatomical source and relation to activity in single neurons. J Neurophysiol 23: 403–420, 1960
3）Green KF, Rawlins JNR: Hippocampal theta in rats under urethane: generators and phase relations. Electroenceph clin Neurophysiol 47: 420–429, 1979
4）Fenstra BWA, Holsheimer J: Dipole-like neuronal sources of theta rhythm in dorsal hippocampus, dentate gyrus and cingulate cortex of the urethane-anaesthetized rat. Electroenceph clin Neurophysiol 47: 532–538, 1979
5）Gerbrandt LK, Lawrence JC, Eckhardt MJ et al: Origin of the neocortically monitored theta rhythm in the curarized rat. Electroenceph clin Neurophysiol 45: 454–467, 1978
6）Wallace RK, Benson H, Wilson AF: A wakeful hypometabolic physiologic state. Am J Physiol 221: 795–799, 1971
7）Winson J: Patterns of hippocampal theta rhythm in the freely moving rat. Electroenceph clin Neurophysiol 36: 291–301, 1974
8）Arnold DE, Lopes da Silva FH, Aitink JW et al: Hippocampal EEG and behaviour in dog. I. Hippocampal EEG correlates of gross motor behaviour. Electroenceph clin Neurophysiol 46: 552–570, 1979
9）Arnold DEAT, Lopes da Silva FH, Aitink JW et al: The spectral properties of hippocampal EEG related to behaviour in man. Electroenceph clin Neurophysiol 50: 324–328, 1980
10）Ebersole JS, Pacia SV: Localization of temporal lobe foci by ictal EEG patterns. Epilepsia 37: 386–399, 1996

# 23章 デルタ波

δ波は臨床脳波では最も重要な波形の1つである．ここではその波形別にその発生機構を考える．

## 1. 定義

IFSECNでは「律動波を定義する場合には，δ律動として4 Hz未満の律動を，個々の波を定義する場合にはδ波とし，1/4秒を超える波を指す」と定義しているが，本書ではとくに区別しない場合には，従来呼ばれたようにδ波と呼ぶことにする．

## 2. δ波の種類

### ❶ 出現状況による分類

1）正常・生理的にみられδ波（過呼吸，睡眠時）

2）異常・病的な場合にみられるδ波（各種の脳器質疾患，昏睡など意識障害時）

### ❷ 波形による分類[1,2]（図1）

1）多形性polymorphic，非律動性arrhythmicのδ波

広汎性あるいは局在性に持続的continuousに現れることが多い．

2）単一波形性monomorphic，律動性rhythmicのδ波

両側性に断続的intermittentあるいは突発性paroxysmalに現れることが多い．この中にはFIRDA（frontal intermittent rhythmic delta activity）[2]と呼ばれるものがある．

その他に特殊なものとしてzeta waves[3]（陽性成分が比較的に急峻な波形で，重篤あるいは急性期の病変により生じる）などがあげられる．

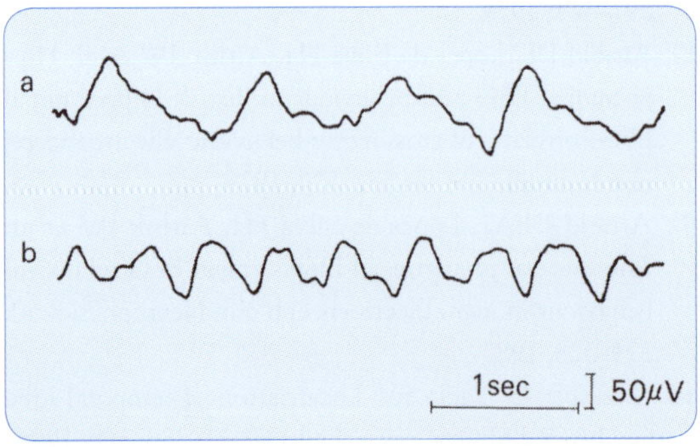


［図1］a. 多形性δ波，b. 律動性δ波

## 2. δ波の発生機構

### ❶ 多形性δ波の発生機構

脳波の研究が始まった当初，脳腫瘍との関係では，δ波は腫瘍を取り囲む組織から得られたもので，局所性の脳浮腫が脳波異常を起こしているのではないかと考えられたが，その後，批判が出るようになった[1,2]．

Glooreら[4]は動物実験で皮質自体の損傷ではδ活動は生じないが，白質，視床，皮質下，中脳のいずれかに脳損傷が存在するとδ活動が観察されることから，皮質に対する求心性入力の遮断deafferentationが皮質からのδ活動の生成に関わっていると考えた．さらにBallら[5]はネコの脳の実験で白質の損傷を起こした際に生じるδ波が，その表面陽性成分が皮質のユニット発射と相関することから，この陽性成分は皮質深部（第5層）の錐体ニューロンのEPSPによるものであろうと述べている．さらにRappelsbergerら[6]によれば，ウサギの視覚領皮質において生理的に生じたδ波を記録しており，そこでは双極子様の電位分布を示し，Ballらの報告と同様の結果を得ている．またSchaulら[7]は脳病変によるδ波と，アトロピン投与によって生じた徐波が似ていることから考えて，δ波発現にはコリン作動性の経路の障害が関わっているのではないかと考えている．

**図2**は，δ波が過呼吸により陽性成分に相当した部分に鋭波が現れた脳波であり，波形的には“notched delta”[3]と呼んでよいであろう．

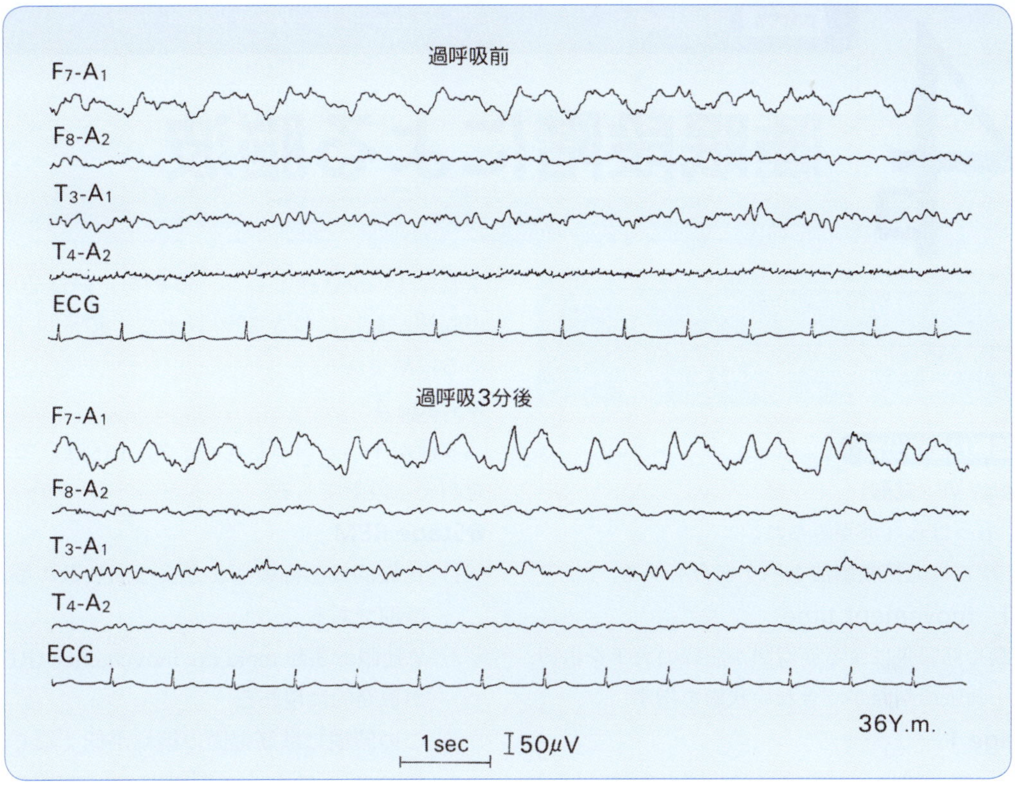


［図 2］ δ 波の陽性成分に過呼吸で鋭波が現れた例（notched delta）

脳腫瘍術後例で，けいれん発作を起こす．

### ❷ 律動性の δ 波の発生機構

δ 波には FIRDA など両側発作性徐波のタイプがあり，従来，上部脳幹，間脳，前頭葉内側部の障害によるものではないかと考えられてきた[2)]．しかし，これについての実験報告は少ない．Ralston ら[8)] はネコの視床にペニシリンを注射し，3.5–5 Hz の両側性徐波バーストが観察されたことから，両側突発性徐波は視床—皮質間に生じた病的に遅くなった紡錘波ではないかと考えている．また Karnaze ら[9)] は同様の機構を三相波について提唱しており，両側突発性徐波は三相波に共通の先行状態ではないかと考えている．しかし，いずれにせよ両側突発性の δ 波の発生機構については，現在まだ明らかでない[1, 2)]．

❖文献


1) Steriade M, Gloor P, Llinas RR et al: Basic mechanisms of cerebral rhythmic activities. Electroenceph clin Neurophysiol 76: 481–508, 1990
2) Schaul N: Pathogenesis and significance of abnormal nonepileptiform rhythms in the EEG. J Clin Neurophysiol 7: 229–248, 1990
3) Korff C, Kelly KR, Nordli DR Jr: Notched delta, phenotype, and Angelman syndrome. J Clin Neurophysiol 22: 238–243, 2005
4) Gloor P, Ball G, Schaul N: Brain lesions that produce delta waves in the EEG. Neurology 27: 326–333, 1977
5) Ball GJ, Gloor P, Schaul N: The cortical electromicrophysiology of pathological delta waves in the electroencephalogram. Electroenceph clin Neurophysiol 43: 346–361, 1977
6) Rappelsberger P, Pockberger H, Petsche H: The contribution of the cortical layers to the generation of the EEG: field potential and current source density analysis in the rabbit's visual cortex. Electroenceph clin Neurophysiol 53: 254–269, 1982
7) Schaul N, Gloor P, Ball G et al: The electromicrophysiology of delta waves induced by systemic atropine. Brain Res 143: 475–486, 1978
8) Ralston B, Ajmone-Marsan C: Thalamic control of certain normal and abnormal cortical rhythms. Electroenceph clin Neurophysiol 8: 559–582, 1956
9) Karnaze DS, Bickford RG: Triphasic waves: a reassessment of their siginificance. Electroenceph clin Neurophysiol 57: 193–198, 1984

# 24章 睡眠段階による脳波

睡眠の深さが段階づけられており，ここでは Rechtschaffen と Kales ら[1,2]による分類に沿って述べる．さらに，2007年アメリカ睡眠学会から新しい判定基準が提唱されている．

## 1. 睡眠段階の分類

### ❶Stage W（覚醒）

1）もっぱら α 波がみられ，

2）中には低振幅脳波を示す場合もある．

### ❷MT（movement time）

体動や筋緊張による筋電図が記録の大半を占め，覚醒・睡眠の判断ができない状態を指す．

### ❸Stage 1

1）α 波が減少し（単位記録時間の 50% 以下），

2）2–7 Hz の低振幅の電位がみられる段階である．次の睡眠段階への移行期であり，傾眠（ねむけ）drowsiness とも呼ばれる．

3）しばしば陰性・陽性電位成分をもつ頭蓋頂鋭トランジェント（vertex sharp transient，V 波，ハンプとも呼ばれる）がみられる．また後頭部に陽性の電位成分をもつ鋭トランジェント positive occipital sharp transient of sleep；POSTS や，さらに小児では高振幅徐波バーストなどが観察される．

### ❹Stage 2

1）睡眠紡錘波 sleep spindle が出現し，

2）頭蓋頂鋭トランジェントが現れ，さらに睡眠紡錘波が続いた形の K 複合 K complex がみられる[註]．

睡眠紡錘波とは 12–14 Hz の紡錘状の波形であり，Rechtschaffen と Kales らの分類では 0.5 秒以上持続するものと定義している．

### ❺Stage 3

δ 波（2 Hz 以下，75 μV 以上）が，脳波記録紙 1 ページ（1 エポック：紙送り速度を 10 mm または 15 mm/秒として，30 秒あるいは 20 秒分の脳波記録）につき 20% 以上で，50% 以下を占める段階である．

### ❻Stage 4

δ 波が 1 ページ（1 エポック，1 区画）で 50% を超える段階である．

### ❼Stage REM

1）比較的低振幅のさまざまな周波数の脳波の時期である．

2）急速眼球運動 rapid eye movements（REMs）が散発的に現れる．

3）この時期には筋電図の振幅が低くなり，最低レベルになる．脳波には“鋸歯状波”“saw-tooth” waves が前頭部から中心部にかけてみられることがあり，これは REM 睡眠を特徴づける所見である（28 章）．

REMs と REMs との間に紡錘波がみられることがあるが，もし筋電図が最低レベルにあれば，その場合も Stage REM と判定される．

### ❽Stage NREM（non-REM）

Stage REM に対して，他の Stage 1，2，3，4 のことを指す（non-REM 睡眠，徐波睡眠という呼び方もある）．

ここに述べた睡眠段階の分類は新生児期にはあてはまらないので，それについてはまた別に考えるべきである（58 章）．

上述の睡眠段階を 27 章に模式図で示してある．

## 2. 終夜睡眠ポリグラフィの記録法

一夜の睡眠脳波を他の生体現象と同時記録することを終夜睡眠ポリグラフィという．Rechtschaffen と Kales ら[1,2]によると以下のような方法が行われている．

### ❶ 導出法[1,2]（図 1）

4 素子の導出を基本とする．

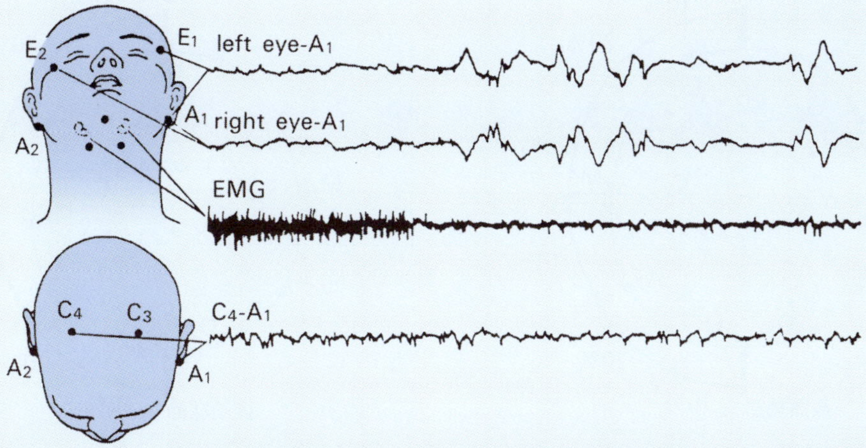


［図 1］睡眠ポリグラフの導出方法 [2)]

1脳波：$C_4$–$A_1$ あるいは $C_3$–$A_2$

2眼球運動（左）

3眼球運動（右）

4筋電図

1終夜睡眠脳波を記録する場合，記録中に電極の不調などが生じた場合を考えて，上述のようにあらかじめ左右両側に接着しておくのがよい．4素子だけでなく，さらに多くの素子が使用できる場合には後頭部や側頭部の脳波を入れたり，あるいは他の生体現象（心電図，呼吸）を記録するのがよい．

23眼球運動はその波形を観察しやすいように2素子が必要である．電極位置は眼窩外側縁の1 cm上方と対側の眼窩外側縁の1 cm下方の2か所から，同一の耳垂あるいは乳様突起部に基準電極を置いて記録する．

4筋電図は下顎のオトガイ筋から記録する．

### ❷ 紙送り速度

紙送り速度は通常よりも遅くし，10または15 mm/秒がよい [1〜3)]．1ページ30秒または20秒分を1エポック（区画）と呼び，δ波出現量（%）の基準にすることがある．

なお，旧日本脳波・筋電図学会委員会でも終夜睡眠ポリグラフィの記録法を述べている [3)]．

## 3. 新しい睡眠ポリグラフィの記録手技と判定基準（2007）（野沢胤美）

1968年，睡眠心理生理学会 Association for the Psychophysiological Study of Sleep（APSS）より睡眠ポリグラフィの記録手技と判定法が発表されてから，今日まで Rechtschaffen & Kales の方法として日常検査に使用されてきた．しかし APSS の判定法が発表されてから40年近くの歳月が過ぎた．この間に睡眠科学と睡眠医学の進歩はめざましく，新しい判定マニュアルが必要になったことから，2007年，アメリカ睡眠学会から新しい睡眠ポリグラフィの記録手技と判定基準が提唱された [4)]．基本的には APSS の方法と同じく，最少導出の必要な生体現象は脳波，眼球運動，筋電図（オトガイ筋）であるが，補助電極の装着の必要性と装着部位が記載されている．

また，睡眠段階4が，睡眠段階3の中に組み入れられて統一された．

以下，その記録手技と睡眠段階について記載する．

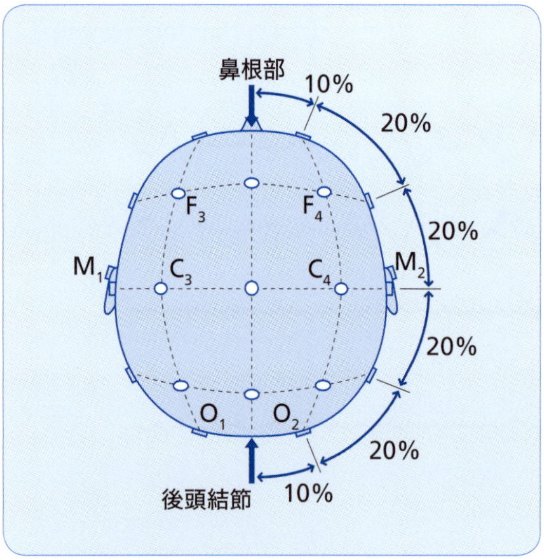


［図 2-a］推奨される電極装着部位

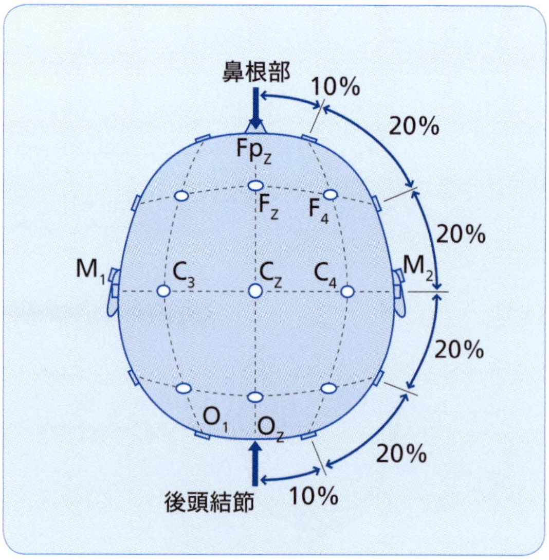


［図 2-b］その他の電極装着部位

## ❶ 記録手技

［A］脳波（EEG）

脳波の電極装着部位は国際 10–20 法を用いる．基準電極は乳様突起部に装着する（$M_1$，$M_2$ は左右乳様突起部を示す）．

1）推奨される電極装着部位（**図 2-a**）

- $F_4$–$M_1$
- $C_4$–$M_1$
- $O_2$–$M_1$

補助電極を $F_3$，$C_3$，$O_1$ と $M_2$ に装着する．検査中に電極不良の場合は $F_3$–$M_2$, $C_3$–$M_2$, $O_1$–$M_2$ として導出する．

2）その他の導出電極装着部位（**図 2-b**）

- $F_Z$–$C_Z$
- $C_Z$–$O_Z$
- $C_4$–$M_1$

補助電極を $Fp_Z$，$C_3$，$O_1$ と $M_2$ に装着する．検査中に電極不良の場合は $F_Z$ の代わりに $Fp_Z$, $C_Z$ あるいは $C_4$ の代わりに $C_3$, $O_Z$ の代わりに $O_1$，$M_1$ の代わりに $M_2$ として導出する．

［B］眼電図（EOG）

1）推奨される EOG の導出（**図 3-a**）

- $E_1$–$M_2$（$E_1$ は左眼角より 1 cm 下方）
- $E_2$–$M_2$（$E_2$ は右眼角より 1 cm 上方）

2）その他の EOG 導出（**図 3-b**）

- $E_1$–$Fp_Z$（$E_1$ は左眼角より 1 cm 下方で 1 cm 外側）
- $E_2$–$Fp_Z$（$E_2$ は右眼角より 1 cm 下方で 1 cm 外側）

［C］筋電図（EMG）

1）オトガイ筋 EMG の導出には 3 個の電極を装着する．

- 下顎骨下縁の 1 cm 上方の中心部
- 下顎骨下縁の 2 cm 下方で中心部より 2 cm 右側
- 下顎骨下縁の 2 cm 下方で中心部より 2 cm 左側

2）通常は EMG の導出はいずれかの下顎下部電極と下顎上部電極で行う．他の電極は予備電極とする．

## ❷ 睡眠段階判定

［A］睡眠段階には以下の用語の使用が推奨される．

- 睡眠段階 W（覚醒）
- 睡眠段階 N1（NREM 1）
- 睡眠段階 N2（NREM 2）
- 睡眠段階 N3（NREM 3）
- 睡眠段階 R（REM1）

睡眠段階 N3 は徐波睡眠を表し，従来の APSS の睡眠段階 3 と 4 の命名と置き換える．

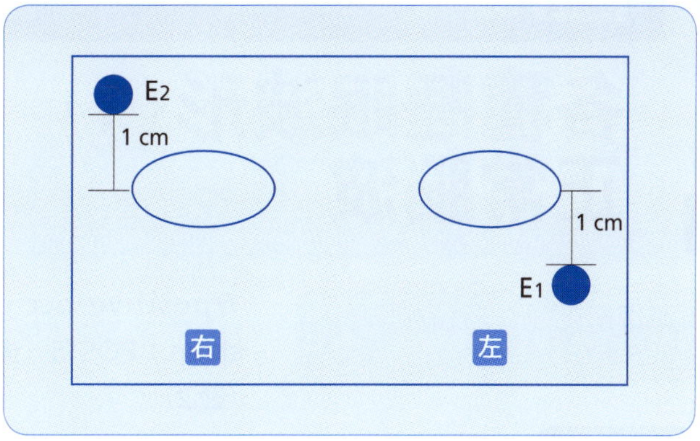


［図 3-a］
推奨される EOG の導出

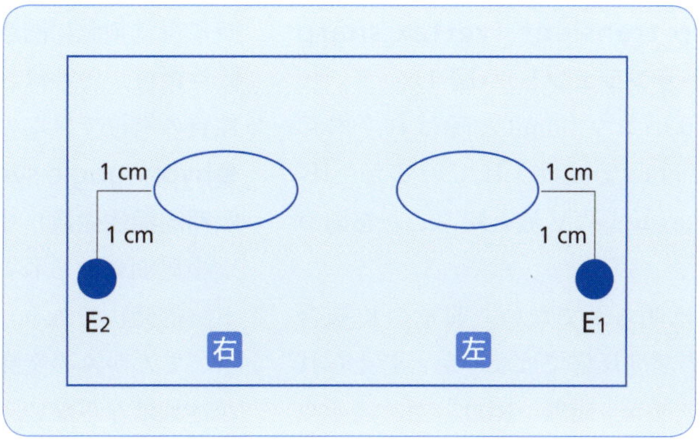


［図 3-b］
その他の EOG 導出

［B］区画による判定

1）1 区画 30 秒で記録の開始から連続して睡眠段階を判定する．
2）各々区画を 1 つの睡眠段階と判定する．
3）1 つの区画に 2 種類あるいはそれ以上の睡眠段階がみられた場合には，その区画の中で最も多い睡眠段階とする．

（野沢胤美）

註）K 複合

IFSECN[5] では以下のように定義している．「ふつう睡眠紡錘波を伴う 2 相性の高電位徐波からなる複合波形である．振幅は頭蓋頂部 vertex 近くで最大であり，一見自発性に現れたり，突然の感覚刺激に対する応答としても現れるが，感覚刺激の種類にはよらない」とされる．

しかし，Rechtschaffen と Kales ら[1, 2] によると「はっきりと見分けられる陰性鋭波と，それに続く陽性成分からなる波形で，その幅が 0.5 秒以上のもの」と定義している．すなわち，睡眠紡錘波は必ずしも伴わなくてもよいとする定義であり，臨床的に実用的といえる．

❖文献

1）Rechtschaffen A, Kales A (eds): A Manual of Standardized Terminology, Techniques and Scoring System for Sleep Stages of Human Subjects. Public Health Service, US Government Printing Office, Washington, DC, 1968
2）Rechtschaffen A, Kales A 編，清野茂博訳：睡眠脳波アトラス．医歯薬出版，1971
3）日本脳波・筋電図学会，臨床脳波検査基準検討委員会：臨床脳波検査基準 1988．脳波と筋電図 17：81–89, 1989
4）The AASM Manual for the Scoring of Sleep and Associated Events: Rules, Terminology and Technical Specifications, 1st ed, American Academy of Sleep Medicine, Westchester, Illinois, 2007
5）Chatrian GE, Bergamini L, Dondey M et al: A glossary of term most commonly used by clinical electroencephalographers. Electroenceph clin Neurophysiol 37: 538–548, 1974

part 4 睡眠脳波

# 25章 各種睡眠波形（1）正常脳波

睡眠脳波では各種の波形が現れる．ここでは睡眠段階ごとにそれぞれの波形について述べる．

## 1. Stage 1 にみられる波形

### ❶vertex sharp transient（vertex sharp wave 頭蓋頂鋭トランジェント）（図 1）

Gibbs らによりハンプ hump と呼ばれ，本邦ではそのように言いならわされているが，IF-SECN[1] では vertex wave；V 波と呼ぶことを勧めている．

その発生機構は明らかでない．前章の K 複合と同様に，一種の誘発反応ではないかと考えられる．後述の“ローランド発射（RD）”と，波形や分布の面で移行型が観察されることがある[2]．

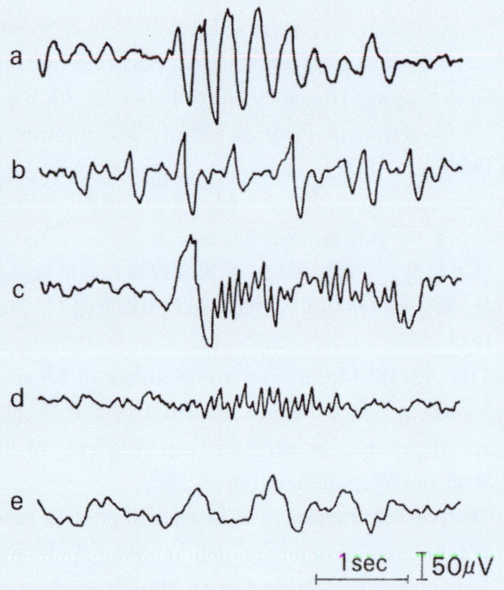


［図 1］各種睡眠波形

a. 傾眠期同期性徐波，b. V 波（頭蓋頂鋭トランジェント），c. K 複合，d. 睡眠紡錘波，e. δ波

### ❷positive occipital sharp transient of sleep；POSTS（後頭部陽性鋭トランジェント）（図 2）

後頭部にみられ陽性の鋭波様波形である．覚醒時に視覚刺激に関連して生じるラムダ波（後頭部，陽性電位）と呼ばれる波形があり，これと同様の性質の電位ではないかと考えられる．

### ❸hypnagogic synchronous slow waves（傾眠期同期性徐波）（図 1）

小児期にみられる 4–5 Hz の高振幅徐波バースト（群発）である．棘状のくびれをもつことがあり，てんかんの突発性異常波と誤らないようにしなければならない．

## 2. Stage 2 にみられる波形

### ❶K 複合 K complex（図 1）

Loomis により命名された．ここで「K」とは，特別の意味合いをもたせず，言いやすく覚えやすいものとして選ばれたという[3]（28 章［サイドメモ参照］）．K 複合の発生機構は明らかでないが，おそらく各種刺激（外部・内部）による誘発反応と思われる（24 章）．

### ❷ 睡眠紡錘波（図 1，3）

Loomis らが“spindle”と呼んだが，それ以前，すでに Berger がこれについて記載しているという[4]．年齢的にはおよそ生後 8 週目からみられ，6 か月ごろからは陰性相が棘状に尖った紡錘波 sharp spindle がみられることがある．18～24 か月を過ぎるとふつうの紡錘波になる[4]．

紡錘波には 14 Hz 前後の中心頭頂部優勢の紡錘波と 12 Hz 前後の前頭部優勢の紡錘波との，少なくも 2 種類のものが存在し，同時に現れる場合 14 Hz の方が 12 Hz よりも先行して現れる（図 3）．なお，紡錘波は視床—皮質回路によって生じると考えられている（26 章：睡眠紡錘波の発生機構）．

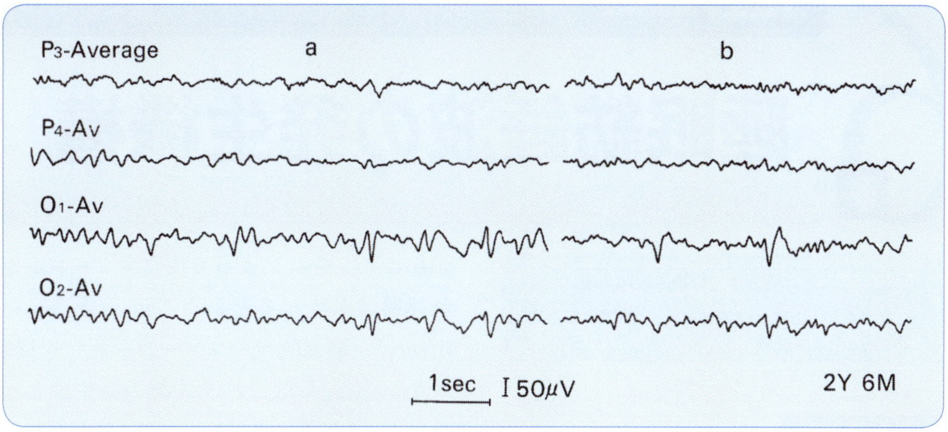


［図 2］ラムダ波と POSTS（後頭部陽性鋭トランジェント）
a. 覚醒時（開眼）にラムダ波がみられ，b. 傾眠時（閉眼）に POSTS に移行する．

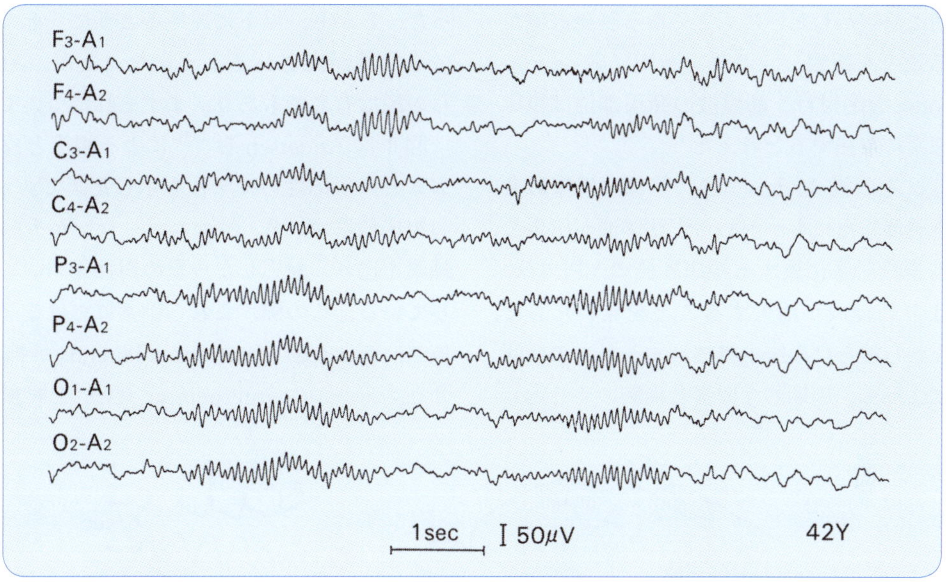


［図 3］睡眠紡錘波
中心—頭頂—後頭部に 14 Hz の紡錘波が現れ，少し遅れて前頭部に 12 Hz の紡錘波が現れる．

## 3. Stage 3，4 にみられる波形

### ❶ δ 波（図 1）

23 章で述べたように，δ 波は多形性 polymorphic のものと，律動性 rhythmic のものとがある．睡眠時に現れる δ 波は波形から考えると前者のタイプに該当しよう．多形性の δ 波の発生起源は大脳皮質の電位ではないかと考えられる（23, 27 章）．

❖文献

1）Chatrian GE, Bergamini L, Dondey M et al: A glossary of term most commonly used by clinical electroencephalographers. Electroenceph clin Neurophysiol 37: 538–548, 1974
2）一條貞雄：ローランド領棘波が睡眠時 V 波に移行する脳波．臨床脳波 31：421–422，1989
3）一條貞雄：K コンプレックスの由来．臨床検査 23：309–311，1979
4）Jankel WR, Niedermeyer E: Sleep spindle. J Clin Neurophysiol 2: 1–35, 1985
5）Santamaria J, Chiappa KH: The EEG of drowsiness in normal adults. J Clin Neurophysiol 4: 327–382, 1987（越野好文訳：傾眠脳波．創造出版，1992）

# 26章 睡眠紡錘波の発生機構

睡眠段階の Stage 2 に現れる紡錘波は視床と皮質との関係で発生していると考えられているが，現在どのような説があるかを述べる．

## 1. Andersen らの説

Morison と Dempsey（1942）は，ネコの視床内側部を低頻度の電気刺激で刺激すると，皮質の広い範囲に振幅がしだいに大きくなる誘発電位が出現することを観察し，これを漸増反応 recruiting response と名付け，紡錘波の発現部位は視床の非特殊系に存在すると考えた[1,2]．

しかし，その後 Andersen ら[1,2]は，視床の非特殊核を破壊したにもかかわらず紡錘波が出現し，むしろ特殊投射系に属する視床外側の VPL 核の破壊により紡錘波が消失することを見いだした．そのことから彼らは視床中継核ニューロンの反回性抑制によって，周期的な興奮と抑制のくり返しが起こり，それによって皮質ニューロンが賦活され律動波が生じるという“facultative pacemaker theory”（随意的ペースメーカー説）を提唱した．

Andersen らはこれを $\alpha$ 波の発生説として提唱したが，15 章 $\alpha$ 波（2）に述べたように，かれらの観察した波形は $\alpha$ 波というよりは睡眠紡錘波であり，$\alpha$ 波とは異なることが指摘されるようになった．しかも，以下に述べるように，その他の面でも批判が出されるようになったが，Andersen らの説は有名でもあり，まずそれについて述べる．

**図 1** は Andersen ら[1,2]による視床と皮質のリズムとの対応性のモデルを示した図であり，3 つの視床核群 A，B，C のニューロンが大脳皮質に軸索を送り，対応した皮質の円柱 a，b，c を賦活している．その際，これら軸索における反回性側枝（posturated）recurrent collaterals が抑制性の介在ニューロン interneuron（黒）を興奮させる．

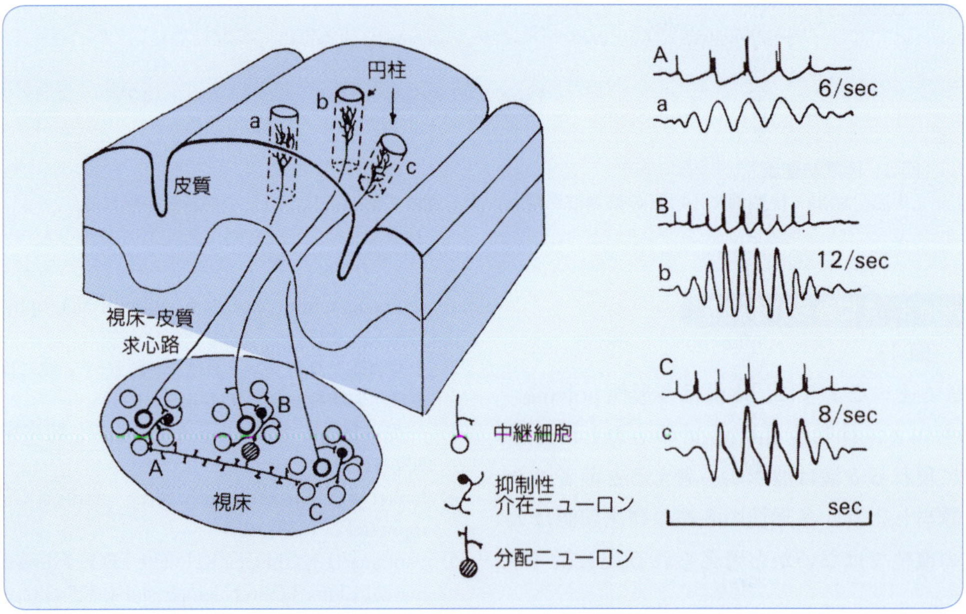


［図 1］視床と皮質のリズムの対応性を示した図[1,2]

次にこの抑制性介在ニューロンは視床のニューロンにIPSP（シナプス後抑制電位）を起こし，これらの細胞にバースト発射が生じる．次いで再び反回性側枝によって抑制ニューロンが賦活され，さらに多くの細胞でIPSPが生じる．そのようなくり返しによって律動性活動が起きるという．

その際，IPSPの持続時間は細胞によって違いがあると考えられるので，図中の右に示されるように，紡錘波にはそれぞれ異なるものが存在することになるという．図で上列は視床核群A，B，Cからの，下列は対応皮質部位a，b，cからの紡錘波を模式的に示したところである[1,2]．

## 2. Andersenらの説に対する批判

上述の説に対してはSteriadeら[3]により次のような批判が出された．

まずAndersenらは視床皮質軸索の反回性側枝を想定したが，その後そのような反回性側枝は解剖学的に証明されないという[3,4]．また，紡錘波の発生にはすべての視床核に投射する同期性の核が必要ということになるが，視床の核間には相互の連絡がほとんどみられないという．

そこでSteriadeら[3]はそのような構造として網様視床核reticular（RE）thalamic nucleusを想定している．RE核とは視床の前，外，腹側の表面を覆うところのGABA作動性ニューロンの末梢の層であり，そこでは**図2**に示すように，紡錘状波形が，ゆっくり増大・減少する脱分極状態にスパイク群が重なった状態で観察され，視床皮質ニューロンではそれとは逆さまの像が観察されることを報告している．すなわちこれが皮質における睡眠紡錘波であろうと考えている．

要するに，Steriadeらの睡眠紡錘波の発生には視床がそのリズムをつくり，それが皮質に投射されているという考え方は，Andersenらと同じであるが，ペースメーカーをつくる部位としてRE核を想定していることが特徴といえよう．

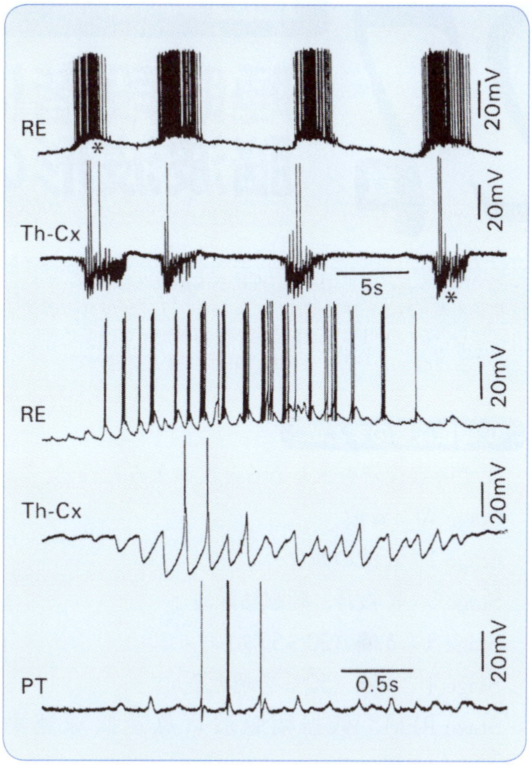


［図2］紡錘状振動活動の細胞内記録[3]

ネコのバルビタール麻酔下で網様視床ニューロン（RE），視床皮質ニューロン（Th-Cx，腹側外側核から記録），錐体路ニューロン（PT，運動皮質）からの記録である．上段の記録でREとTh-Cxの星印をつけた紡錘状波形を，下段ではそれを速い速度で記録している．上段の記録で紡錘状波形が5〜10秒間隔の遅いリズムでくり返しているのが注目され，REニューロンでの紡錘状波形がゆっくり増大・減少する脱分極電位の上に重なっているのが観察される．

### ❖文献

1）Andersen P, Sears TA: The role of inhibition in the phasing of spontaneous thalamo-cortical discharge. J Physiol 173: 459–480, 1964
2）Andersen P, Andersson SA: Physiological Basis of the Alpha Rhythm. Appelton-Century-Croft, New York, 1968
3）Steriade MM, Gloor P, Llinás RR et al: Basic mechanisms of cerebral rhythmic activities. Electroenceph clin Neurophysiol 76: 481–508, 1990
4）Jones EG: Connectivity of the primate sensory-motor cortex. In; JonesEG, Peters A (eds): Cerebral Cortex. Vol 5, Sensory-Motor Areas and Aspects of Cortical Connectivity, Plenum Press, New York, pp 113–183, 1986

# 27章 睡眠段階による脳波波形の成立機構

睡眠段階 Stage 2 では睡眠紡錘波がみられ，Stage 3，4 と睡眠が深くなると紡錘波は少なくなり，δ 波が現れるようになる．このような睡眠深度による脳波変化はどのようにして生じるのか，筆者（一條）の日頃の考えを述べる．

## 1. 睡眠段階のまとめ

まず睡眠段階をまとめると次のようになる．

Stage W：α 波

Stage 1：α 波の減少

Stage 2：K 複合，睡眠紡錘波

Stage 3：δ 波（20〜50%）

Stage 4：δ 波（50% を超える）

Stage REM：低振幅脳波に急速眼球運動（REMs）が現れる．

以上を模式的に示したのが**図 1** である．

## 2. 睡眠段階による脳波変化の解釈

ここでは REM 睡眠を除いて考えることにし，覚醒から睡眠の段階は大きく次の 4 段階に分けて考える．

### ❶ α 波期

覚醒状態の脳波であり，ここで α 波の発生には皮質—皮質間の神経路で発生すると考えられる[1~3]（15 章：α 波の発生機構）．

### ❷ 傾眠期

中脳網様体からの視床や皮質への求心性入力が減少すると α 波の形成も減少すると考えられる．

### ❸ 紡錘波期

睡眠紡錘波は視床—皮質回路で生じると考えられている[3, 4]（26 章：睡眠紡錘波の発生機構）．そこで覚醒睡眠中枢の中脳網様体からの視床に対する求心性入力が減少 deafferentation すると，視床—皮質間の神経路が独立性をもつようになり，紡錘波が生じるようになると考える．

### ❹ δ 波期

睡眠時にみられる δ 波は多形性の波形であり，

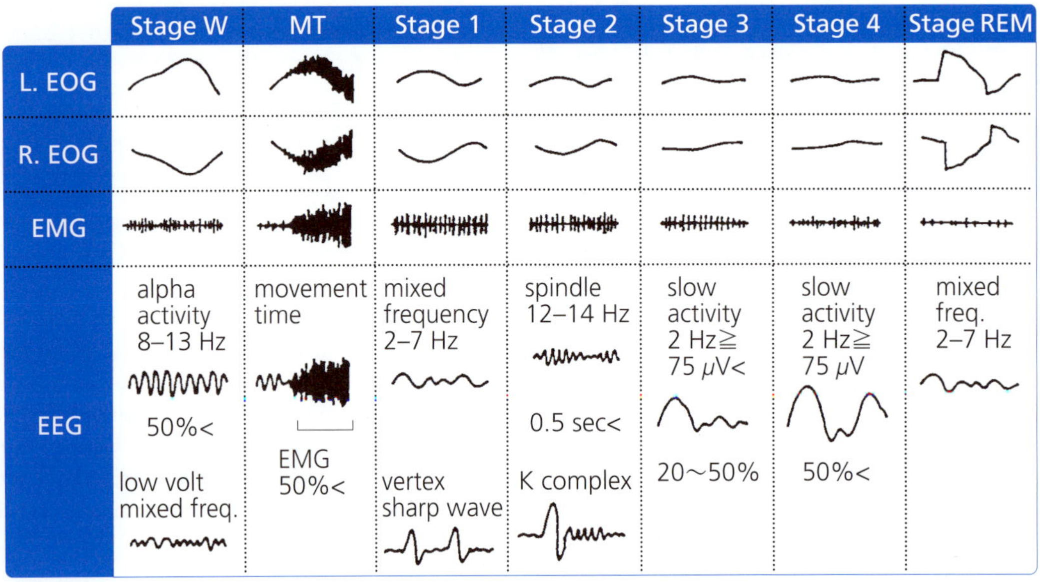


［図 1］睡眠段階の模式図

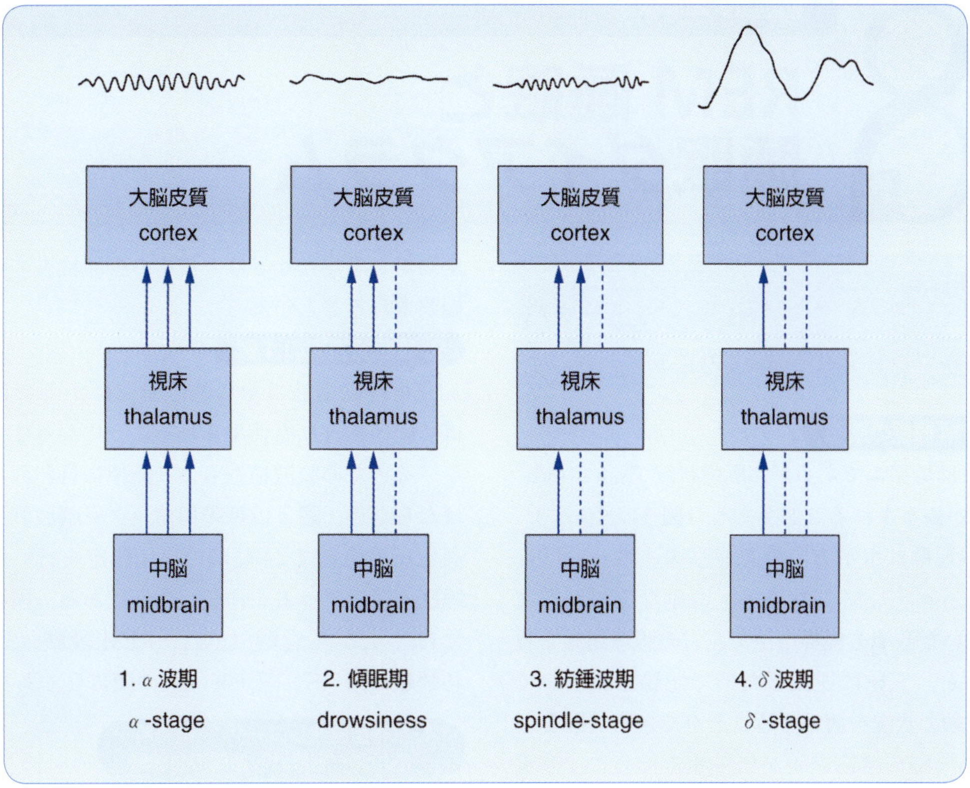


［図 2］ 睡眠段階による脳波波形成立の模式図

このような多形性 δ 波は皮質から生じると考えられている[5, 6]（23 章：デルタ波）．そこで，次に視床から皮質に対する求心性入力が減少 deafferentation すると，今度は皮質が独立性をもつようになり，多形性 δ 波が生じるようになると考える．

このようにして，中脳網様体―視床―皮質の順で求心性支配が順次減少するということで，睡眠深度による脳波の変化が説明できるのではないかと考えている．**図 2** はこの関係を模式的に表したものである．

### ❖文献


1）Lopes da Silva FH, Van Lierop THMT, Schrijer CF et al: Essential differences between alpha rhythms and barbiturate spindles: spectra and thalamo-cortical coherences. Electroenceph clin Neurophysiol 35: 641–645, 1973
2）Nunez PL: Electric Fields of the Brain. Oxford University Press, New York, 1981
3）Steriade M, Gloor P, Llinás RR et al: Basic mechanisms of cerebral rhythmic activities. Electroenceph clin Neurophysiol 76: 481–508, 1990
4）Andersen P, Andersson SA: Physiological Basis of the Alpha Rhythm. Appelton-Century Crofts, New York, 1968
5）Gloor P, Ball G, Schaul N: Brain lesions that produce delta waves in the EEG. Neurology 27: 326–333, 1977
6）Schaul N, Gloor P, Ball G et al: The electromicrophysiology of delta waves induced by systemic atropine. Brain Res 143: 475–486, 1978

part 4 睡眠脳波

# 28章 REM 睡眠と睡眠ダイアグラム

終夜睡眠記録から睡眠段階を判定し，グラフに表したものが睡眠ダイアグラム（睡眠経過図）などと呼ばれる．睡眠経過中，急速眼球運動 REM がみられる時期が REM（レム）睡眠と呼ばれ「夢」と関係があるといわれる．

## 1. REM 睡眠の脳波

❶ 脳波は低振幅であるが，鋸歯状波 “saw-tooth” waves が観察されることがある（**図 1**）．

❷ 眼球運動は水平方向の急速眼球運動 rapid eye movements（REMs）である．耳垂などに基準電極を置いた基準電極導出法で左右の眼球運動を導出すると，互いに逆転した形で記録されるので，眼球運動の状況を観察することができる（**図 2**）．

❸ この段階では筋緊張が低下するために，筋電図の振幅が低下する．

## 2. REM 睡眠の脳波が観察される場合

REM 睡眠の脳波は正常の終夜睡眠で観察されるが，そればかりでなくうつ病など，睡眠の日内変動がある場合などは，日中の脳波検査の際にも観察されることがある．

## 3. 睡眠経過図の 1 例

終夜睡眠脳波は単に睡眠研究ばかりではなく，広く臨床検査にも使用されるようになってきている．そのため脳波検査もより簡便に行われなければならない．**図 3** は携帯用ホルター脳波計を用い，高血圧の患者で 24 時間の血圧測定を行いながら，睡眠ダイアグラムを作製した例である．図の縦軸には，上から覚醒（SW），REM 段階（SREM），各睡眠段階（S1，2，3，4）の順にしてある．

## 4. 携帯型脳波レコーダ[2)]（携帯用ホルター脳波計）使用の自験例

**図 4** は携帯型脳波レコーダ（Oxford）を用いて連続 3 夜の終夜睡眠ポリグラフィ記録を行い，さらにその結果を自動判定解析装置（Oxford）で分析を行った結果である[2)]．

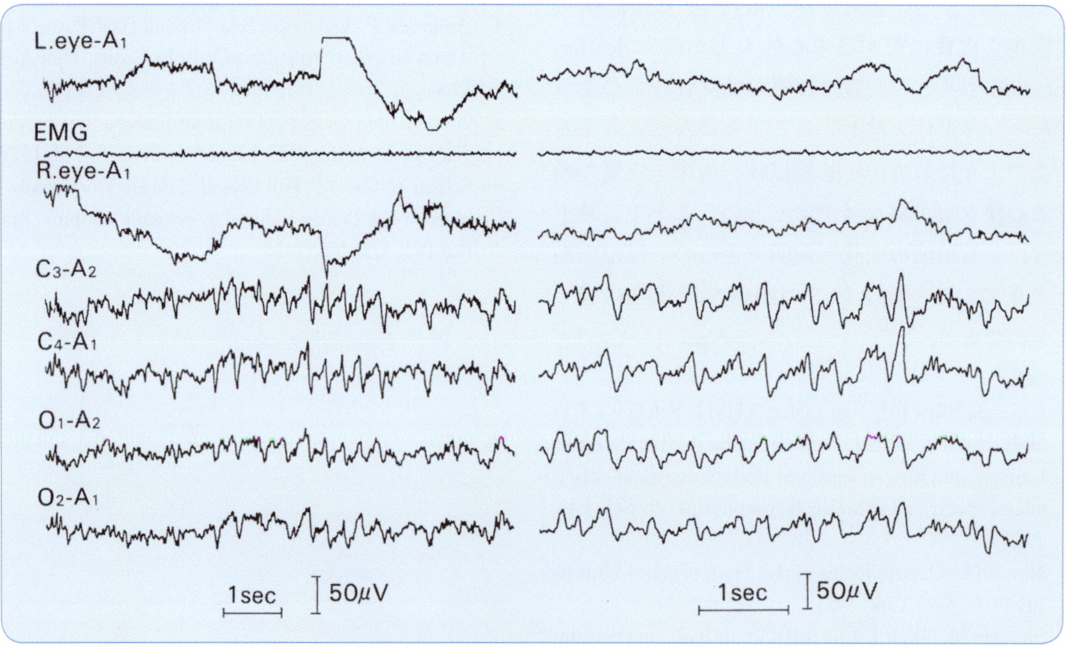


［図 1］ 鋸歯状波；“saw-tooth” waves（脳波は原田修巳氏による）

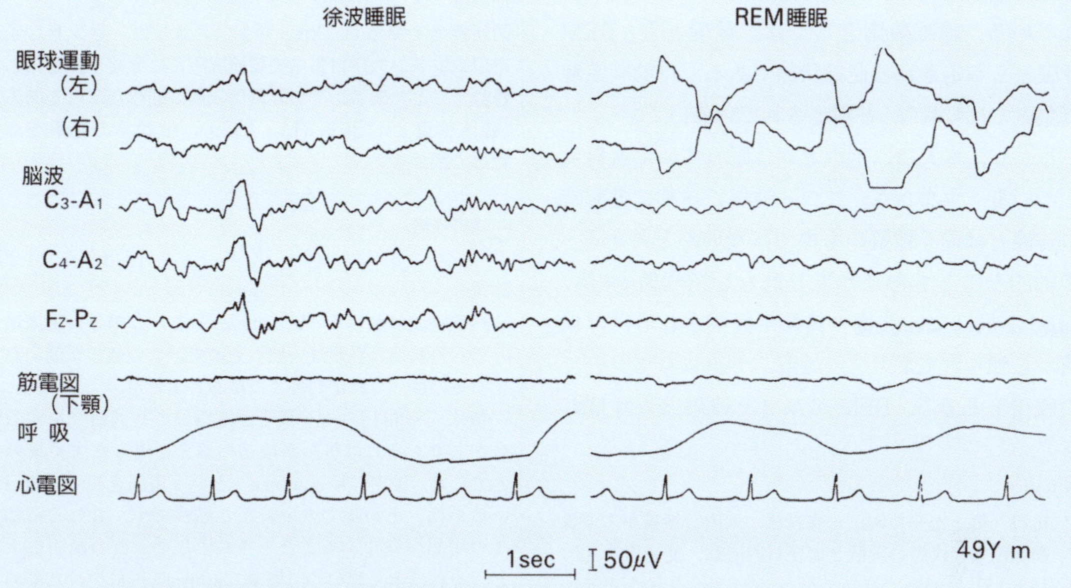


［図 2］徐波睡眠と REM 睡眠の比較 [1)]

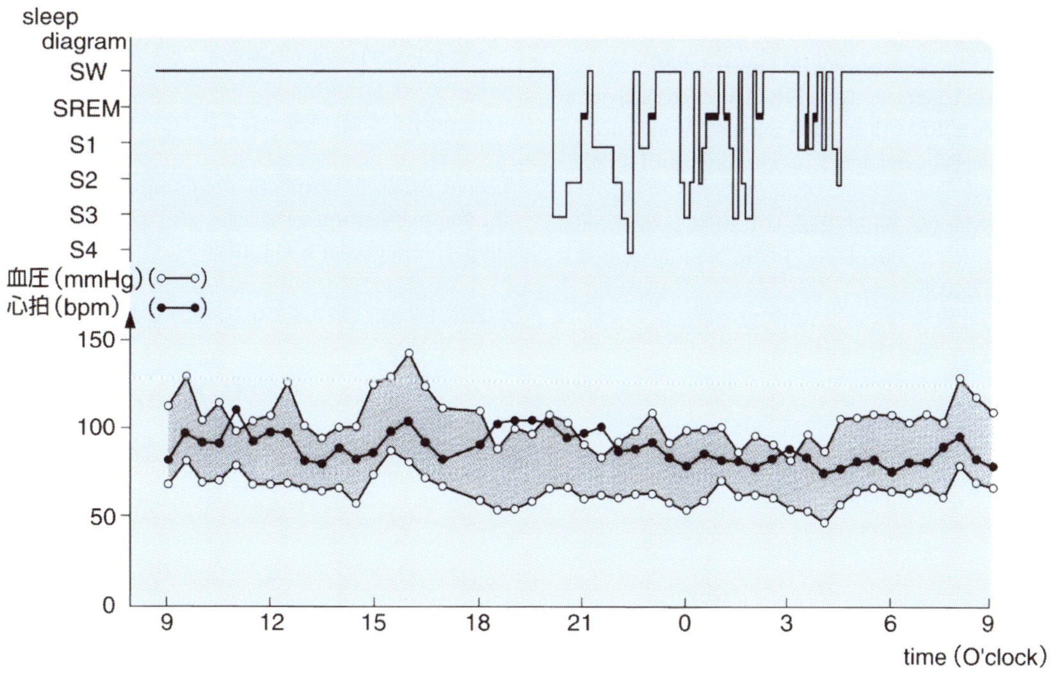


［図 3］24 時間血圧と睡眠ダイアグラム [1)]

**図5**は第3夜目の早朝午前6時35分の睡眠ポリグラフィの実際である．9–10 Hzのα波様の律動がみられ，同時に急速眼球運動REMも観察されている．睡眠段階としては，覚醒とも，REM睡眠とも判定される記録状態である．自動判定解析装置では覚醒Wと判定されている．

しかし，本人は，そのときは眠っていたと自覚している．すなわち，このα波様の律動は覚醒時のα波とは違う性質のものではないかと考える[3]．年齢的なこともあるかもしれない（当時64歳）．REMと同時にα波様の律動が観察される例は以前から知られており[4]，最近，ナルコレプシーでの報告もある[5]．REMアルファ律動とも呼ばれる[5]．

### ❖文献


1）尾股　健，松井邦昭，一條貞雄，大内　博ほか：慢性動脈閉塞性疾患の睡眠と血圧日内変動．交通医学43：142–153，1989

2）一條貞雄，崎山　健，岩崎　均：携帯型脳波レコーダ（Oxford）および睡眠段階自動判定解析装置（Oxford）の使用経験（第2報）—連続3夜の終夜睡眠ポリグラフィ記録，臨床脳波44：507–510，2002

3）McKeown MJ, Young GB: Comparison between the alpha pattern in normal subjects and in alpha pattern coma. J Clin Neurophysiol 14: 414–418, 1997

4）Roth C, Achermann P, Borbély AA: Alpha activity in the human REM sleep EEG: topography and effect of REM sleep deprivation. Clin Neurophysiol 110: 632–635, 1999

5）Dyken ME, Wenger EJ, Yamada T: REM alpha rhythm: diagnostic for narcolepsy? J Clin Neurophysiol 23: 254–257, 2006


サイドメモ

### K complex命名の由来

睡眠波形のK complexで“K”の文字が選ばれた理由は，25章にも述べているが，意外に知られていない．命名したのはアメリカの睡眠学者Alfled Loomisである．その共同研究者であるH. Davis博士（アメリカ，セントルイス市ワシントン大学付属中央聾研究所）に直接手紙を出して尋ねたことがある．その経緯は以前に述べたことであるが（臨床検査23：309–311，1979），彼からの返事をあらためて紹介する．

---

一條貞雄殿

1978年10月2日

拝復

睡眠脳波における“K complex”という用語の由来について，貴君のお尋ねは当然のもので，この種の質問にお答えするのは，これが初めてではありません．

私は，Alfled Loomis氏と睡眠脳波の共同研究をする機会があり，それは彼らが最初の論文を出したすぐ後のことでした．彼が“K complex”という用語を初めて用いているのは，その論文の中でだと思います．もちろん私もこの用語の意味することを尋ねました．彼の説明によると，それは全く思いつくまま（arbitrary）につけたものであり，しかし，いかなる意味合いや含蓄など（implication or connotation）も避けるように十分心がけて選んだということです．それはまた，完全に中性的（neutral）なものであり，しかも，口にしやすく覚えやすい（easy to say and remember）という有利さをもつものを考えたということです．

お答えとしてはあまりに簡単で，ちょっと信じがたいようなことかもしれませんが，そういうことなのです（that is the story）．なお，最初の論文とは次のものです．

Loomis AL et al: Distribution of disturbance-patterns in the human electroencephalogram, with special reference to sleep. J Neurophysiol 1: 413, 1938

最後に貴君のご成功を心からお祈りします．　　敬具

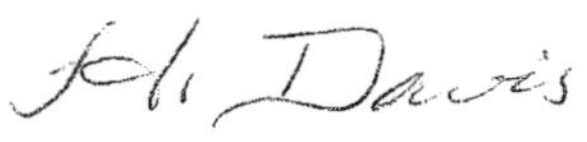

Hallowell Davis

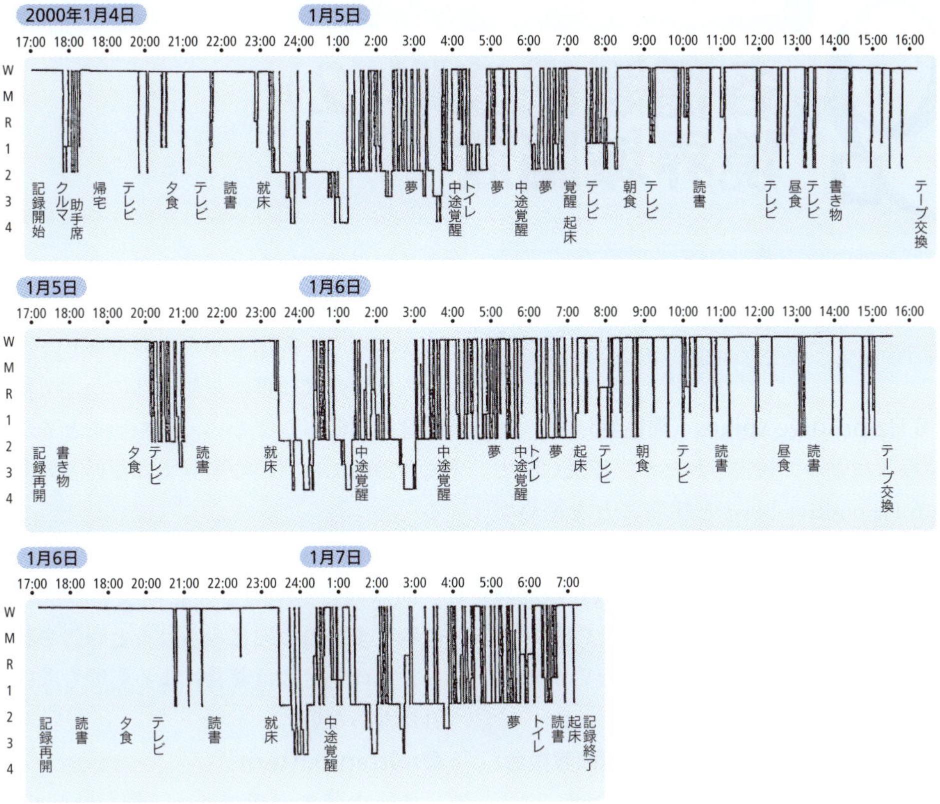


［図 4］連続 3 夜の終夜睡眠ポリグラフィ

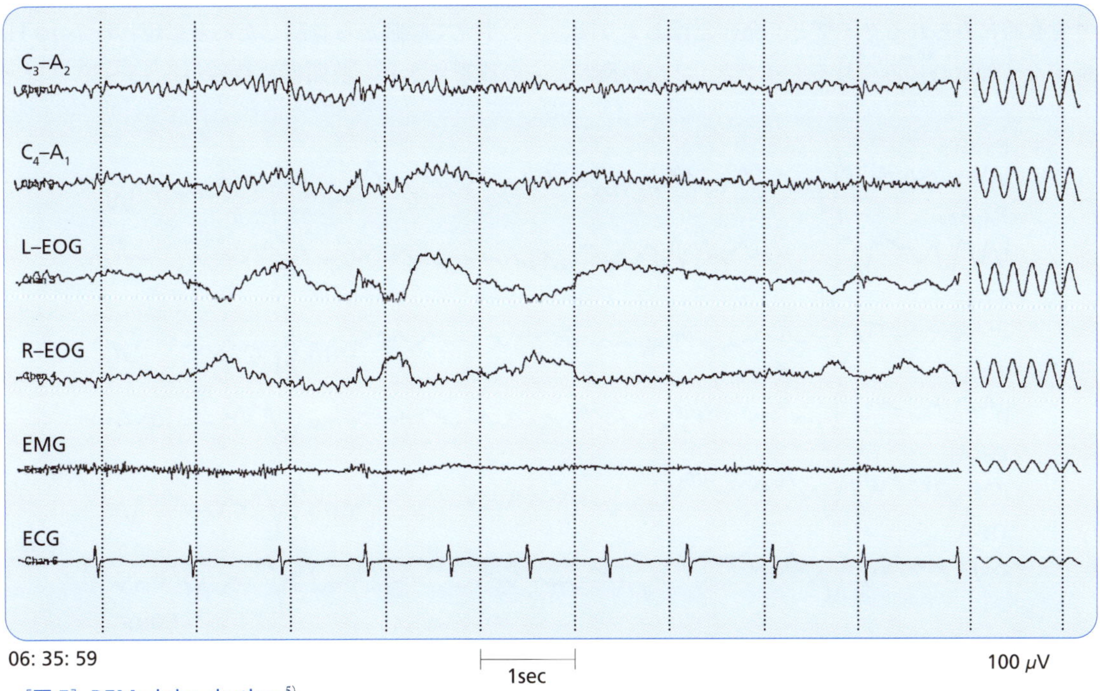


［図 5］REM alpha rhythm [5)]

part 4 睡眠脳波

# 29章 各種睡眠波形（2）境界域脳波

睡眠時にみられ，臨床的意義のはっきりしない波形がいくつかある．疑問所見というべき波形であり，Saunders MG の分類であれば異常度 1 に相当する（12 章）．しかし，出現の程度が軽度であれば,「正常範囲内（WNL）」に扱われる．

### ❶14 & 6 Hz positive spikes（陽性棘）

Gibbs ら[1]によって報告されたが，IFSECN では 14 & 6 Hz positive burst と呼ぶことを勧めている．小児に多くみられるが，臨床的意義は明らかではない．筆者はこの波形と 14 Hz の紡錘波との移行型が存在することを報告しており[2, 3]，Klass ら[4]も "normal variant" ではないかと考えている（図 1）．

### ❷6 Hz spike and wave complex（棘徐波複合）

Gibbs ら[1]によりこのように呼ばれたが，ヨーロッパのグループでは phantom spike-wave などと呼んでいる．若い成人にみられ，その意義は明らかではないが，Hughes[5]は，発作と関係があり覚醒時にみられるタイプと，発作とはあまり関係がなく傾眠時にみられるタイプと，2 つの型があるのではないかと述べている．

### ❸small sharp spikes（SSS）[1]

幅が短く，振幅も小さい棘であり，主に成人にみられる．前頭部から側頭部にかけて現れる．その意義は明らかでない．棘の形をとるが，てんかんの診断には重要な所見ではないと考えられている[4]．

### ❹extreme spindles[1]

高振幅で 6–18 Hz の紡錘波であり，精神遅滞や脳性まひの小児にみられると報告された．しかし，その判定には薬物による影響も考慮されなければならない．

### ❺mitten pattern[1]

ミット状の波形である．深い睡眠時の K 複合ではないかと考える人もいる[6]．

### ❺frontal arousal rhythm[7, 8]（前頭部覚醒律動）（図 2）

小児で睡眠から覚醒したあとに現れる 7–10 Hz の律動であり，前頭部に数秒から 15〜20 秒ほど

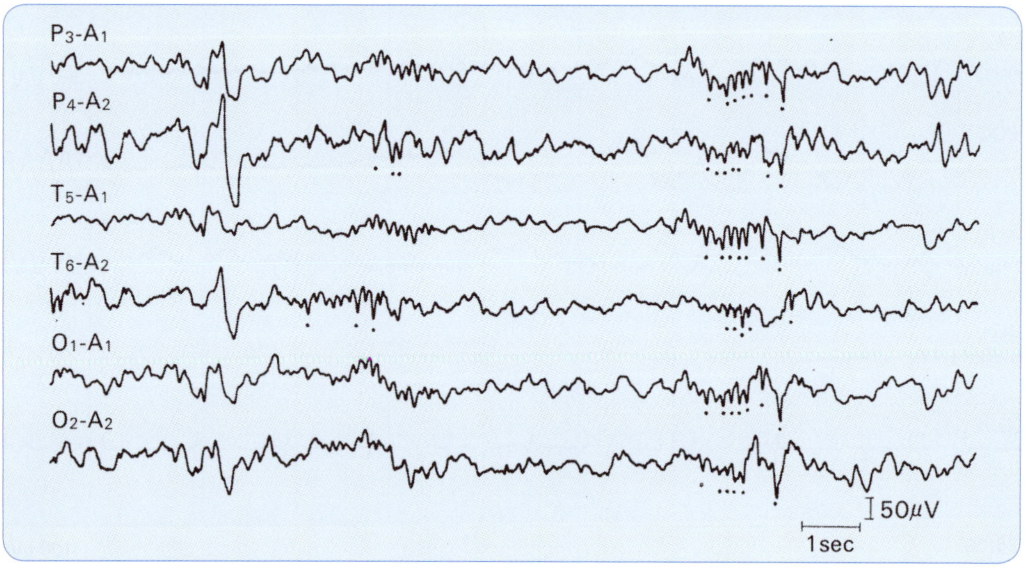


［図 1］睡眠紡錘波との移行がある 14 Hz 陽性棘

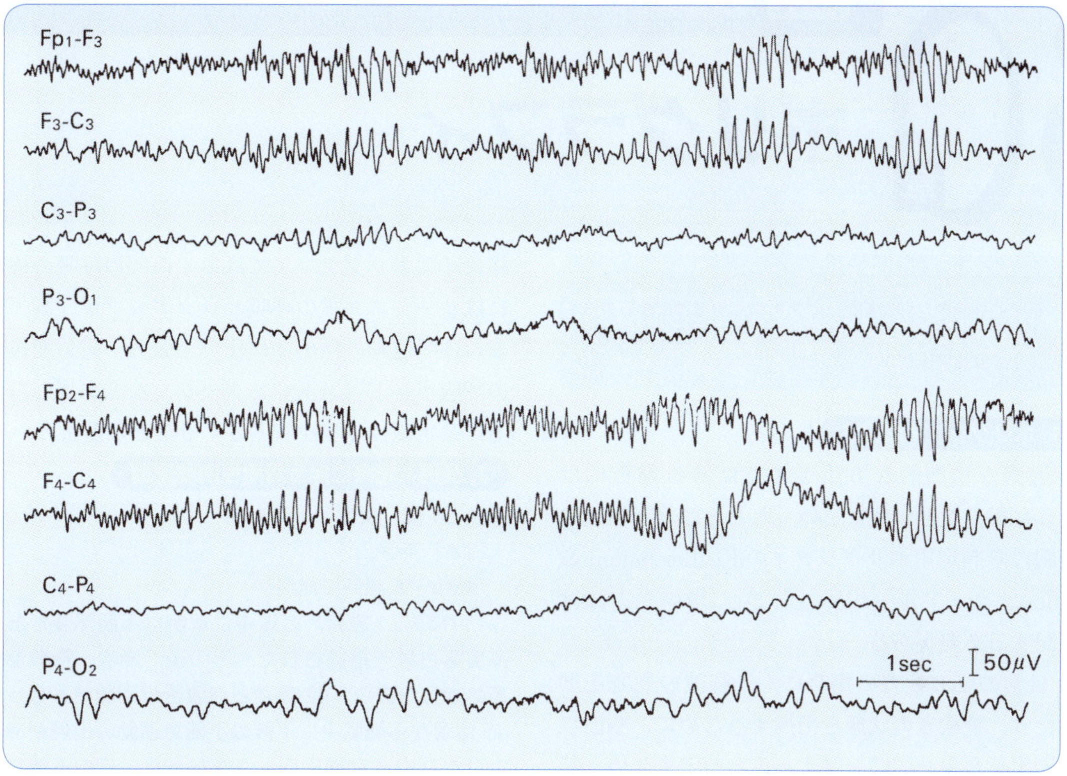


［図 2］前頭部覚醒律動[8)]

続く．鋭波様の形をとることがあり，微細脳障害児に観察されると報告されたが，症状のない児にもみられることがあり，非特異的な所見であると考えられている[8)]．

❖文献

1）Gibbs FA, Gibbs EL: Atlas of Electroencephalography, Vol 3. Addison-Wesley, Cambridge, 1964

2）Ichijo S: Comparison of 14 & 6 c/sec positive spikes and sleep spindles. Electroenceph clin Neurophysiol 52: S95, 1981

3）一條貞雄：14 & 6 Hz 陽性棘波と睡眠紡錘波の移行．臨床脳波 23：409，1981

4）Klass DW, Westmoreland BF: Nonepileptogenic epileptiform electroencephalographic activity. Ann Neurol 18: 627–635, 1985

5）Hughes JR: Two forms of the 6 /sec spike and wave complex. Electroenceph clin Neurophysiol 48: 535–550, 1980

6）Jankel WR, Niedermeyer E: Sleep spindle. J Clin Neurophysiol 2: 1–35, 1985

7）White JC, Tharp BR: An arousal pattern in children with organic cerebral dysfunction. Electroenceph clin Neurophysiol 37: 265–268, 1974

8）Westmoreland BF, Klass DW: Unusual EEG patterns. J Clin Neurophysiol 7: 209–228, 1990

サイドメモ

**Gibbs 夫妻と Berger 夫妻のこと**

Gibbs 夫人がドイツ人であったため Hans Berger と交流をもつことができ，Gibbs 夫妻は彼の元を 2 度ほど訪ねている．彼から写真を貰い，サインをしてもらったという（Gibbs の Atlas Vol. 1 の最初のページの写真がそれと思われる）．Berger 夫人によると彼はユダヤ人の友人がナチスから迫害を受けたことなどを苦にしてうつ病になり，1941 年病院の庭で首つり自殺をしたという．68 歳だった．夫人は夫の死後，国家からの経済的援助は全くなく，洗濯ものをしたりロシア兵士のソックスをつくろったりして暮らしていたという．その後のことは不明である．（Clin Electroencephalogr 21: 175–182, 1990）

# 30章 ポリグラフィ

脳波ばかりでなく心電図，眼球運動，筋電図，呼吸曲線など他の生体現象を同時記録して種々の状態を観察する方法をポリグラフィという．日本臨床神経生理学会による基準と，その具体例を示す．

## 1. ポリグラフィ記録法 [1)]

❶ 適当な標準的な方法がすでにある場合には，それに従うことが望ましい［たとえば終夜睡眠の睡眠段階判定用ポリグラフィの Rechtschaffen & Kales マニュアル（1968）など］．用いた方法は明記する必要がある．

❷ 日常の脳波検査の場合にも，脳波の判読を助けたり，被検者の状態を把握するために，脳波以外の生体現象を同時記録することが望ましい．終夜睡眠ポリグラフィを含めて比較的よく用いられる生体現象とその適応例を次に示す．

1）心電図

循環器系の一般状態を監視するほか，脳波に混入する心電図や脈波による雑音鑑別に役立つ．時定数は 0.3 秒程度でもよい．

2）眼球運動

被検者の意識レベルの変化（入眠の判定）などを監視するほか，脳波に混入する眼球運動の鑑別に役立つ．一般的な脳波検査の場合には，1 素子でも有用である．時定数は 0.3 秒以上にする．

3）表面筋電図

持続的あるいは間欠的な四肢の不随意運動，意図的な運動，呼吸運動などの監視や，睡眠段階の判定に役立つ．時定数は 0.1 秒以下にする．感度は部位および被検者によって一定しないが，睡眠段階の判定に用いるときにはオトガイ部の持続的筋電図が覚醒安静状態で比較的大きな振幅で（10 mm 程度に）記録できるようにした方がよい．

4）呼吸曲線，呼吸運動

過呼吸実施中の監視や呼吸障害の検出に役立つ．終夜睡眠ポリグラフィでは鼻・口部の呼吸の検出にはサーミスタ式の呼吸ピックアップが，胸・腹部の呼吸運動の検出には圧力・張力—電気変換式の呼吸バンド（ストレンゲージ）などが用いられる．時定数は 1.5 秒以上とすることが望ましい．

## 2. 症例：睡眠に伴う周期性四肢運動

**症例 51 歳，女性**

［主訴］不眠．

［既往歴］6 歳時に血尿．

［現病歴］21 歳時，妊娠中に著明な下腿浮腫があり，高度蛋白尿を指摘された．その後，漸次，腎機能障害の進行があり，42 歳から血液透析の開始となった．45 歳頃から睡眠中に下肢の不随意運動の出現があり，たびたび中途覚醒するようになった．この不随意運動は漸次進行し，臥床して，うとうとすると下肢がピクピク動くようになり，座位でテレビを見ているときにも出現するようになった．

［睡眠ポリグラフィの記録方法］本例には 2 夜連続の睡眠ポリグラフィ検査が施行された．検査は Rechtschaffen と Kales らの基本的導出法による脳波，眼球運動，オトガイ筋筋電図の導出に加えて，サーミスタによる呼吸曲線，ストレンゲージによる呼吸運動，心電図，音声，前脛骨筋筋電図が同時に導出された．

［睡眠ポリグラフィの結果］入眠直後から，前脛骨筋に左右同期性あるいは不同期性に，16〜20 秒周期に前脛骨筋の収縮に伴う筋電図の出現がみられた（**図 1**）．

この周期性筋電図の出現は睡眠 Stage 1–2 にみられ，睡眠 Stage 3–4 の深睡眠にはみられなかった．前脛骨筋筋電図の出現に一致して，脳波では K complex の出現や α 波の出現など覚醒反応がみられた．睡眠 Stage 分類では Stage 3，4 の減少，REM 睡眠の減少，REM 潜時の延長がみられた（**図 2**）．

［臨床診断］睡眠ポリグラフィの結果，睡眠中に周期的に出現する下肢の不随意運動により，睡眠がたびたび中断することが不眠の原因であることが明らかになった．この不随意運動は，periodic legs movement in sleep（PLMS）として不眠あるいは日中過眠

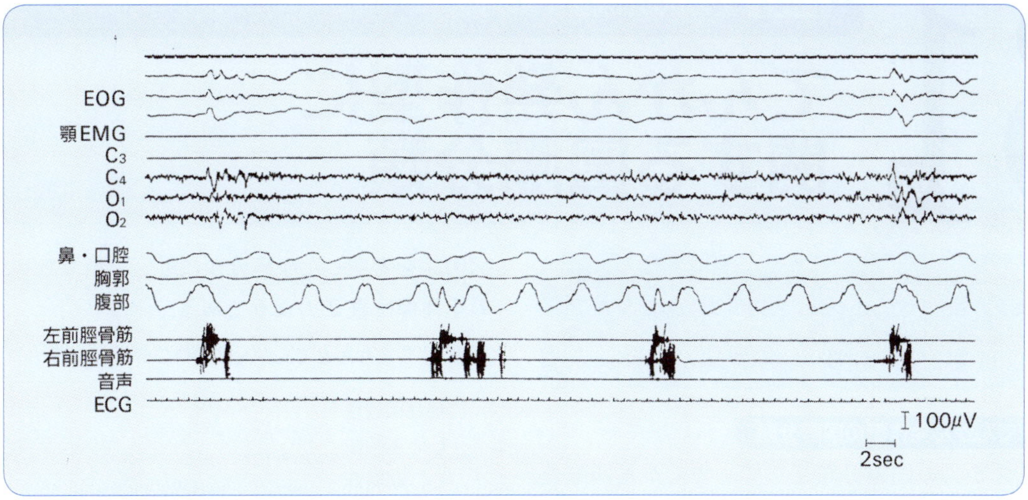


［図 1］睡眠ポリグラフィ

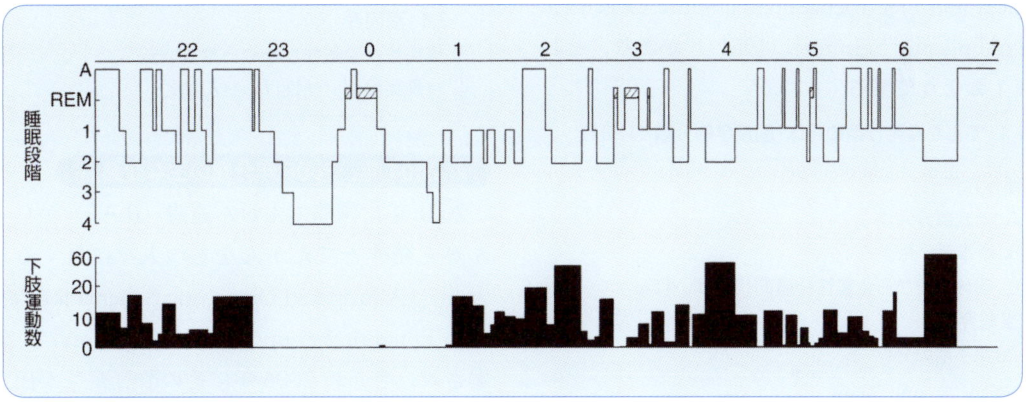


［図 2］睡眠ダイアグラム

（居眠り）の原因となることが知られている[2,3]．

PLMS は以前には夜間ミオクローヌス nocturnal myoclonus と呼ばれていたが，この不随意運動が下肢のみならず上肢にも出現することから，今日では周期性四肢運動障害 periodic limb movement disorder と呼ばれるようになってきている．

❖文献

1）日本臨床神経生理学会，臨床脳波検査基準改訂委員会：改訂臨床脳波検査基準 2002（委員長：石山陽事）．臨床神経生理 31：221–242，2003
2）野沢胤美：周期性運動障害．日本臨牀 56：389–395，1998
3）野沢胤美：睡眠ポリグラフィ．臨床神経生理 34：180–188，2006

（野沢胤美）

part 5 てんかんと関連疾患の脳波

# 31章 てんかん発作型に関する国際分類

てんかん発作型に関する国際分類として，従来，1981，1989 年発表の「てんかん発作型の臨床・脳波学的分類」[1, 2] が用いられているが，2001 年，2006 年に新しい分類案が示されているので従来の分類と比較しながら述べる．

## 1. てんかん発作型の国際分類

てんかんの国際分類として，てんかん国際連盟 International League Against Epilepsy（ILAE）による「てんかん発作型の臨床・脳波学的分類 Clinical and Electroencephalographic Classification of Epileptic Seizures」（1981）[1] があり，それは**表 1** のようである．

［表 1］てんかん発作型の臨床・脳波学的分類（1981）[1]

I. 部分発作
- A. 単純部分発作
- B. 複雑部分発作
- C. 部分発作から全般性強直間代性けいれん

II. 全般発作

III. 分類不能の発作

発作は大きく部分発作 partial seizures と全般発作 generalized seizures に分類されている．部分発作は「最初の臨床的脳波的変化が，一側大脳半球のある部分に限局するニューロン系の賦活に始まる発作」であるとし，部分発作はさらに発作時に「意識の減損 impairment of consciousness」があるかないかで，なければ単純部分発作，あれば複雑部分発作に分けられている．意識の減損とは「注意力 awareness や反応性が低下しているために，外部からの刺激に正常に応じることができない状態」と定義されている．全般発作とは「臨床的脳波的変化が，最初から両側半球に関わっているような発作」であるとされた．

さらに，「てんかんとてんかん症候群の分類 Classification of Epilepsies and Epileptic Syndromes（1989）」[2] があり，脳解剖学的部位，年齢，病因論を考慮した疾病分類に近い分類であり，その全体像は**表 2** のようである．

［表 2］てんかんとてんかん症候群の分類（1989）[2]

1. 局在関連性
   - 1.1 本態性
   - 1.2 症候性
   - 1.3 潜因性
2. 全般性
   - 2.1 本態性
   - 2.1 潜因性
3. 焦点性か全般性か決められないもの
4. 特殊症候群（熱性けいれんなど）

## 2. 2001 年，2006 年分類の主な変更点

2001 年に国際てんかん連盟（ILAE）から「てんかん発作とてんかんをもつ人々に対する診断大要」（A Proposed Diagnostic Schema for People with Epileptic Seizure and with Epilepsy）[3] が提案され，さらに 2006 年にその改訂案 [4] が出された．それについては後述 33，34 章に示すが，主な変更点は以下のようである．

1）新しい分類（2001/2006）では，大きく自己終息性 self-limited とてんかん重積 status epilepticus などに分けられている．

2）次に従来の分類（1981）では，部分発作・全般発作の順で述べられていたが，新分類（2001/2006）ではそれが全般発作を先に，部分発作（焦点性発作）を後に述べている．

3）従来の分類では，部分発作は意識減損 impairment of consciousness の有無によって，複雑部分発作と単純部分発作とに分けられてきた．しかし，意識の減損とは，本人の自覚的な性質のものであり，そのようないわば主観的な症状で分類することには従来から問題とされ，今回の分類（2001/2006）では意識の減損の有無による区別

はなくなった.

この点について，35章に紹介する文学者ヘルマン・ヘッセの文章が参考になる．子供の頃の思い出を書いており，年齢から考えて欠神発作absenceと思われる状態を記述している．まだ脳波が発見される前の時代の作品であり，興味深い記述と考える.

4）これまでの分類（1981）では脳波像の記述があったが，今回の分類（2001/2006）ではそれがなくなった．しかし脳波のことはすでに周知のことであるし，一方，脳波よりも臨床発作を重視して分類しようとする考え方のようである.

もっとも，てんかんの診断とは必ずしも脳波から行っていたわけではなかったと思われる．乳児期のてんかんのWest症候群で，ヒプサリスミアhypsarrythmiaという脳波像がある．しかし，39章の脳波にみるように，必ずしもはじめから脳波にヒプサリスミアが出るわけでなく，臨床的に発作が繰り返し起きて，やがて後にヒプサリスミアが現れる例がある．すなわち，臨床発作のほうが脳波よりも先行するといえよう．しかし，臨床発作を直接観察できることは非常に少なく，実際には脳波を参照しながら，発作型を確認したり見直したりすることになり，脳波はやはり重要である.

5）新しい2001年の分類からはずされた「Jackson型マーチ」が，改訂された2006年の分類にはそれが入っている．従来の分類（1981/1989）にあった「自律神経発作」は，2001年，2006年のどちらの分類にもみられない.

## 3. てんかんの国際分類の歴史

全般発作を先に，部分発作を後にするという分類法は，1950〜1960年代，フランスのてんかん学者Henry Gastaut（1915〜1995）らが行っていた分類である[5,6]．1964年に，部分発作を先にする分類案が提唱され[7]，以来，今日にいたった．もっとも，ことに小児では部分発作よりも全般発作（二次性を含む）のほうが多く観察されるといわれ[8]，今回の分類（2001/2006）のほうが自然な分類ではないかと思われる．筆者（一條）には再び昔の分類に戻ったという感があるが[9]，今回，全般性・焦点性（部分性）の順に変更した理由は述べられていない．なお，分類委員会によると，今回の分類案が従来の分類に，とって代わるべきものということではなく，将来の新しい分類の発展や現行分類の改変作業のためのものであると述べている[4]．本書では分類の詳細には立ち入らないで分類項目の紹介にとどめる.

### ❖文献

1）Commission of Classification and Terminology of the International League Against Epilepsy. Proposal for revised clinical and electroencephalographic classification of epileptic seizures. Epilepsia 22: 489–501, 1981
2）Commission of Classification and Terminology of the International League Against Epilepsy. Proposal for revised classification of epilepsies and epileptic syndromes. Epilepsia 30: 389–399, 1989
3）Engel J Jr (Chair): ILAE Commission Report: A Proposed Diagnostic Scheme for People with Epileptic Seizures and with Epilepsy: Report of the ILAE Task Force on Classification and Terminology. Epilepsia 42: 796–803, 2001
4）Engel J Jr (Chair): Report of the ILAE Classification Core Group. Epilepsia 47: 1558–1568, 2006
5）Masland RL: Classification of the epilepsies. Epilepsia 1: 512–520, 1959/60
6）Gastaut H: The Epilepsies Electro-Clinical Correlations（てんかん　脳電気的臨床的相関：東京大学医学部神経科てんかん研究班訳）医学書院（東京），1959
7）A Proposal International Classification of Epileptic Seizures (Chairman: Gastaut H). Epilepsia 5: 297–306, 1964
8）Gastaut H, Gastaut LJ, Gonçalves e Silva GE et al: Relative frequency of different types of epilepsy: a study employing the classification of the International League Against Epilepsy. Epilepsia 16: 457–461, 1975
9）一條貞雄：てんかん発作型の分類—国際分類について．臨床精神医学 1：279–289，1972

# 32章 てんかん発作型の臨床・脳波学的分類（1981）（旧分類）

「てんかん発作型の臨床・脳波学的分類 Clinical and Electroencephalographic Classification of Epileptic Seizures」（1981）には脳波の説明があり，また，新分類（2001/2006）にいたった経緯を理解するためにも以下に示す．

## I. 部分（焦点性，局所性）発作 partial（focal, local）seizures

| | 発作時脳波 | 発作間欠時脳波 |
|---|---|---|
| **A. 単純部分発作 simple partial seizure**<br>1. 運動徴候を示す発作<br>（a）焦点運動性<br>（b）Jackson 型マーチ<br>（c）回転性<br>（d）姿勢性<br>（e）音声性<br>2. 体性感覚性・特殊感覚性（単純な幻覚など）<br>（a）体性感覚<br>（b）視覚<br>（c）聴覚<br>（d）嗅覚<br>（e）味覚<br>（f）めまい<br>3. 自律神経症状を示す発作<br>4. 精神症状（高次機能障害）を示す発作<br>（a）言語障害<br>（b）記憶障害（既視現象など）<br>（c）認知<br>（d）感情<br>（e）錯覚など | local contralateral discharge | local contralateral discharge |
| **B. 複雑部分発作 complex partial seizures（意識減損 impairment of consciousness を示す発作）**<br>1. 単純部分発作で始まる型<br>2. はじめから意識減損を示す型 | unilateral or, frequently bilateral discharge, diffuse or focal in temporal or frontotemporal region | unilateral or bilateral generally asynchronous focus: usually in the temporal or frontal region |
| **C. 二次性全般化発作 secondarily generalized seizures に進展する部分発作** | 上記の発射が二次性に速やかに全般化する | |

## II. 全般（けいれん性・非けいれん性）発作 generalized（convulsive or nonconvulsive）seizures

| | 発作時脳波 | 発作間欠時脳波 |
|---|---|---|
| A. 1. 欠神発作 absence seizures<br>（a）意識減損のみの型<br>（b）軽度の間代性要素をもつ型<br>（c）脱力性要素をもつ型<br>（d）強直性要素をもつ型<br>（e）自動症をもつ型<br>（f）自律神経要素をもつ型など | 3 Hz（2–4 Hz）spike-and-slow-wave complexes, multiple spike-and-slow-wave complexes | spikes or spike-and- slow-wave complexes |
| 2. 非定形欠神 atypical absence | irregular spike-and-slow-wave complexes, paroxysmal activity | spikes, spike-and-wave complexes, irregular asymmetrical |
| B. ミオクロニー発作 myoclonic seizures | polyspikes and wave, spike and wave, sharp and slow wave | polyspikes and wave, spike and wave, sharp and slow wave |
| C. 間代性発作 clonic seizures | fast activity, slow waves, occasional spike-and-wave patterns | spike-and-wave, polyspike-and-wave discharge |
| D. 強直性発作 tonic seizures | fast activity or a fast rhythm of 9–10 Hz or more | rhythmic discharges of sharp and slow waves |
| E. 強直・間代性発作 tonic-clonic seizures | rhythm at 10 Hz or more | polyspike and waves, spike-and-wave, or sharp and slow wave discharges |
| F. 脱力発作（失立発作）atonic seizures（astatic） | polyspikes and wave, flattening, low-voltage fast activity | polyspikes and slow wave |

# 33章 てんかん発作型の国際分類案（2006）（新分類）

てんかんの国際分類案として2001年に「てんかん発作型と反射発作の誘発刺激 Epileptic seizure types and precipitating stimuli for reflex seizures」が示され，さらに2006年に改訂が行われたので後者の分類案（31章，文献4）を紹介する．

## 自己終息性てんかん発作 Self-limited epileptic seizure

I. 全般起始性 Generalized onset
- A. 強直性／間代性発作 Seizure with tonic and/ or clonic manifestations
  - 1. 強直・間代性発作 Tonic-clonic seizures
  - 2. 間代性発作 Clonic seizure
  - 3. 強直性発作 Tonic seizures
- B. 欠神発作 Absences
  - 1. 定型欠神 Typical absences
  - 2. 非定形欠神発作 Atypical absences
  - 3. ミオクロニー欠神 Myoclonic absences
- C. ミオクロニー発作型 Myoclonic seizure types
  - 1. ミオクロニー発作 Myoclonic seizures
  - 2. ミオクロニー失立発作 Myoclonic astatic seizures
  - 3. 眼瞼ミオクロニー Eyelid myoclonia
- D. てんかんスパスム Epileptic spasms

II. 焦点起始性（部分性）Focal onset（partial）
- A. 局所性 Local
  - 1. 新皮質性 Neocortical
    - a. 局所的な拡がりがないもの Without local spread
      - ●焦点性間代発作 Focal clonic seizures
      - ●焦点性ミオクロニー発作 Focal myoclonic seizures
      - ●抑制的運動発作 Inhibitory motor seizures
      - ●要素的症状を示す焦点性感覚発作 Focal sensory seizure with elementary symptoms
      - ●失語発作 Aphasic seizures
    - b. 局所的な拡がりを示すもの With local spread
      - ●Jackson 型マーチ発作 Jacksonian march seizures
      - ●焦点性（非対称性）強直発作 Focal (asymmetrical) tonic seizures
      - ●経験的症状を示す焦点性感覚発作 Focal sensory seizures with experiential symptoms
  - 2. 海馬性・傍海馬性 Hippocamal and parahippocampal
- B. 同側性の拡がり示すもので With ipsilateral propagation to:
  - 1. 新皮質に及ぶもの（半側間代発作を含む）Neocorical areas (includes hemiclonic seizures)
  - 2. 辺縁系に及ぶもの（笑い発作を含む）Limbic areas (includes gelastic seizure)

## 自己終息性てんかん発作 Self-limited epileptic seizure（つづき）

C. 対側性に拡がりを示すもので With contralateral spread to:
1. 新皮質に及ぶもの（運動亢進発作）Neocortical areas (hyperkinetic seizures)
2. 辺縁系に及ぶもの（認知障害の発作で自動症を伴う場合と伴わない場合がある［精神運動発作］）Limbic areas (dyscognitive seizures with or without automatisms [psychomotor])

D. 二次的全般性 Secondarily generalized
1. 強直・間代性発作 Tonic-clonic seizures
2. 欠神発作 Absence seizures
3. てんかんスパスム（未確定）Epileptic spasms (unverified)

III. 新生児の発作 Neonatal seizures

## てんかん重積 Status epilepticus

I. 持続性てんかん部分発作 Epilepsia partialis continua（EPC）
- A. Rasmussen 症候群を示す場合 As occurs with Rasmussen syndrome
- B. 焦点性病変を示す場合 As occurs with focal lesions
- C. 先天性代謝異常の要素を示す場合 As a component of inborn errors of metabolism

II. 補足運動野重積発作 Supplementary motor area（SMA）status epilepticus

III. 持続性前兆 Aura continua

IV. 焦点性の認知障害を示すてんかん（精神運動発作，複雑部分性）重積
Dyscognitive focal（psychomotor, complex partial）status epilepticus
- A. 内側性　Mesial
- B. 新皮質性 Neocortical

V. 強直・間代性てんかん重積 Tonic-clonic status epilepticus
- A. 側頭葉内側性 Mesial temporal
- B. 新皮質性 Neocortical

VI. 欠神てんかん重積 Absence status epilepticus
- A. 定形・非定形欠神てんかん重積 Typical and atypical absence status epilepticus
- B. ミオクロニー欠神てんかん重積 Myoclonic absence status epilepticus

VII. ミオクロニーてんかん重積 Myoclonic status epilepticus

VIII. 強直てんかん重積 Tonic status epilepticus

IX. 軽微てんかん重積 Subtle status epilepticus

# 34章 てんかん症候群の国際分類案（2006）（新分類）

2001年に「てんかん症候群と関連疾患 Epilepsy syndromes and related conditions」が示され，さらに2006年に改訂されて「発症年齢によるてんかん症候群と関連状態（Epilepsy syndromes by age of onset and related condition）」が出されたので後者を紹介する．

### 新生児期 Neonatal period

- 良性家族性新生児発作 Benign familial neonatal seizures（BFNS）
- 早期ミオクロニー脳症 Early myoclonic encephalopathy（EME）
- 大田原症候群 Ohtahara syndrome

### 乳児期 Infancy

- 乳児遊走性（焦点移動性）部分発作 Migrating partial seizures of infancy
- West 症候群 West syndrome
- 乳児期ミオクロニーてんかん Myoclonic epilepsy in infancy（MEI）
- 良性乳児発作 Benign infantile seizures
- 良性乳児発作（非家族性）Benign infantile seizures（nonfamilial）
- Dravet 症候群 Dravet syndrome
- 非進行性脳症のミオクロニー重積状態 Myoclonic encephalopathy in nonprogressive disorders

### 幼児期～児童期（学童期）Childhood

- 早発性良性小児後頭部てんかん（Panayiotopoulos 型）Early-onset benign childhood occipital epilepsy（Panayiotopoulos type）
- ミオクロニー失立発作てんかん Epilepsy with myoclonic astatic seizures
- 中心側頭部に棘を示す良性小児てんかん Benign childhood epilepsy with centrotemporal spike（BCECTS）
- 遅発性小児後頭部てんかん（Gastaut 型）Late-onset childhood occipital epilepsy（Gastaut type）
- ミオクロニー欠神をもつてんかん Epilepsy with myoclonic absences
- Lennox-Gastaut 症候群 Lennox-Gastaut syndrome（LGS）
- 睡眠時に持続性棘徐波を示すてんかん脳症（CSWS），Landau-Kleffner 症候群（LKS）を含む．

上記には症候群 syndrome とは呼べないものや，現在，なお検討中のものも含まれている．たとえば特殊てんかん状態 special epilepsy condition の中の「全般性強直間代発作だけを示すてんかん」については委員会の中でも意見の一致をみていないという．

Epileptic encephalopathy with continuous spike-and-wave during sleep（CSWS）including Landau-Kleffner syndrome（LKS）

- 小児期欠神てんかん Childhood absence epilepsy（CAE）

**思春期 Adolescence**

- 若年性欠神てんかん Juvenile absence epilepsy （JAE）
- 若年性ミオクロニーてんかん Juvenile myoclonic epilepsy（JME）
- 進行性ミオクローヌスてんかん Progressive myoclonus epilepsies（PME）

**年齢と特異的な関連をもたないもの Less Specific Age Relationship**

- 常染色体優性夜間前頭葉てんかん Autosomal-dominant nocturnal frontal lobe epilepsy（ADNFLE）
- 家族性側頭葉てんかん Familial temporal lobe epilepsy
- 海馬硬化をもつ内側側頭葉てんかん Mesial temporal lobe epilepsy with hippocampal sclerosis（MTLE with HS）
- Rasmussen 症候群 Rasmussen syndrome
- 視床下部の過誤腫による笑い発作 Gelastic seizures with hypothalamic hamartoma

**特殊てんかん状態 Special epilepsy condition**

- 症候性焦点性てんかんで，他に特定できないもの Symptomatic focal epilepsies not otherwise specified
- 全般性強直間代発作だけを示すてんかん Epilepsy with generalized tonic-clonic seizures only
- 反射てんかん Reflex epilepsies
- 熱性発作プラス Febrile seizures plus（FS ＋）
- 多様な焦点を示す家族性焦点性てんかん Familial focal epilepsy with variable foci

**てんかんの診断を必要としないてんかん発作の状態 Conditions with epileptic seizures that do not require a diagnosis of epilepsy**

- 良性新生児発作 Benign neonatal seizures（BNS）
- 熱性発作 Febrile seizures（FS）

31 章にも述べたように，「今回の分類案が従来の分類に，とって代わるべきものということではなく，将来の新しい分類の発展や現行分類の改変作業のためのものである」と述べられている．かなり難解ではあるが，よく整理された分類案と思われるので，本書の以下の章立てはこの新分類案（2006）に準拠することにした．

# 35章 全般起始性てんかん発作

てんかん発作の中で最も代表的な発作型である．ミオクロニー，欠神発作，全般性強直間代性発作 generalized tonic-clonic seizures（GTCS）（“大発作”）などがあげられ，脳波では両側性全般性の発射がみられる．

## 1. 定義（ILAE 1989）

発作の始まりから全般性であり，脳波像は全般性，両側性，同期性，対称性の発射 generalized, bilateral, synchronous, symmetrical discharge をもつ．発作の間欠期には患者は正常で，神経学的あるいは神経放射線学的徴候を示さない．脳波は正常の背景活動に棘・多棘・棘徐波・多棘徐波（3 Hz かそれより速い）などの全般性発射が現れる．

これにはいくつかの種類の発作があり，発症年齢によって以下の発作がある．

### ❶ 良性家族性新生児けいれん

benign neonatal familial convulsions

優性遺伝によるまれな障害である．多くは生後2〜3日目に発症し，間代発作や無呼吸発作を示す．特徴的な脳波はない．病歴や検査所見から病因を明らかにすることはできない．約14% ほどてんかんに移行する．

### ❷ 良性新生児けいれん

benign neonatal convulsions

生後5日目頃に頻回に間代けいれんや無呼吸を

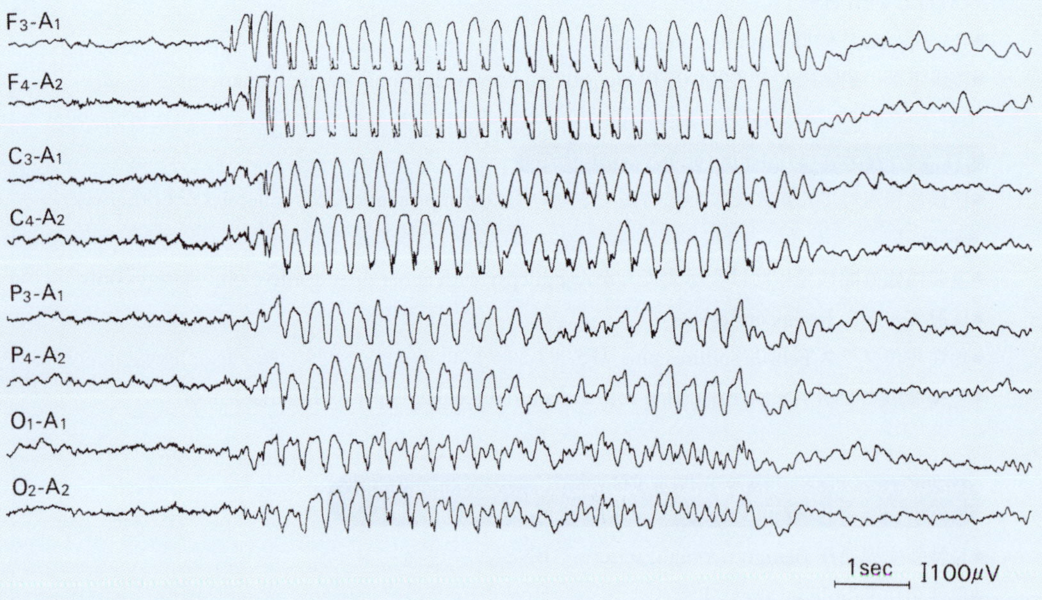


［図］3 sec/s 棘徐波複合バーストの脳波（9歳，女児，小児期欠神てんかん）

The EEG shows paroxysmal runs of 3 per sec. spike and slow wave activity, appearing in an otherwise normal back ground. The patterns suggest the presence of some irritative process affecting deep mid-line structures of the brain. They are quite compatible with the presence of a condition producing paroxysmal changes in behavior or consciousness.（Saunders MG の記述，12章参照）

くり返す発作である．脳波では sharp theta waves を示す．発作の再発はなく精神遅滞も生じない．

### ❸ 乳児良性ミオクロニーてんかん
benign myoclonic epilepsy in infancy

生後1〜2年に発症．短い全般性のミオクロニーを示す．けいれんやてんかんの家族性がみられることがある．脳波では軽睡眠期に全般性棘徐波の短いバーストがみられる．薬物でよくコントロールされるが，青年期になってGTCSが起きたり，知能や性格に多少の影響が生じる例がある．

### ❹ 小児期欠神てんかん
childhood absence epilepsy（pyknolepsy）

学童期（ピークは6〜7歳）にみられる．遺伝性があり，男児より女児に多い．発作は頻回の欠神 absence であり，脳波には正常の背景活動に通常3 Hzの両側同期性対称性の棘徐波複合がみられる（**図**）．青年期にGTCSを示すことが多い．

### ❺ 若年欠神てんかん juvenile absence epilepsy

思春期に発症する．欠神発作が起きる頻度は小児期欠神より少ないが，GTCSが起きることがあり，覚醒直後にみられることが多い．性差はない．脳波の棘徐波は3 Hzより速いことが多い．

### ❻ 若年ミオクロニーてんかん juvenile myoclonic epilepsy（impulsive petit mal）（36章）

思春期前後に発症する．両側性のミオクロニーがとくに上肢に現れる．その間に意識障害はない．しばしばGTCSを起こすことがある．性差はない．脳波では全般性で不規則な速い棘徐波や多棘徐波を示す．光過敏性がある．

### ❼ 覚醒時にGTCSを示すてんかん
epilepsy with GTCS on awakening

10歳代に発症する．もっぱら覚醒直後に起きるが，夕方の気がゆるんだ時に起きることもある．遺伝的傾向が比較的高く，光過敏性がみられることがある．

サイドメモ

**ヘルマン・ヘッセと欠神てんかん**

てんかんの“けいれん大発作”については，古来，聖書や文学作品にもみられるところであるが，欠神てんかんについての記述はあまりない．しかし，ドイツの作家ヘルマン・ヘッセ（1877〜1966）の作品に欠神発作と考えられるエピソードがみられる．

まず『車輪の下』（1905）（高橋健二訳，p 130，新潮文庫，1951）の中で次のような場面がある．

> 教授がハンスの名を呼んで訳を命じた．彼はすわったままでいた．
> 「どうしたというのだ？ なぜ，きみは立たないのだ？」と，教授はおこってどなった．
> ハンスは動かなかった．まっすぐベンチにこしかけたたまま，頭を少したれて，目をなかば閉じていた．名をよばれて夢からなかばさめたけれど，先生の声がはるか遠いかなたから響いて来るようにしか聞こえなかった．隣席の生徒に激しくつつかれたのもわかった．それはしかし彼にはなんのかかわりも持たなかった．（中略）
> 「ギーベンラート」と教授は叫んだ．「きみは眠っているのか」
> ハンスは静かに目を開き，驚いて，先生をみつめ，頭をふった．

同じヘッセの作品で『デミアン』（1919）（高橋健二訳，pp 100–102，新潮文庫，1951）では

> すると，友だちがいつものようにまっすぐにりっぱな姿勢ですわっているのが見えた．しかし，いつもとはまったく違ったように見えた．なにか私の知らないあるものが彼から発散し，彼を取り囲んでいた．彼は目を閉じているのだと，私は思ったが，見れば，彼は目を開いていた．しかし，その目は見てはいなかった．視力をもっていなかった．じっと動かず，内部か，あるいは遠いかなたに向けられていた．彼はまったく身動きもせずすわったまま，呼吸もしていないように見えた．（中略）
> 時間の終りに彼が生きかえり呼吸をしているのを見たとき，彼のまなざしが私のまなざしに出くわしたとき，彼は以前のとおりだった．彼はどこから来たのか，どこにいたのか．

どちらの作品にも，似たような場面が他にも1〜2回出てくる．前の作品では自覚的体験が述べられており，あとの作品では他者からみた状況が描かれている．おそらくヘッセ自身の体験に基づいたものでないかと考えられ，欠神てんかん患者の発作時の心理状態をうかがい知る上でも興味深いといえる．ヒトの脳波発見以前の記述である．

# 36章 若年性ミオクロニーてんかん 付“テレビゲームてんかん”

若年性ミオクロニーてんかん juvenile myoclonic epilepsy (JME) はミオクロニー発作が主症状であり，光過敏性を有するという特徴がある.

## 1. 定義（ILAE 1989）

衝撃小発作は思春期前後に現れ，単発あるいは反復する非律動性の不規則な両側ミオクロニーれん縮 jerks を特徴とする．主に両上肢に現れるが，れん縮により突然転倒することもある．意識障害はみられない．このてんかんは遺伝性をもつことがある．性差はない．全般性強直間代性発作 GTCS がしばしばみられ，ときには欠神を伴うことがある．発作は覚醒した後まもなくに起きやすく，断眠によって誘発されやすい．発作間欠時および発作時脳波では，全般性で不規則な速い棘徐波および多棘徐波を示すが，脳波上の棘とれん縮との間に位相関係はみられない．患者は光過敏性を示すことが多い．薬物治療の効果は良好である．

## 2. 症例

**症例 14 歳 5 か月，女児**

［発症と経過］ 10 歳（小学 4 年生）頃から日中，日 1～2 回上半身がピクンとするようになったが放置されていた．12 歳（小学 6 年生）頃からさらに一瞬ぼやっとするという訴えがあり受診した．発作は睡眠不足のときに強かったという．

［脳波所見］ 脳波では光刺激で 3–5 Hz の不規則棘徐波複合，多棘徐波複合が頻発した（図）.

［治療経過］ 神経学的および頭部 CT で異常は認められなかった．ミオクロニー発作と欠神発作を有する JME と診断し，バルプロ酸 400 mg/ 日にて発作は消失した．しかし，脳波では覚醒時と光刺激時に全般性 3–5 Hz 棘徐波，多棘徐波が認められ薬物治療を継続している．

本患児は発症が比較的低年齢であったため，ミオクロニー発作を異常と考えず長期間放置されていたが，欠神発作の合併で初めて受診した．服薬のほかに今後も日常生活では睡眠やストレスに対しての指導などが必要と考えられる．

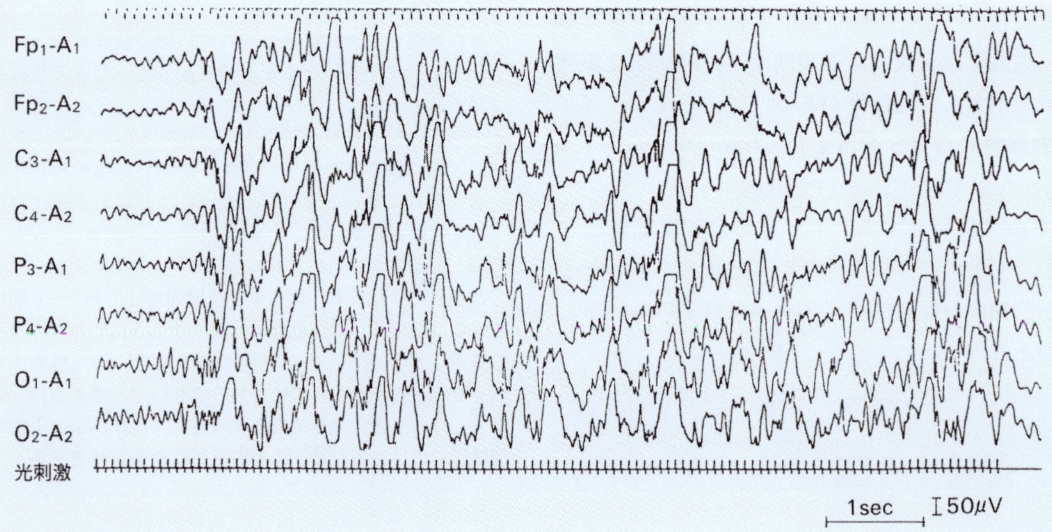


［図］ 光刺激で全般性の 3–5 Hz 棘徐波・多棘徐波複合が現れている.

### 3. 臨床発作

若年性ミオクロニーてんかん（JME）は年齢依存性の特発性全般てんかんの一型であり，Herpin（1867）が報告した以後多数の研究がある[1~4]．発生頻度はてんかん患者の3～7%くらいと報告され，性差はみられない．平均の初発年齢は14～16歳であり，10～20歳が70～80%を占める．遺伝素因があり，家族のてんかん歴陽性者は約15～40%と高率である．

ミオクロニー発作により意識障害はみられないのが原則であるが，転倒を伴う強い発作では短時間の意識障害を合併することがあるといわれる．80～90%の患者に全般強直間代けいれんを伴う．10～20%に欠神発作を合併するが，通常の欠神てんかんに比較して時間が短いので，発作に気づかれないことがある．

### 4. 脳波像

発作間欠時脳波は4–6 Hz全般性の多棘徐波複合である．脳波検査で光刺激，過呼吸，睡眠はこれら突発波の誘発に有用であり，とくに光刺激では20～30%に誘発される．

発作時の脳波所見は棘の連続とその前後の2–3 Hz徐波複合であり，それらは両側対称性で，前頭・中心部により優位に観察される．

### 5. 治療と予後

治療としてVPAを中心とする抗てんかん剤で発作は容易に抑制でき，短期予後は良好であるが，睡眠不足，アルコール，精神的ストレス，光刺激などにより誘発されるので生活面での指導が必要であり，それも長期間ときには生涯にわたる観察が要求さることが多い．

### 付 "テレビゲームてんかん"

1993年，英国の少年がテレビゲームをしていててんかん発作を起こし，死亡したことが大きな話題になった．同年英国政府はこの件について全国調査を行った．6か月間の調査期間中にテレビゲーム中にてんかん発作を初発した患者数は108名であり，そのうち脳波検査結果からゲームとの因果関係が確実なものは46名であったという．その年齢は7～19歳に多く，テレビゲーム中に発作が初発する年間発生率は，この年齢群の英国一般人口10万人中1.5名程度と推定されたという[5]．同じく英国の調査（1994）で脳波検査に際して光刺激で明らかな全般性棘徐波を示した例[6]を調査したところ，3か月間に191名認められ，それは一般人口10万人に1.1人の出現率と推定され，全てんかん初診患者のおよそ2%に相当した．年齢を7～19歳に限ると10万人に5.7人の出現率に相当し，この年齢のてんかん初診患者のおよそ10%に相当すると報告している[7]．

"テレビゲームてんかん"の発作は上述の若年性ミオクロニーてんかんの患者に多く現れると考えられる．

❖文献


1) Penry JK, Dean JC, Riela AR: Juvenile myoclonic epilepsy: long-term response to therapy. Epilepsia 30 (Suppl 4): S19–23, 1989
2) Dreifuss FE: Juvenile myoclonic epilepsy: characteristics of a primary generalized epilepsy. Epilepsia 30 (Suppl 4): S1–7, 1989
3) Delgado-Escueta AV, Enrile-Bacsal FE: Juvenile myoclonic epilepsy of Janz. Neurology 34: 285–294, 1984
4) 長藤　洋，金沢　治，中川嘉洋：若年性ミオクロニーてんかん．小児内科 27：1331–1336，1995
5) 清野昌一：テレビゲームてんかん．学士会会報第811号：114–119，813号：99，1996
6) Waltz S, Christen H-J, Doose H: The different patterns of photoparoxysmal response: a genetic study. Electroenceph clin Neurophysiol 83: 138–145, 1992
7) Quirk JA, Fish DR, Smith SJM et al: Incidence of photosensitive epilepsy: a prospective national study. Electroenceph clin Neurophysiol 95: 260–267, 1995

# 37章 両側性棘徐波複合の発生機構

3 Hz 棘徐波複合のように両側同期性の波形の発生について，かつて皮質説と中心脳説があったが，最近の説としてGloor らの説を述べることにする．さらに両側性発射と焦点性棘が同一記録に観察される脳波についても述べる．

## 1. 両側性棘徐波複合の発生機構

### ❶ 皮質説

両側性棘徐波複合の発生の機構として，Gibbs ら[1)] は前頭葉後方部分の皮質にその焦点が存在するであろうと考えた．いわゆる“皮質説”である．さらに Niedermeyer[2)] は前頭葉内側面をその焦点に考えた．すなわち補足運動領野から発射が始まりその後に視床や他の皮質下構造に広がり両側性棘徐波複合が生じると考えた．動物実験では帯状回を刺激することにより律動的な棘徐波複合が生じるという皮質説を裏付ける多くの報告もある[3)]．

### ❷ 視床説

一方 Penfield と Jasper ら[4)] は“視床説”を唱えた．すなわち，視床と皮質をつなぐ“中心脳系 centrencephalic system”という概念であり，これを裏付ける研究として，ネコの視床の intralaminar structure を 3 Hz の電気刺激を行うことにより，それと同期して 3 Hz 両側性棘徐波複合が生じるという報告などがなされた[3, 4)]．

### ❸ 視床皮質説

最近では Gloor[5)] のネコに比較的大量のペニシリンを注射するという研究がある．それによると紡錘波から棘徐波発射 spike-wave discharges が発展し，視床―皮質間機構が関係していることを観察している．その際，最初に起きるのは皮質ニューロンの興奮性の高まりであり，正常では紡錘波を形成するところの視床皮質間の活動に興奮性の高まりが生じたのが“棘 spike”に相当し，それに続くニューロンの発射が停止する時期が“徐波 wave”に相当すると考えている．すなわち“棘 spike”とは強調された紡錘波であり，“徐波 wave”とは紡錘波の 2 番目ごと，あるいは 2，3 番目ごとの波が消失して起きた現象ではないかと考えている（図 1）．

現在はこの紡錘波から発展したものという考えかたが有力と思われる．実際，図 2 のように紡錘波と棘徐波の移行例を経験することがある．しかし，これらと 3 Hz 棘徐波複合との間には波形的にかなりの隔たりがあるし，また 3 Hz 棘徐波複合が睡眠時に観察されることはあまりないことを考えると，Gloor の考えで十分に説明できるものとは思われない．現在なお 3 Hz の棘徐波の発生機構については十分納得できるような説明はないと言えよう．

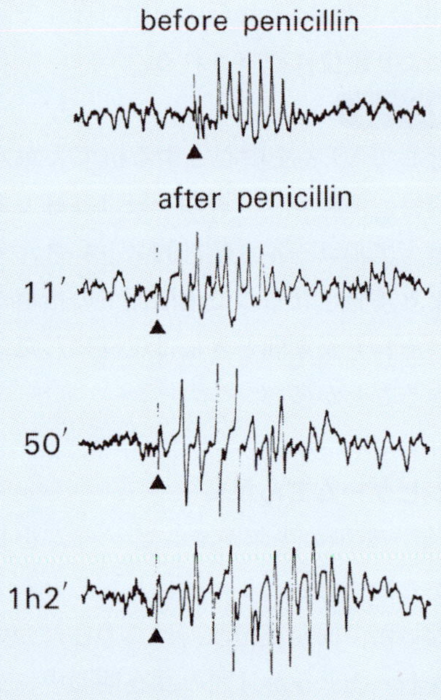


［図 1］ネコの実験でペニシリンの注射により紡錘波が棘徐波に変化している[5)]．

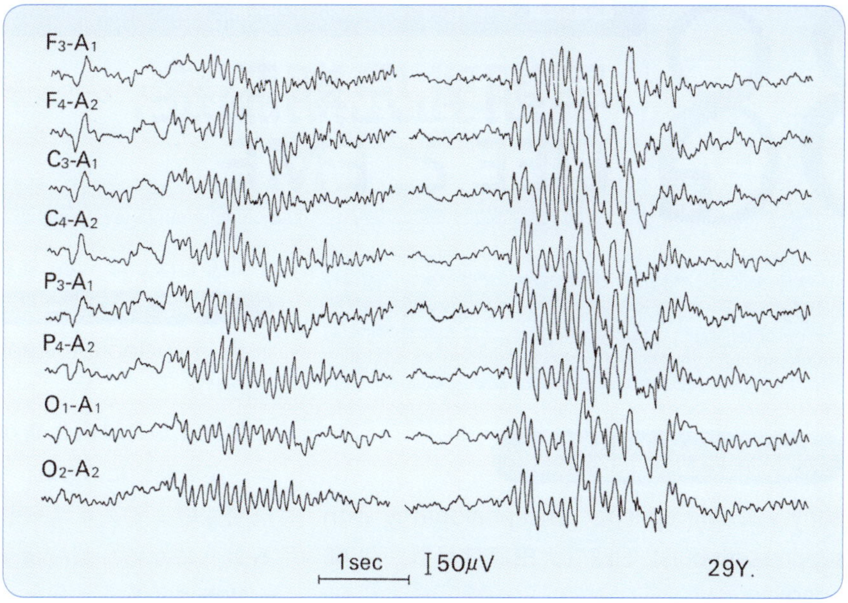


［図 2］紡錘波が棘徐波複合に移行する脳波例
てんかん（GTCS）

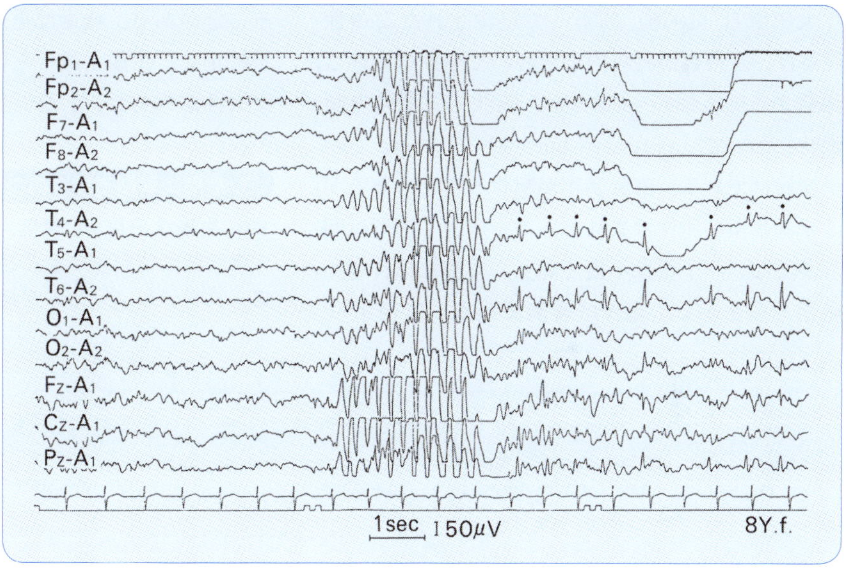


［図 3］両側性棘徐波複合に後続する側頭部棘

## 付 両側性棘徐波と局在性棘が合併した脳波

両側性棘徐波と後に述べる中心側頭部棘（43章）のような局在性棘が同一の脳波に共存する例がみられる．両者の関係について筆者は，**図 3**にみるように両側性棘徐波複合が先行し中心側頭部棘がそれに続く例があることから[6]，43章でも述べるように，中心側頭部棘の方が二次的な性格を有しているのではないかと考えている．

❖文献

1）Gibbs FA, Gibbs EL: Atlas of Electroencephalography. 2nd ed, Vol 2. Addison-Wesley, Cambridge, 1952
2）Niedermyer E: The Generalized Epilepsies. Thomas, Springfield, 1972
3）Niedermeyer E: Primary (idiopathic) generalized epilepsy and underlying mechanisms. Clin Electroencephalogr 27: 1–21, 1996
4）Penfield W, Jasper HH: Epilepsy and the Functional Anatomy of the Human Brain. Little, Brown and Co, Boston, 1954
5）Gloor P: Mechanism of generalized spike and wave discharge. 脳波と筋電図 13：109–123，1985
6）一條貞雄，古川博之，渡部　康，丁子邦男：中側頭領棘波と両側同期性棘徐波複合との関係．臨床脳波 29：647–652，1987

# 38章 早期乳児期脳症，EIEE と EME

早期乳児期にけいれんと異常脳波を示す群がある．国際分類（1989）の症候性全般てんかんおよび症候群のうち，suppression–burst を伴う早期乳児てんかん性脳症 EIEE と早期ミオクロニー脳症 EME を述べる．

## 1. サプレッション・バーストを伴う早期乳児てんかん性脳症

early infantile epileptic encephalopathy with suppression-burst; EIEE（大田原症候群）（ILAE 1989）

大田原ら（1976）によって記載されたこの症候群は，生後数か月以内のきわめて早期に発症し，頻発する強直性の spasms と，脳波で覚醒時と睡眠時において suppression-burst EEG pattern を示す症候群である．部分発作が起きることもあるが，ミオクロニー発作はまれである．病因・病理は明らかでない．予後は不良であり，重篤な精神運動発達遅滞を示し，発作は難治である．生後 4～6 か月でしばしば West 症候群に変容する．

## 2. 早期ミオクロニー脳症

early myoclonic encephalopathy; EME（ILAE 1989）

生後 3 か月以内に発症する．はじめミオクロニーが散発性にみられ，やがて易変性の部分発作，汎発性のミオクロニーや強直性の spasms が起きるようになる．脳波は suppression-burst activity が特徴であり，まれに hypsarrhythmia に変容することがある．経過は重篤であり，精神運動発達が停止し，生後 1 歳くらいで死亡することが多い．家族性がみられ，1 ないし数種の先天性代謝異常の存在が疑われるが，一定の遺伝形式はない．

## 3. 症例：早期ミオクロニー脳症 EME

**症例 生後 3 日目より発症，女児**

家族歴に特記すべきことなく，特別な遺伝素因は知られていない．体外受精児であるが妊娠経過は正

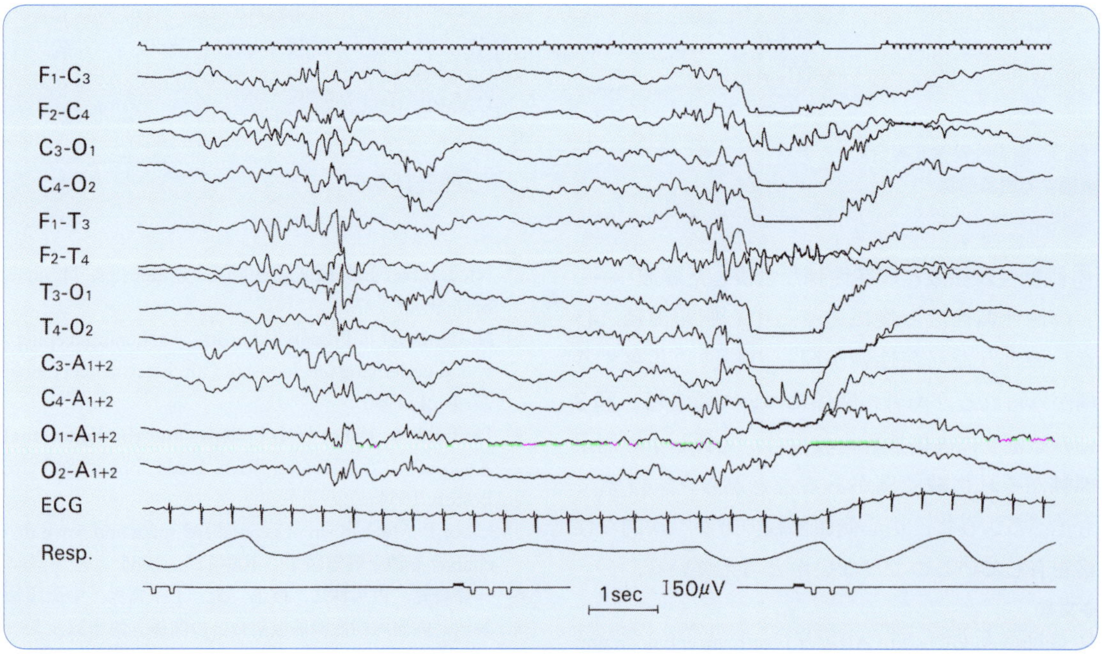


［図］早期ミオクロニー脳症にみられた suppression-burst の脳波

常．在胎 34 週 6 日．出生体重 3,660 g．第 1 子として出生．出生直後より血性嘔吐があった．生後 3 日目より覚醒時に全身にミオクロニーが頻発し，けいれんは各種薬剤に抵抗性で難治であった．生後 7 日の脳波より suppression-burst がみられ，**図**は生後 36 日の脳波である．生後 3 か月の脳波でも同様の脳波がみられた．生後 1 歳 10 か月まで観察されたが，頸坐ができず．高度の発達遅滞が認められた．

## 4. EIEE と EME の鑑別

早期乳児期脳症の EIEE は大田原[1, 2]により，EME は Aicardi ら[3]の報告によるものであり，両者の臨床所見や脳波像が似ているが，その診断や鑑別は，要するに臨床発作としては EIEE（大田原症候群）では tonic spasms であり，EME（Aicardi）では myoclonia である．脳波は両者とも“suppression-burst”であり，脳波の低振幅活動と棘・鋭波・徐波などが混在する高振幅のバーストが交替にくり返す脳波像である．経過により，EIEE では hypsarrhythmia に変容することが多いが，EME ではそれが少ないという．病因的に EIEE では脳奇形など器質性障害が存在することが多いのに対して，EME では先天性代謝異常を示す例があるという[4]．

**図**の脳波の症例では，検査した範囲では代謝異常はなかったが，発作症状がミオクロニーであることから，EIEE というよりも EME に分類されるのではないかと考えた．しかし，両者の鑑別は困難なことが多く，臨床発作の myoclonia と tonic spasms は相互に移行する例もあるのではないかと考えられる．なお，West 症候群の早期発症例で，生後 3 か月以内に suppresion-burst の脳波像を示す例（EIEE に相当）があることは，筆者（高橋）ら[5]も報告しているところである．また，同様の例については，すでに Lennox が記載しているので，それを以下に述べ参考に供する．

## 5. Lennox WG の記載による suppression-burst を示した“massive myoclonic jerks”の例[6]

**症例 生後 3 日目より発症，女児**

妊娠，出産は正常であった．しかし，生後 3 日目に母親が授乳中に muscular twitching が起きることに気がつき，その 1 週後に全身性の jerking が起きるようになった．すなわち突然ジャックナイフ様に全身の筋肉が収縮し，頭部は前屈，大腿を上方に曲げ，両手を握りしめるという発作が起きるようになった．1 分ほどのエピソードがくり返して起こり，それは日に 25〜50 回ほどみられた．

生後 3 週の時，睡眠脳波で 4〜8 秒の低電位（quiet interval）に続いて，2〜4 秒くらい続くバーストが観察された．その際に発作症状は伴わず，波形は非常に高振幅で不規則な徐波であり，3〜5/ 秒周期の波であった．右側で電位が高いことがあった．

生後 8 か月では，低電位の背景活動に棘や棘徐波をもった不規則な徐波が現れるようになった．全身性の spasms は次第に顔面の小さな twiching や眼球の回転に変わった．薬物（ダイアモックス® 500 mg，フェノバルビタール 32 mg）の使用により発作症状は生後 16 か月には消失した．

生後 19 か月の脳波では 2/ 秒より遅い律動性棘徐波が右前頭部に観察された．現在，児は座ることができず，玩具や音楽に興味を示すが話はできない．

上記症例は今日考えると，本章に述べた症候群に相当する例と考えられるが，従来の文献などに引用されていないようなので，ここに紹介した．

❖文献

1）Ohtahara S, Ohtsuka Y, Yamatogi Y et al: Early-infantile epileptic encephalopathy with suppression-bursts. In; Roger J, Bureau M, Dravet CH et al (eds): Epileptic Syndromes in Infancy, Childhood and Adolescence. 2nd ed, John Libbey, London, pp 25–34, 1992
2）Ohtahara S, Yamatogi Y: Epileptic encephalopathies in early infancy with suppression-burst. J Clin Neurophysiol 20: 398–407, 2003
3）Aicardi J: Early myoclonic encephalopathy (neonatal myoclonic encephalopathy). In; Roger J, Bureau M, Dravent CH et al (eds): Epileptic Syndromes in Infancy, Childhood and Adolescence. 2nd ed, John Libbey London, pp 13–23, 1992
4）山磨康子，大田原俊輔：サプレッションバーストを伴う早期乳児てんかん性脳症（大田原症候群）および早期ミオクロニー脳症．小児内科 27：1257–1264，1995
5）高橋系一，箕輪富公，金子堅一郎ほか：早期に発症した点頭てんかん児の検討．小児外科・内科 8：1393–1398，1976
6）Lennox WG: Epilepsy and Related Disorders. Vol 1, Little, Brown, Boston, pp 136–137, 1960

# 39章 West症候群

West症候群（点頭てんかん infantile spasms）に特徴的な脳波所見が hypsarrhythmia ヒプサリスミアであり，診断上に有用であるのみでなく，治療上，経過による変容，予後を知る上でも重要な所見である．

## 1. 定義（ILAE 1989）

West症候群は特有の3徴候からなる．すなわち ❶infantile spasms（点頭けいれん），❷精神運動発達の停止，❸hypsarrhythmia ヒプサリスミアである．ここで spasms は屈曲性，伸展性，電撃性，点頭などであるが，これらが混合していることが多い．発症のピークは生後4～7か月であり，1歳前に始まる．男児に多い．予後は一般に不良である．

West症候群は❶既往に脳損傷の徴候がある症候性の群と，❷脳損傷や既知の病因を欠く潜因性の2群に分けられる．

## 2. 脳波像

### ❶ 発作間欠期脳波

hypsarrhythmia は Gibbs ら[1)]により記載され，それによると「発作間欠期の高度に異常な脳波で，高振幅徐波と棘が時間的・部位的に変化し，さらに焦点性・多焦点性・全般性と様々に出現し，覚醒時と睡眠時に連続的に現れる脳波異常」と述べている．

この hypsarrhythmia は，West症候群患児の69～90％にみられると報告され，大田原[2)]によると脳波は以下の4型に分類される．

1）典型的な脳波で Gibbs らの記載に一致するもの．

2）非典型的な脳波で棘の成分に乏しく，両側性の同期傾向があり，時に正常な基礎律動を示すもの．

3）左右差や局在所見を認め，脳器質性病変の存在を示唆するもの．

4）波形に周期性がみられるもの．

hypsarrhythmia は一般に覚醒時から入眠時に最も明瞭となるが，睡眠段階が深くなると周期性がみられる傾向がある．

### ❷ 発作時脳波

発作時の脳波パターンは福山によると，以下の3型に分類される．

1型：変化なし

2型：非同期化 desynchronization—低振幅化

3型：発作性過同期化 paroxysmal hypersynchronization—両側性同期性の脳波

このうちで第2型の非同期化を示す例が最も多く，この場合の脳波は発作出現に伴い全導出に低振幅速波や低振幅徐波が出現し，この間には棘・鋭波・高振幅徐波などは消失する．

### ❷hypsarrhythmia の発現と変容

hypsarrhythmia が最初の脳波から現れるとは限らない．当初は突発波などは明瞭ではなく，何週かたってからやがて hypsarrhythmia の脳波像が明らかになることがあるので，臨床上注意を要する．たとえば**図1～3**は，新生児期は正常脳波であったが，次いで突発波がみられ，やがて hypsarrhythmia が明らかになった例の脳波である．

## 3. 治療と予後

ILAE の定義では一般に予後は不良といわれるが，潜因性群は症候性群より発作，知的予後は良好なことが多い．しかし，ACTH 療法中にもかかわらず発作波が存続するときは，予後不良を示唆する．また，経過中に突発波が同期したり，遅い棘徐波複合が出現したり，睡眠が深くなってから rapid rhythm（速律動）がみられるときは，Lennox-Gastaut 症候群への移行を考慮する必要がある．

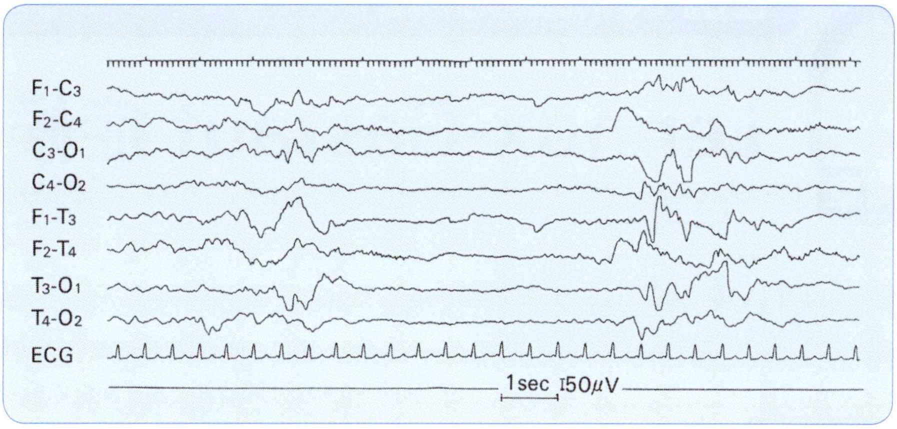


［図 1］West 症候群発症前の脳波（女児）

生後 19 日（胎齢 41 週 5 日），結節性硬化症があり，将来に West 症候群の発生が考えられたので脳波検査が行われた．tracé alternant を示す正常静睡眠 quiet sleep の脳波である（$F_1$，$F_2$ はそれぞれ $F_3$ と $Fp_1$，$F_4$ と $Fp_2$ との中間点を指す．59 章以下と同様）．

［図 2］West 症候群発症直前の脳波（同一例）

生後 3 か月の脳波でまれに棘や鋭波が出現したが，けいれん発作はみられない．

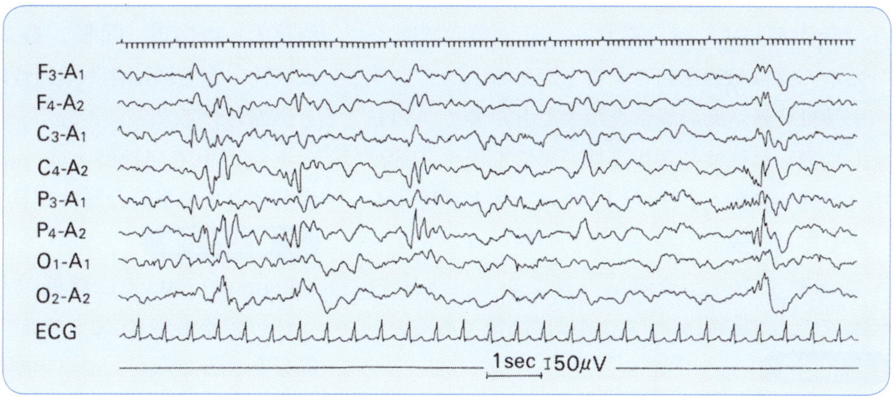


［図 3］West 症候群発症後の脳波（同一例）

生後 4 か月の脳波．1 週前から頭部の前屈発作がみられ，hypsarrythmia を示すようになった．

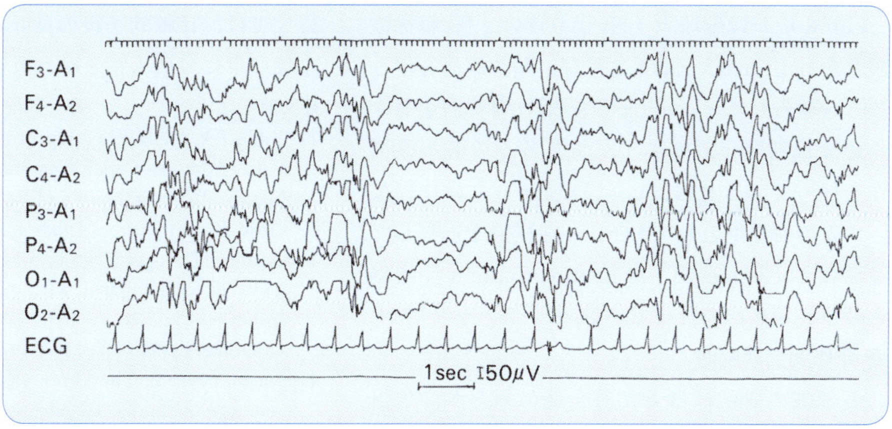


❖文献

1）Gibbs FA, Gibbs EL: Atlas of Electroencephalography. Vol 2, Addison-Wesley, Cambridge, 1952

2）大田原俊輔，志茂　実，向井幸生ほか：点頭てんかんの脳波に関する研究．小児科診療 28：1140–1156, 1965

# 40章 Lennox-Gastaut 症候群

Lennox-Gastaut 症候群は，国際分類（ILAE 1989）によると全般てんかんの潜因性あるいは症候性に分類される．幼児期にみられる最も難治なてんかんの一型である．

## 1. 定義（ILAE 1989）

1〜8 歳の小児に，主に就学前に発症する．最も多くみられる発作型は体軸強直性 tonic-axial，脱力性 atonic，欠神発作 absence seizure であるが，そのほかにミオクロニー発作，GTCS（35 章），部分発作がしばしばみられる．発作頻度は高く，てんかん重積状態を起こすことがある．

脳波は背景活動の異常を示すことが多く，3 Hz よりも遅い棘徐波や多焦点性の異常を示す．睡眠中には速い律動（10 Hz 以上）のバーストが現れる．

概して精神遅滞が存在する．発作のコントロールは困難であり，発達は不良である．本症の 60% で既往に脳症があり，他は潜因性である．

## 2. 脳波像

### ❶ 歴史

Gibbs ら[1] は脳波上 3 Hz より遅い 2 Hz 棘徐波複合を petit mal variant と呼び，精神遅滞を伴うことを報告した．Lennox[2] も 2 Hz 棘徐波を有する患児は初発年齢が若く，また多くの難治性発作を伴っていると報告し，Gastaut ら[3] は小児てんかんの特殊型として Lennox 症候群を提唱した．さらに Niedermeyer[4] が Lennox-Gastaut 症候群と呼び，現在にいたっている．

### ❷ 発作間欠期脳波

基礎波の異常はほとんど全例にみられ，広汎性の徐波化が多い．突発波は 1–2.5 Hz の広汎性・左右同期性の遅棘徐波 diffuse slow spike and wave であり，多少の非対称や局在性の変化は伴うことがあるが，前頭部で最も高振幅である．この突発波は睡眠により著明になり，特に入眠期にはバースト burst を形成したり，連続して出現することが多い（**図 1**）．また，中等度〜深睡眠にみられる 10–14 Hz 高振幅速波は，rapid rhythm（速い律動）と呼ばれ，本症候群の特異的所見である（**図 2**）．

### ❸ 発作時脳波

発作時脳波は，❶ 発作と同時に低振幅となる．❷ 速波は漸次振幅を増加する．❸10–14 Hz, 50〜100 $\mu$V の漸増する律動波形 recruiting rhythm（漸増律動）の出現（**図 3**）．❹ 間欠期脳波と同様の広汎性・左右同期性不規則性棘徐波や多棘徐波などがみられる[5]．

上記の中で発作時の recruiting rhythm が本症候群に最も特徴的な脳波所見といえよう．

## 3. 病因と予後

Lennox-Gastaut 症候群のうち West 症候群から移行するものは 20〜40% であり，重症心身障害を有するてんかんに高頻度にみられる．予後は一般に不良であるが，特発性で 2〜6 歳の発症の患児では，比較的予後の良好な症例もある．なお，本症候群には成人型と呼ばれるものもある[6]．

❖文献


1) Gibbs FA, Gibbs EL: Atlas of Electroencephalography. Vol 2, Addison-Wesley, Cambridge, 1952
2) Lennox WG: Epilepsy and Related Disorders. Vol 1, Little, Brown, Boston, 1960
3) Gastaut H, Roger J, Soulayrol R et al: Childhood epileptic encephalopathy with diffuse slow spike-waves (otherwise known as “petit mal variant”) or Lennox syndrome. Epilepsia 7: 139–179, 1966
4) Niedermeyer E: The Lennox-Gastaut syndrome: a severe type of childhood epilepsy. Deutsch Z Nervenheilk 195: 263–283, 1969
5) 大田原俊輔，岡　鎮次，伴　鶴一ほか：Lennox 症候群の脳波に関する研究．臨床神経学 10：617–625，1970
6) 八木和一，森川建基，藤原建樹ほか：成人 Lennox-Gastaut 症候群 70 例の臨床的研究．てんかん研究 1：23–30，1983

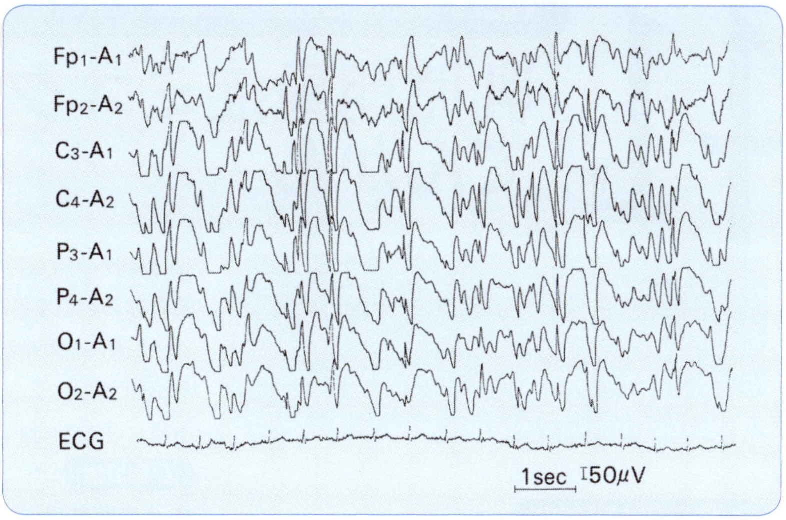


［図 1］Lennox-Gastaut 症候群の 1–2.5 Hz 棘徐波
（5 歳，男児，睡眠時脳波）

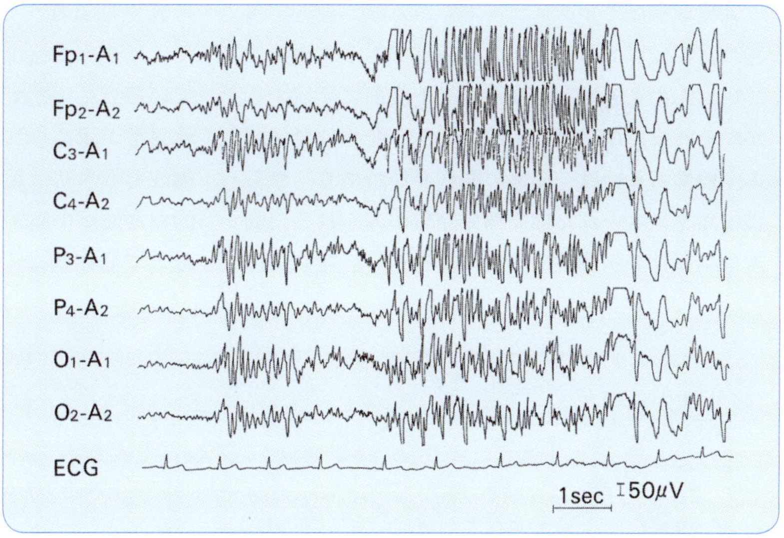


［図 2］Lennox-Gastaut 症候群の "rapid rhythm"
（13 歳，男児，睡眠時脳波）

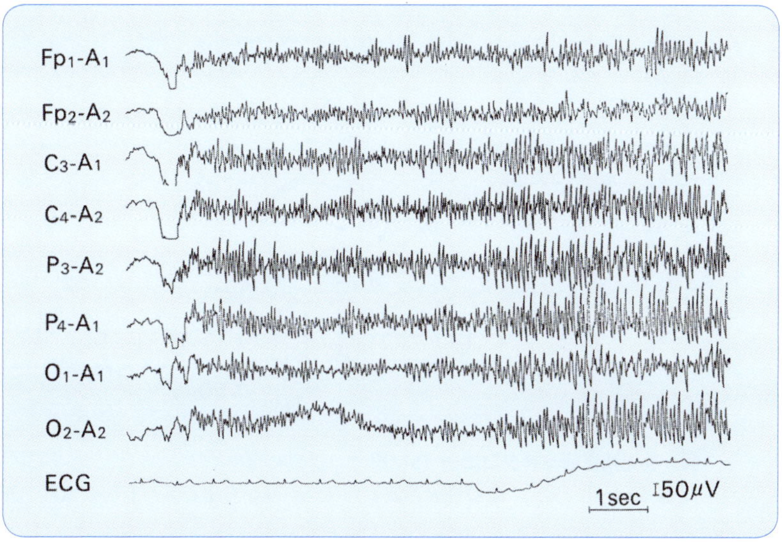


［図 3］Lennox-Gastaut 症候群の "recruiting rhythm"
（4 歳，男児，発作時脳波）

# 41章 乳児期重症ミオクロニーてんかん

乳児期重症ミオクロニーてんかん severe myoclonic epilepsy in infancy（SME）は比較的最近注目されるようになったまれなてんかんであり，国際分類（ILAE 1989）では焦点性か全般性か決定できないグループに分類されている．小児の難治性ミオクロニーてんかんの1特殊型と考えられ，自験例と合わせて述べる．

## 1. 定義（ILAE 1989）

乳児期重症ミオクロニーてんかんは，最近定義された症候群である．その特徴はてんかんや熱性けいれんの家族歴があり，生後1歳前に発症するが，それまでの発達は正常である．発作は発熱時の全般性あるいは一側性の間代発作であり，さらにミオクロニーれん縮や部分発作がみられる．脳波は全般性の棘徐波や多棘徐波を示し，初期には光感受性や焦点性異常を示すことがある．精神運動発達の遅れが生後1歳以降にみられるようになり，失調，錐体路徴候，発作間欠期のミオクロニーが出現する．このタイプのてんかんは，あらゆる治療に非常な抵抗性を示す．

## 2. 脳波像

### ❶ 発作間欠時脳波

乳児期重症ミオクロニーてんかんはDravet[1]により初めて報告され，その後本邦でも報告されている[2〜4]．それらによると，発病当初には突発性異常が認められないのが特徴である．脳波の基礎波形も当初は正常であるが，経過とともに律動的な$\theta$波が中心・頭頂部に認められるようになる．そして発症後1〜2年の間に全般性棘徐波や多棘

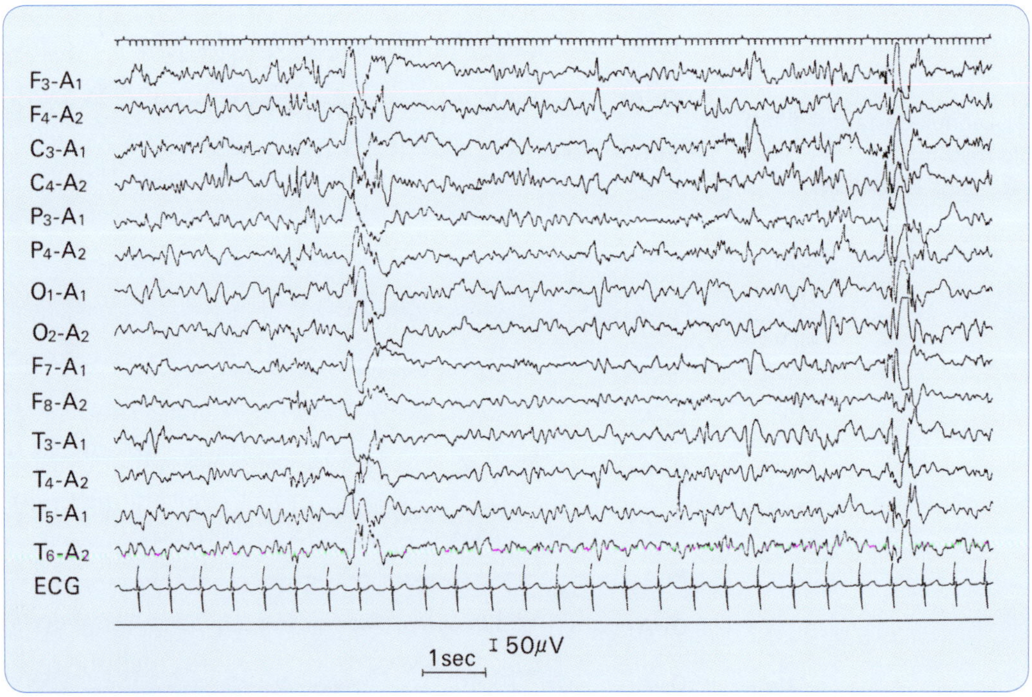


［図］乳児期重症ミオクロニー（SME）

2歳10か月，男児．全般性棘徐波と局在性の棘が右中心部，右前側頭部，左後側頭部などにみられる．

徐波，あるいは焦点性の突発波が出現するようになる．焦点性の突発波の出現部位は一定せず，多くは多焦点性を示す．

### ❷ 脳波症例（図）：SME

**症例 2歳10か月，男児**

在胎37週．単臀位自然分娩．出生体重2,560 g．生後10か月に熱性けいれんが初発し，以後1年半のうちに6回の熱性けいれんがみられた．2歳8か月から無熱性の強直間代発作とミオクロニー発作が出現するようになった．各種抗けいれん剤使用でも発作は難治で反復し，精神運動発達の遅れも目立つようになった．ほとんど毎月2〜3回の感冒症状や発熱が起こり，易感染傾向が認められた．

脳波は2歳10か月の睡眠脳波であり，全般性の棘徐波がみられ，さらに右中心部，右前側頭部あるいは左後側頭部などに局在性の棘がみられる．

### ❸ 発作時脳波

乳児期重症ミオクロニーてんかんのミオクロニー発作は光刺激や図形刺激で誘発されることが特徴であり，その際の脳波は全般性多棘徐波を示す．また全般性強直間代発作の発作時脳波は全般性多棘徐波で始まり，連続した棘（強直期）が続いたあと，再び全般性多棘徐波が出現する．

## 3. 出現頻度，素因，経過，予後

SMEは小児のミオクロニーてんかんの30%を占めると報告されている[1]．性別は男児にやや多いとされるが，女児に多いとの報告もある[2]．素因として家族歴にてんかんやけいれんの既往をもつものが20〜30%と高率であり[1]，約60%に家族歴陽性との報告もある[2]．

発症までの精神発達は正常であるが，1歳を過ぎた頃から精神発達，とくに言語面での遅れが目立ち，各種の神経症状も漸次出現してくる．Dravetらの20例の長期観察例ではIQが50以下の例が半数以上に及び，その全例にけいれん発作が継続していたという．

発作はきわめて難治であり，予後は不良である．易感染傾向があり，頻回に発熱し，けいれん発作が誘発される．入浴によっても発作が誘発されるので日常生活での注意が必要である．死亡例が15%にみられるという[1]．

## 4. SME辺縁てんかんの脳波

Kanazawa[5]は，SMEに類似した臨床経過をとるが，脳波像が高振幅徐波で棘がみられず，発作型がもっぱら強直間代発作（大発作）であるタイプのてんかん（HVSW-GM）が存在することを主張している．

しかし，けいれん発作があっても，必ずしも最初から脳波に棘成分（spike）が現れるとは限らない．たとえば39章や53章，あるいは他の脳波例[6]にもみるように，はじめにけいれん発作が起こり，あとになって脳波に棘が現れる例がある．SMEの脳波はまさにそのような場合と考えられ，けいれん発症の初期には必ずしも脳波で棘が得られないことがあるということに留意せねばならない．

❖文献

1） Dravet C, Bureau M, Roger J: Severe myoclonic epilepsy in infants. In; Roger J et al (eds): Epileptic Syndromes in Infancy, Childhood and Adolescence. John Libbey, London, pp 58–67, 1985
2） 萩野竜也：Severe myoclonic epilepsy in infancyに関する臨床脳波学的研究．てんかん研究 4：114–126, 1986
3） 藤原建樹，八木和一，渡辺雅子ほか：Severe myoclonic epilepsy in infancy（Dravet）の臨床・脳波学的検討．厚生省"神経疾患研究委託費"難治てんかんの予防と対策に関する研究．昭和61年度研究報告書，pp 129–134，1987
4） 渡辺雅子，八木和一：てんかんと脳波（1）乳児重症ミオクロニーてんかん．臨床脳波 9：595–600，1994
5） Kanazawa O: Medically intractable generalized tonic-clonic or clonic seizure in infancy. J Epilepsy 5: 143–148, 1992
6） 一條貞雄：臨床脳波アトラス．南江堂，pp 126–127, 1970

# 42章 徐波睡眠時に持続性棘徐波を示すてんかん

徐波睡眠時に持続性の棘徐波を示すてんかん epilepsy with continuous spike-waves during slow wave sleep (CSWS) は，epilepsy with electrical status epilepticus during slow sleep (ESES) とも呼ばれる．すなわち睡眠脳波で持続した棘徐波を呈しても必ずしも発作症状を伴わないタイプであり，国際分類（1989）では焦点性か全般性か決定できないグループに分類されている．

## 1. 定義（ILAE 1989）

徐波睡眠時に持続性の棘徐波を示すてんかんとは，睡眠時の部分性・全般性発作や，覚醒時の非定型欠神など種々の発作型が合併したタイプであるが，強直発作を示すことはない．特徴的脳波所見は徐波睡眠時にみられる持続性全般性棘徐波であるが，それは発作が発現した後に明らかになる．その持続期間は数か月から数年に及ぶ．発作経過は通常良好であるが，神経心理学的障害が現れることがあるので，予後判定には慎重を要する．

## 2. 臨床発作と経過

### ❶ 徐波睡眠時の持続性棘徐波（ESES）の出現前の発作と年齢

この種の症例はPatryら[1)]，Tassinariら[2)]により報告され（ESES），本邦でもCSWSとして報告されている[3, 4)]．Tassinariらによると，発作症状は上述（ILAE）のようであり，18例の観察では，発作が現れる年齢は生後8か月～11.5歳（平均4

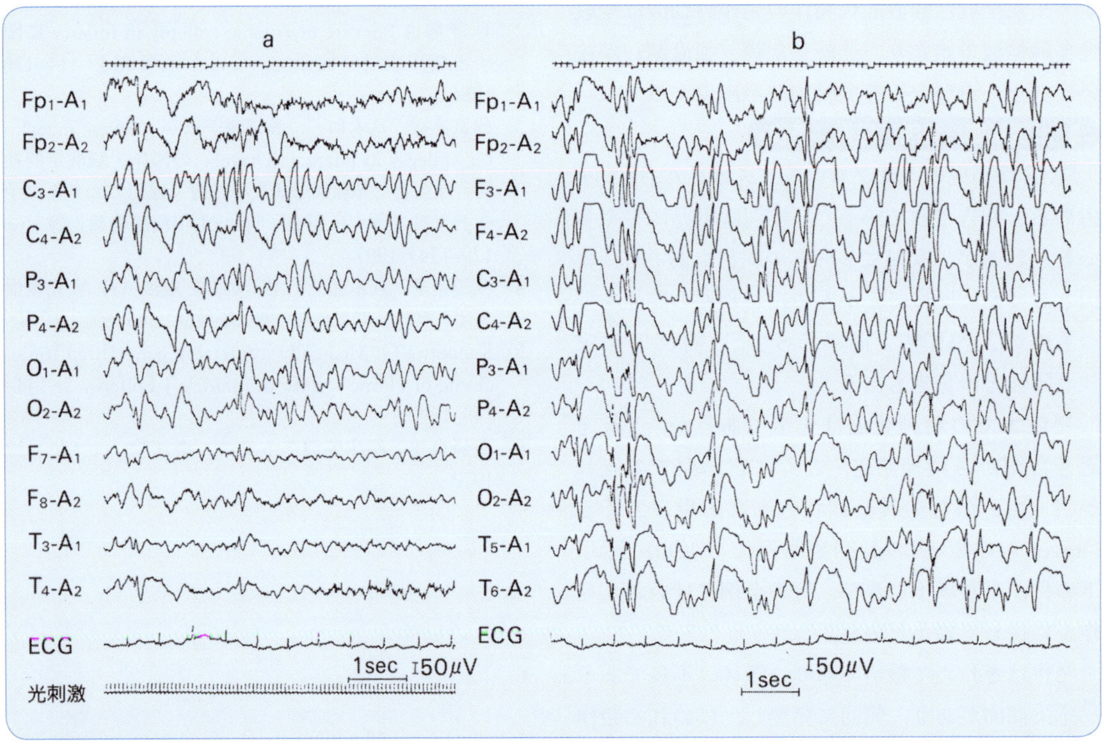


［図］5歳7か月，男児

2歳で熱性けいれん，3歳で無熱時に強直間代発作がみられるようになった．5歳から欠神発作様の症状もみられる．a. 覚醒時に両側中心—頭頂部に棘徐波がみられ，b. 睡眠時に全般性棘徐波が頻回，連続して出現している．

歳6か月）という．

### ❷ESESの出現時期の発作

Tassinariら[2]は発作状況から症例を3群に分けている．

第1群は運動発作のみをもつ群である．発作は夜間にみられるが，出現頻度は少ない．

第2群は片側部分性の運動発作や，全般性強直間代発作をもつ群であり，発作は主に睡眠中にみられる．欠神発作がみられることもある．

第3群は非定型欠神，脱力・間代発作が頻回にみられる群であり，まれに夜間にもみられる．

### ❸ 発作消失の年齢

発作は自然に消失し（self-limited），10〜15歳でみられなくなるという[2]．

## 3. 脳波所見の経過と年齢

### ❶ESESの出現前の脳波

Tassinariら[2]によると，18例のうち3例で全般性棘徐波を示した．15例で前頭—側頭部あるいは中心—側頭部に棘がみられ，その中の9例では広汎性棘徐波発射もみられた．睡眠脳波でこれらの異常所見は増強したと述べている．

### ❷ESESの出現時期の脳波（図）

覚醒時脳波は上述と同様である．睡眠に入ると直ちに両側広汎性棘徐波が出現し，それは徐波睡眠を通して持続して現れ，記録の85〜100%を占めていたという[2]．

ESESはいずれ消失するが，その後にも脳波上に局在性棘が出現していることがあるという[4]．

### ❸ESESの出現と消失の年齢

ESESの出現年齢は4.5〜14歳（平均8歳3か月）くらいであり，他の文献報告も考慮すると最初の発作出現後，約1〜2年後に現れるのではないかと思われる[2]．

ESESの最終年齢は8〜13歳（平均10歳）であり，その間の持続期間は6か月〜5.5年であるという[2]．

## 4. 神経心理学的症状

Tassinariら[2]によると，ESESが長く続く場合には，言語機能や知的障害など種々の神経症状を示す例が多いことを指摘しているが，異常脳波消失後に症状改善がみられた例も報告されている[2]．

## 5. ESESの病因と異常脳波発現機構

病因は明らかではない．しかし，既往歴をみると約半数に新生児期の異常がみられ，さらに神経学的異常や精神発達遅滞を伴う例があり，わずかの例でてんかんの家族歴が認められるという[4]．

ESESの脳波の発生機構について興味がもたれている．まずAicardiら[5]は中心中側頭部棘（ローランド棘）との類似性を指摘している．筆者らの経験でも，“ローランド発射（RD，43章）”と比較すると，両者とも睡眠時に著明なこと，脳波所見が目立つ割には臨床症状が対応しないこと，発現年齢やそれらが自然に消失するという経過など，よく似た面がある．多少の違いがあるとはいえESESには多かれ少なかれ局在性が存在することから，本来は局在性の棘徐波が，振幅が高くなり，そのため電位分布が広がって，あたかも“全般化”したかのように記録されたものをみているのではないか，そして，少なくも脳波所見に関しては“RD”と共通の基盤をもつのではないかと考えている．

### ❖文献


1）Patry G, Lyagoubi R, Tassinari CA: Subclinical “electrical status epilepticus” induced by sleep in children. Arch Neurol 4: 242–252, 1971

2）Tassinari CA, Bureau M, Dravet C et al: Epilepsy with continuous spikes and waves during slow sleep. In; Roger J et al (ed): Epilpetic Syndromes in Infancy, Childhood and Adolescence. John Libbey, London, pp 194–204, 1985

3）Morikawa T, Seino M, Osawa T et al: Five children with continuous spike-wave discharge during sleep. In; Roger J et al (ed): Epileptic Syndromes in Infancy, Childhood and Adolescence. John Libbey, London, pp 205–212, 1985

4）安原昭博，越智文子，小林陽之助：徐波睡眠時に持続性棘徐波を示すてんかん．小児内科 27：1314–1317, 1995

5）Aicardi J, Chevrie JJ: Atypical benign partial epilepsy of childhood. Dev Med Child Neurol 24: 281–292, 1982

# 43章 中心側頭部棘を示す小児期良性てんかん

中心側頭部棘を示す小児期良性てんかん benign childhood epilepsy with centrotemporal spikes は，旧国際分類（1989）では局在関連性てんかんに入っていたが，新国際分類（2001）では症候群に分類されている．

## 1. 定義（ILAE）

主な臨床発作は顔面半側の短い部分発作であり，しばしば体性感覚症状を伴ったり，全般性強直間代性けいれん発作（GTCS）に移行する．いずれも睡眠状態に現れやすい．発作開始年齢は3〜13歳（とくに9〜10歳）が多い．遺伝傾向があり，男児に多い．脳波には高振幅の先端が鈍い棘や棘徐波がみられ，それらは睡眠時に出現しやすく，棘は一側から他側に移動する傾向がある．

## 2. 脳波像

棘は中心部や中側頭部，あるいは両部位にまたがって出現する．中心部に現れることがあるのでヨーロッパでは“ローランド発射 roladic discharges；RD”と呼ばれたりするが，波形・年齢・予後などから，Gibbs らが中側頭部棘 mid-temporal spikes と呼んだものと，同じものと考えられる．

棘は一側に限局することもあるが，しばしば対側に同期性あるいは非同期性に出現することがあり，Penfield と Jasper が“鏡像焦点 mirror focus”として観察した棘に相当する脳波である．

筆者は棘の電位分布から以下の4つのタイプに分類している（**図1**）[1〜3]．

1型：棘が一側の中心側頭部に現れるもの．

2型：棘が両側の中心側頭部に同期して現れるもの．

3型：棘が両側に同期して現れるが極性が互いに反対なもの．

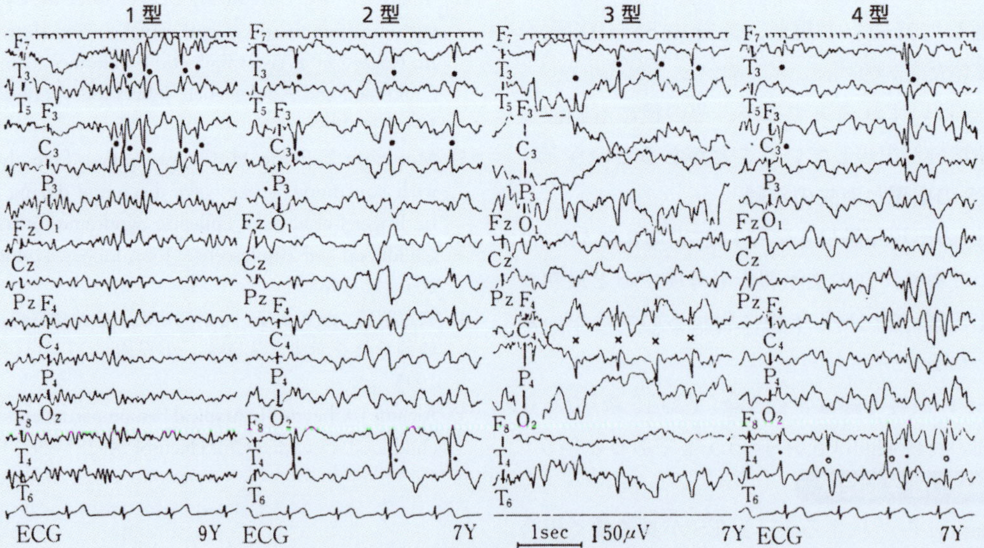


［図1］中心側頭部棘（“ローランド発射，RD”）の電位分布からみた分類

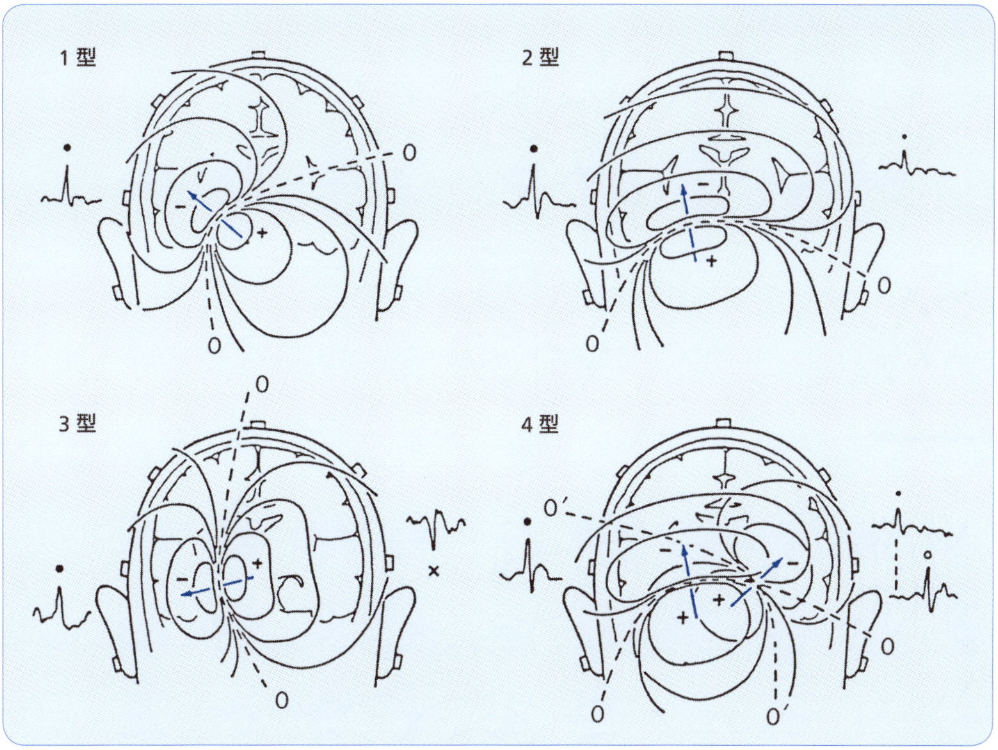


［図 2］中心側頭部棘の発生源を海馬に想定した電位分布の分類

4 型：棘が両側互いに独立，非同期性に現れるもの．

## 3. 中心側頭部棘の発生機構

中心側頭部棘の発生源やその発生機構については明らかでない．ローランド領皮質の下方部分であろうとする考えもある[4]．しかし，棘が観察される中心部 central と側頭部（とくに中側頭部 mid-temporal）との間には Sylvius 裂という解剖学的な断絶があるので，それをまたいだ電位分布の説明が困難である．その分布も経過により変動を示したり，あるいはまた，側頭葉には両側半球を結ぶ脳梁線維が存在しないにもかかわらず，対側同名部位に現れたりもする．そのようなことを観察すると，この棘が大脳皮質のある特定部位から生じるとは考えにくいことになる．

ところで，54 章でも述べるように，動物実験では海馬から電位の高い棘 spike が発生していることが知られている．また，スパイクとはいっても，その先端は鋭くなく，むしろ鋭波の波形を示すことから，筆者（一條）はこの棘は脳深部の海馬から生じたのではないか，そしてそれが体積伝導 volume conduction によって頭皮上にまで波及したものを導出しているのではないかと考えている．前述のように棘の分布に種々のタイプが存在するのは，海馬を横断面でみると，錐体ニューロンの配列がアルファベットの「C」の字の形をとっており，そこで生じた双極子 dipole は海馬の中でベクトルの角度に違いが生じるためではないかと考える．（56 章図 2）

双極子であれば，頭皮上では上向きの陰性電位ばかりでなく，陽性電位も同時に現れることになる．筆者の経験では，**図 1，2** の 3 型のように陽性電位と解釈できるような棘は，144 例のうちわずか 5 例のみであった．その理由は，陽性電位成分については**図 3** の **a**，**b**，あるいは **c** のように，「C」の字の凹面側に包み込まれて “closed field”[6] を形成し，互いに打ち消しあっているからではないかと想像している．

## 4.「海馬説」における体積伝導

中心側頭部棘（“RD”）が海馬から発生してい

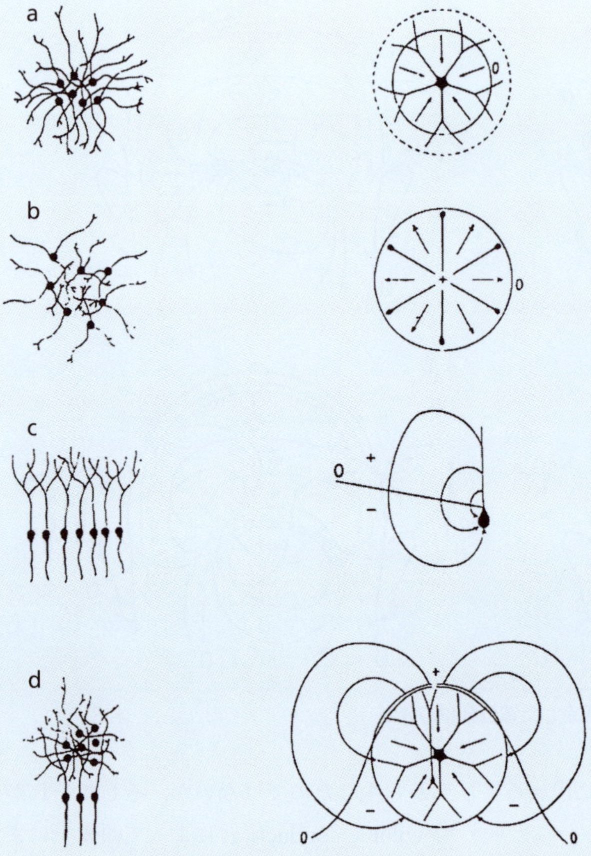

［図 3］双極子 dipole の種々の様態.
（R. Linás ら[6] から引用）
**a, b**: closed field types, **c**: open field type, **d**: mixed type.

るのであろうとの筆者（一條）の説に対して，海馬のように脳深部の電位が，電気的抵抗の高い頭蓋骨を通して頭皮上で導出できるであろうかという疑問が出されることがある．

従来，頭皮上で導出される脳波はもっぱら脳表面の大脳皮質からのものであり，海馬のような脳深部の電位はほとんど記録されないであろうとする考えがある．そのことを検討してみると，その考え方には，Cooper ら[7] の研究がもとになっているのではないかとも考えられる．すなわち，脳内に刺入した電極と，頭皮上電極の電位を比較すると，それは 5,000：1 に減衰するという結果が報告されている．しかし，この Cooper ら[7] の古典的な論文の記録法をみると，60 本（!）の電極を一緒にした平均基準電極による導出が行われている．ここで，60 本もの電極を基準電極にして記録しているということは，電極数を多くすることで，基準電極ではよりゼロに近い電位になると誤解したのではないかと思われる．平均基準電極では 6 章にも述べたように，そこで得られる電位はあくまでも平均値の電位であり，双極導出法と同じことを行っていることになる．しかも，Zaveri ら[8] も批判しているように，彼らの研究では脳内で電極間の距離が極めて短い導出を行っており，5,000 分の 1 という極端な結果は適切な結果とはいえないであろう．

比較的最近の研究では，てんかんの治療で深部脳刺激を行った際に，頭皮上と頭蓋内との棘の振幅を比較すると，おおよそ 1：5 とか，1：2 程度であったことが報告されている[9]．

ここで，念頭に置かねばならないことは，脳波は電気的には交流現象を扱っているということである．100章にも述べるように，頭部では何層もの生体組織が重なっており，コンデンサーの働きをしている．脳室には脊髄液が満たされており，頭部はきわめて良好な伝導体組織といえ，しかも，ここで扱っている現象は小児の頭部についてである．

## 5. 病因

中心側頭部棘は小児の良性てんかんばかりでなく，熱性発作・頭部外傷・精神遅滞さらには普通の学童児（3.5%）[10]にもみられる．この棘がしばしば両側性に現れることなどを考えると，この棘は必ずしもてんかんを反映したものではなく，遺伝素因を背景に種々の原因や条件が加わって，むしろ二次的に生じた非特異的な脳波異常ではないかと考えている．

中心側頭部棘の発現部位に関して，fMRIによる研究では棘の頭皮上分布に対応する結果は得られなかったとする報告がある[11, 12]．一方，海馬に関連した研究で，MRIで海馬に萎縮がみられた例の報告がいくつかあり[13〜15]，また $^{1}$H-MRS（magnetic resonance spectroscopy）を用いた研究で海馬の神経活動に異常を示す結果を得たという報告もあり[16]，そのように中心側頭部棘が海馬の異常に関係することをうかがわせている．

❖文献


1) 一條貞雄：中側頭領棘波と海馬．臨床脳波 27：389–393，1985
2) 一條貞雄：中側頭領棘波（ローランド領発射）の発生源．臨床脳波 28：233–238，1986
3) Ichijo S: Mid-temporal spikes in childhood EEGs and the hippocampus. Tohoku J Exp Med 161, Suppl: 241–251, 1986
4) Lombroso CT: Sylvian seizures and midtemporal spike foci in children. Arch Neurol 17: 52–59, 1967
5) 一條貞雄，石井 一，古川博之ほか：小児脳波における陽性極性を示す中心・側頭領棘（ローランド領発射）．てんかん研究 20：126–134，2002
6) Linás R, Nicholson C: Analysis of field potentials in the central nervous system. In: Rémond A (ed): Handbook of Electroencephalography and Clinical Neurophysiogy, Vol 2, Elsevier, Amsterdam, pp 61–83, 1974
7) Cooper R, Winter AL, Crow HJ et al: Comparison of subcortical, cortical and scalp activity using chronically indwelling electrodes in man. Electroenceph clin Neurophysiol 18: 217–228, 1965
8) Zaveri HP, Duckrow RB, Spencer SS: On the use of bipolar montages for time-series analysis of intracranial electroencephalograms. Clin Neurophsyiol 117: 2102–2108, 2003
9) Wennberg RA, Lozano AM: Intracranial volume conduction of cortical spikes and sleep potentials recorded with deep brain stimulating electrodes. Clin Neurophsyiol 114: 1403–1418, 2003
10) 小野常夫，一條貞雄，三島 博，古川博之，熊代 永：学童児の脳波．臨床脳波 23：488–496，1981
11) Archer JS, Briellman RS, Abbott DF: Benign epilepsy with centro-temporal spikes: spike triggered fMRI shows somato-sensory cortex activity. Epilepsia 44: 200–204, 2003
12) Boor S, Vucurevic G, Pfleiderer C et al: EEG-related functional MRI in benign childhood epilepsy with centrotemporal spikes. Epilepsia 44: 688–692, 2003
13) Gelisse P, Genton P, Raybaud C et al: Benign childhood epilepsy with centrotemporal spikes and hippocampal atrophy. Epilepsia 40: 1312–1315, 1999
14) Lundberg S, Eeg-Olofsson O, Raininko R et al: Hippocampal asymmetries and white matter abnormalities on MRI in benign childhood epilepsy with centrotemporal spikes. Epilepsia 40: 1808–1815, 1999
15) Franzon RC, Valente KD, Montenegro MA Thomé-Souza S et al: Interictal EEG in temporal lobe epilepsy in childhood. J Clin Neurophysiol 24: 11–15, 2007
16) Lundberg S, Weis J, Eeg-Olofsson O et al: Hippocampal region asymmetry assessed by $^{1}$H-MRS in Rolandic epilepsy. Epilepsia 44: 205–210, 2003

# 44章 中心側頭部棘を示す小児期良性てんかんの発作時脳波

中心側頭部棘をもつ小児期良性てんかん（ローランドてんかん，シルビウス発作などと呼ばれることがある）の発作は睡眠中に起きることが多く，発作頻度も少ないため発作時脳波の報告は少ない．自験例（高橋）を述べ，文献例と併わせて考察する．

## 1. 症例：中心側頭部棘を示す小児期良性てんかん

**症例** 6歳9か月，男児

［発症と経過］在胎40週，出生体重2,514 g．3歳1か月の時に熱性けいれんがあった．6歳8か月の時に夜間入眠後約30分にて上肢（左優位）の間代性けいれんがみられたことがある．発作は上肢から体全体に波及し，約30秒～1分間持続したという．

6歳9か月に初診．脳波検査中，睡眠時に臨床発作が出現した．発作は左顔面が強直し，左上肢を伸展・強直，ついで両上下肢の強直けいれんへと全身に及んだ．発作の持続は約120秒で，その間，呼名に反応がなかった．

［脳波所見］安静覚醒時脳波（**図1**）で右中側頭部$T_4$に棘（“ローランド発射，RD”）がみられ，それは睡眠時に頻発した（Cz-$A_1$導出でも棘がみられ，左耳垂にも棘が波及していると考えられる）．

発作時脳波（**図2**）では，右中側頭部$T_4$で振幅最大の8–9 Hzの律動波がみられ，さらに右前頭中心部にかけて11–12 Hzの律動波も出現し，やがて全般化した．

発作終了後（**図3**）には，右半球とくに右中心頭頂部に最大振幅を持つ1–2 Hzの高振幅徐波が約4分ほど連続した．発作前後の焦点部位が必ずしも一致していないことは，このてんかんの発現機構を考える上で興味深いといえる．

［治療経過］治療はクロナゼパム単剤で開始し，4週間後の脳波では右中側頭部の棘は完全に消失した．臨床発作もみられないため，減量しながら治療開始後1年10か月で中止した．12歳までの定期的な脳波に異常所見はみられない．

## 2. 文献的考察

発作時脳波が得られた文献例（5例）を検討すると，❶発作が片側の顔面に限局し，けいれんの持続が30～40秒と短く，発作により覚醒することが多い群[1〜3]（3例）と，❷本症例のように，

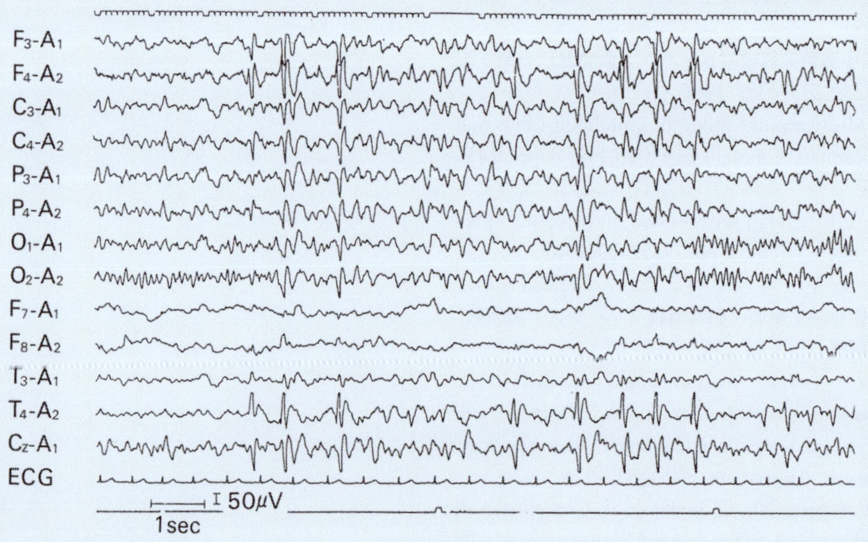


［図1］安静覚醒時脳波

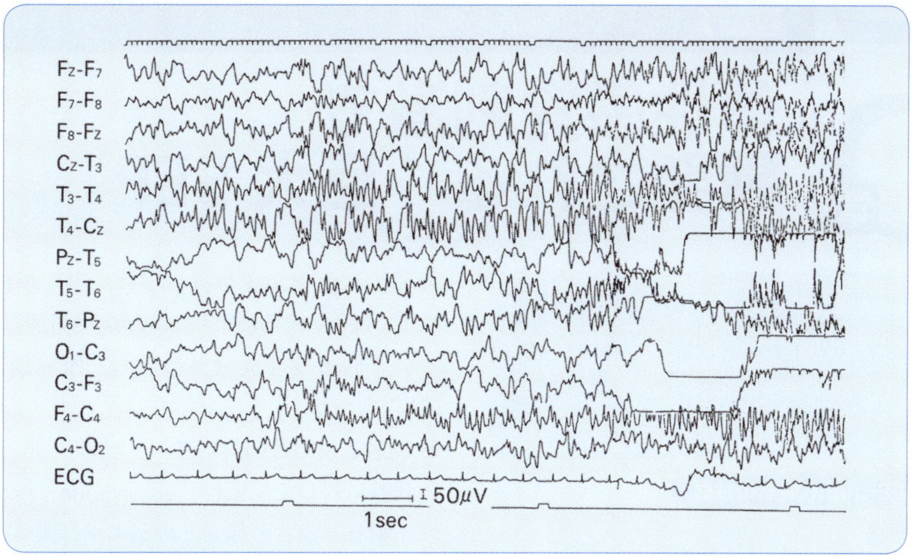


［図 2］ 発作時脳波

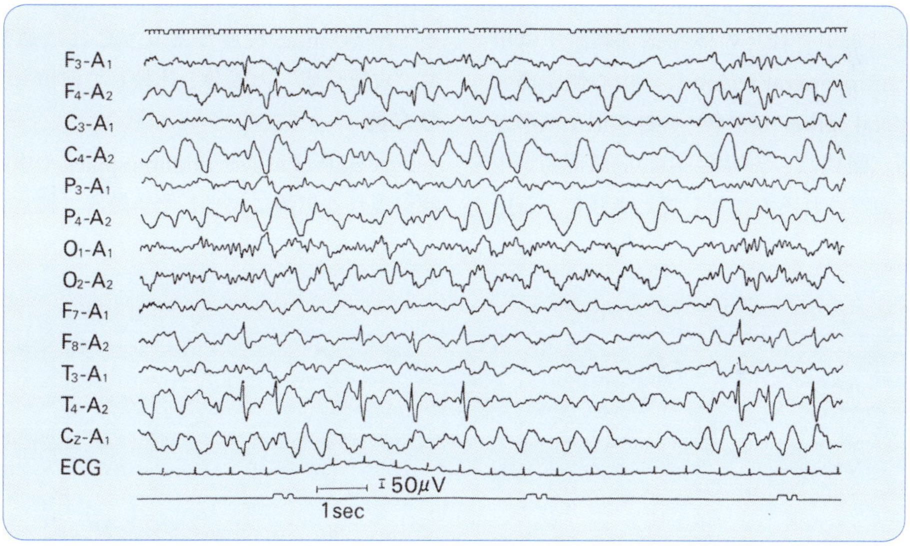


［図 3］ 発作終了後の脳波

けいれんが全般化して持続が 110～120 秒に及び，意識が混濁する群[4, 5]（2 例）との 2 群が存在するるのではないかと考えられる．

なお，発作時脳波では中側頭部や中心側頭部から 12–14 Hz あるいは 20 Hz の低振幅の律動波で始まるとの報告が多く，本症例の脳波もそれに合致した所見といえる．

❖文献

1）Bernardina BD, Tassinari CA: EEG of a nocturnal seizure in a patient with benign epilepsy of childhood with rolandic spikes. Epilepsia 16: 497–501, 1975

2）森川建基，大沢武志，東　卓司ほか：シルビウス発作の発作時脳波―臨床像の同時記録分析．臨床脳波 22：675–679，1980

3）梶谷　喬：良性ローランドてんかんの発作時脳波と発作間歇期脳波．臨床脳波 27：637–645，1985

4）Ambrosetto G, Gobbi G: Benign epilepsy of childhood with rolandic spikes, or a lesion? EEG during a seizure. Epilepsia 16: 793–796, 1975

5）高橋系一，渡辺響子，呉本慶子ほか：発作時脳波を検討し得た benign epilepsy of children with centro-temporal EEG foci（BECCT）の 1 例．小児科臨床 42：2407–2412，1996

# 45章 体性感覚刺激で誘発される“巨大 SEP”

四肢の体性感覚刺激で，midline spikes や中心側頭部棘に似た比較的高振幅の電位が誘発されることがあり，巨大 SEP，giant SEP（somatosensory evoked potential）などと呼ばれる．その発生機構は明らかでないが，動物実験で海馬からこれに似た現象が報告されているので，その関連で考えてみる．

## 1. 巨大 SEP, giant SEP の性質

### ❶ 波形と振幅

下肢（前脛骨神経）の刺激では，頭蓋頂正中部（Cz や Pz など）で最大電位の波形が誘発される．上肢（正中神経）の体性感覚刺激では中心頭頂部 centroparietal region に，中心側頭部棘 centrotemporal spikes（43 章）の棘に似た波形が誘発される（**図**）[1, 2]．その際，中心側頭部棘が中心側頭部に観察されるのに対して，上肢による巨大 SEP は頭蓋頂正中部に現れ，出現部位に多少の違いはあるが，波形的にはきわめて近似している[2]．

いずれも陰性成分が目立ち，振幅は 50～100 μV 程度である．

### ❷ 刺激と反応との対応性

刺激に対して反応は“all-or-none”の様式で現れ，刺激の強さと振幅との間に平行関係はない．

### ❸ 潜時

陰性成分の頂点潜時は正中神経刺激の場合およそ 50～80 msec 程度であり，これは通常の SEP の“皮質反応”の成分と比較して何倍も長い[2]．

### ❹ 年齢

巨大 SEP はおよそ midline spikes や中心側頭部棘が現れる年齢に相当した年齢層で観察される．

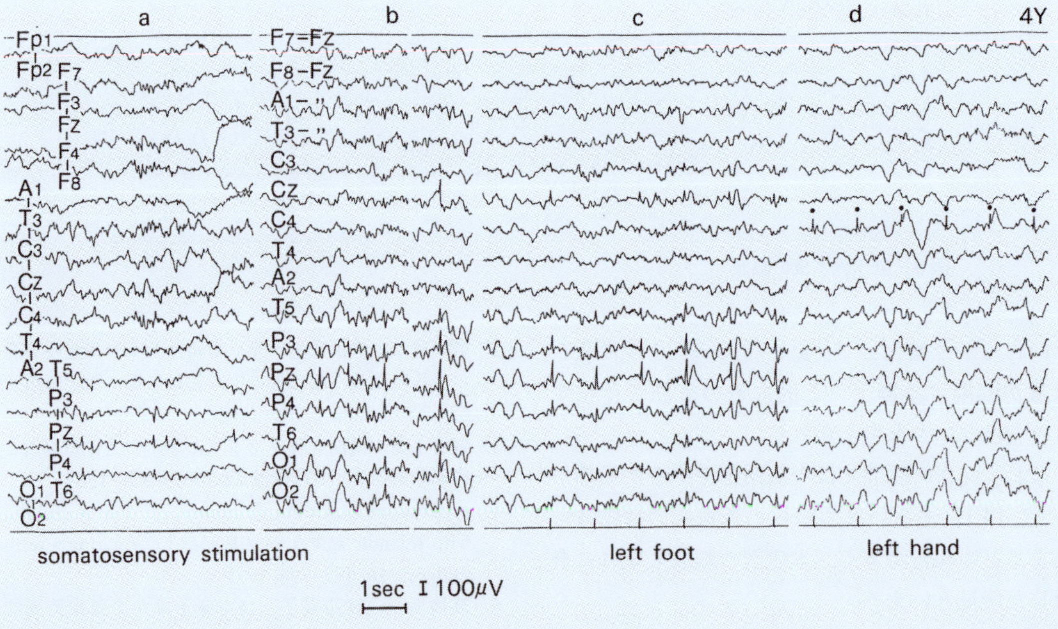


［図］4 歳，男子，熱性けいれん

a，b：睡眠脳波で $P_Z$ で最大電位の棘がみられる．c：左下肢刺激で $P_Z$ から $P_3$ にかけて midline spikes 様の棘が誘発されている．d：左上肢刺激では $C_4$ から中心側頭部棘 centrotemporal spikes 様の棘が誘発される[1]．

### ❺ 覚醒と睡眠

主として軽度睡眠時に観察されるが，覚醒時には現れにくい．

### ❻ 臨床症状

典型的な例はミオクロニーてんかんにみられるが[3, 4)]，多くの場合小児てんかん，熱性けいれんの例などに観察される．

### ❼ 頻度

比較的まれであり，midline spikes や中心側頭部棘の出現頻度よりも少ない．

## 2. 巨大 SEP の発生機構

### ❶ 大脳皮質説

この電位の発生機構についてはまだ十分解明されていない．De Marco ら[5)]は体性感覚領皮質で興奮性が高まっているのであろうと考えた．しかし，巨大 SEP の場合その潜時が通常の SEP よりも非常に長いのが特徴である．すなわち正中神経刺激による SEP の場合，皮質の反応と考えられる電位成分の潜時は，成人でも 19〜20 msec 程度である．それに対して巨大 SEP はもっぱら小児で観察されるのであるが，その潜時が 50〜80 msec と，成人の場合に比較しても何倍も長いことが注目されており，そのことについて Shibasaki ら[3)]は“C reflex”という皮質反射系を想定している．

### ❷ 海馬説

筆者（一條）も以前には大脳皮質から生じた電位ではないかと考えたが[1)]，皮質説については潜時の問題の他に，体性感覚領皮質だけがなぜ選択的に興奮するかについての疑問がある．この巨大 SEP は自発性に生じた midline spikes や中心側頭部棘とその波形が近似しているのであり，Suzuki ら[6)]や Wong ら[7)]は動物実験の海馬でも，自発性の電位と波形が非常によく似た誘発電位が得られることを報告している．すなわち Wong ら[7)]はモルモットの海馬の CA2–CA3 領野や CA1 領野から，“all-or-none”の様式をとり，振幅が高く（10〜20 mV），30〜150 msec と長い潜時をもつ発射を観察している．そして，この潜時が長いのは CA2–CA3 領野において，ニューロン活動を統合するために要する時間を反映したものと解釈している．

なお，サルでは体性感覚領皮質から海馬に神経路が存在することが知られている．そこで，ヒトの場合も巨大 SEP の発生に海馬を想定してもよいのではないかと考えている[2)]．上肢や下肢の刺激によって電位分布に違いがあることや，自発性に生じる中心側頭部棘と，刺激によって生じた巨大 SEP の棘の出現分布が部位的に多少のずれのあることは，同じ海馬でも神経路の違いなど解剖学的構造によるのではないかと考えている．

❖文献


1) 一條貞雄：体性感覚刺激で現れた頭頂部 Pz の棘波．臨床脳波 26：543–544，1984
2) 一條貞雄：体性感覚刺激で誘発されるローランド発射様の棘波．臨床脳波 34：767–770，1992
3) Shibasaki H, Yamashita Y, Kuroiwa Y: Electroencephalographic studies of myoclonus: myoclonus-related cortical spikes and high amplitude somatosensory evoked potentials. Brain 101: 447–460, 1978
4) 大沼悌一：進行性ミオクローヌスてんかんの臨床ならびに体性感覚誘発電位．臨床脳波 34：419–424，1992
5) De Marco P, Tassinari CA: Extreme somatosensory evoked potentials (ESEP): an EEG sign forecasting the possible occurrence of seizures in children. Epilepsia 22: 569–575, 1981
6) Suzuki SS, Smith GK: Spontaneous EEG spikes in the normal hippocampus. III. Relations to evoked potentials. Electroenceph clin Neurophysiol 69: 541–549, 1988
7) Wong RKS, Traub RD: Synchronized burst discharge in disinhibited hippocampal slice. I. Initiation in CA2–CA 3 region. J Neurophysiol 49: 442–458, 1983
8) Van Hoesen GW: The parahippocampal gyrus. New observations regarding its cortical connections in the monkey. Trends Neurosci 5: 345–350, 1982

# 46章 頭蓋頂正中部棘 midline spikes

頭蓋頂正中部の，とくにCzやPzから棘，すなわち正中部棘 midline spikesがみられることがある．小児期のてんかんなどで，睡眠脳波で観察されることが多いが，その臨床的意義や発生機構については明らかでない．

## 1. 定義

### ❶ 波形

頭蓋頂正中部棘 midline spikes[1]は，その振幅は50〜100 μVあるいはそれ以上であり，単発性・孤立性に現れることが多く，頭蓋頂部V波のように睡眠紡錘波があとに続いたりすることはないので，区別は比較的容易である（図）．

### ❷ 意識状態と出現部位

軽度の睡眠脳波で現れる．出現分布は頭部の正中部位CzやPzで電位が高いが，左あるいは右の頭頂部$P_3$，$P_4$に広がることがある．まれにはこのmidline spikesと同期して側頭部（$T_3$や$T_4$など）にも棘が観察されることがある[2]．

### ❸ 記録方法

睡眠時記録が必要である．導出法としてはCzやPzなど正中部を横切る双極導出法で記録するのがよい．さらに**図b**の脳波に示すように，Fzに基準を置いた導出法を用いると，側頭部棘との

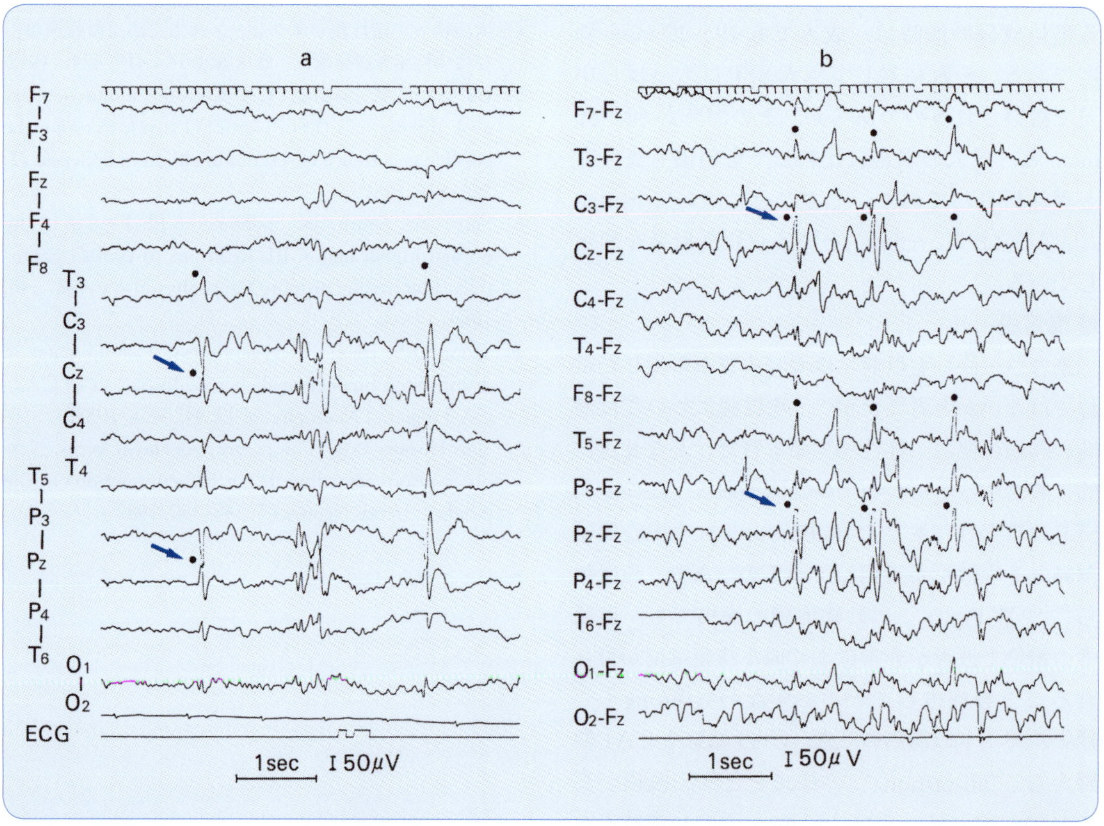


［図］頭蓋頂正中部棘 midline spikesの脳波

10歳，女児，熱性けいれん．**a**は双極導出の脳波でCzやPzから棘がみられる（矢印）．**b**はFzを基準にした導出であり，棘の出現分布を観察すると，左の側頭部（$T_3$，$T_5$）からもそれらと同期した棘（黒点）が観察されている．

関係を明らかにすることができるが，耳垂電極を基準にすると側頭部からの棘の判読が困難になる．

### ❹ 出現年齢と出現頻度

年齢依存性があり，年齢的には3〜7歳に多くみられ，5，6歳に出現頻度のピークがあるが[2〜5]，新生児[6]や成人[7]にみられるという報告もある．出現年齢は中心側頭部棘（43章）に似ているが，自験例の熱性けいれんの場合，中心側頭部棘が4〜8歳に多いのに対して，midline spikesの方が3〜6歳とやや低く，年齢幅もせまい（53章）．

出現頻度は本邦の臨床脳波検査で小児脳波の0.5〜3%程度と考えられる[2〜5]．

## 2. 臨床的意義と出現機構

midline spikesは中心側頭部棘と，波形・睡眠・出現年齢などから互いに似た性質のものではないかと考えられる．それに関連して，一卵性双生児の例で，一方ではmidline spikesが，他方では中心側頭部棘がみられた例が経験される[8]．

臨床的にはてんかんとか熱性けいれんなどけいれんをもつ例にみられるが，発作症状がさまざまであり，皮質てんかん源性を意味していないと考えられ，その発生源は明らかでない．発現機構についてAmitらはおそらく側頭葉の深部あたりではないかと考えている[9]．筆者（一條）も，**図b**のようにmidline spikesが側頭部棘と同期して現れる例があることなどから考えて，海馬など脳深部からの電位が大脳縦裂などを経由し，体積伝導（100章）で頭蓋部正中部で導出されたものではないかと考えている[10]．

なお，この頭蓋頂正中部（Cz，Pz）では，67章でも述べるように，中高年者脳波では速波（β波）が多くなることが観察され，この中高年者の場合には，脳萎縮による脳室拡大が関係しているのではないかとも考えている．

この種の棘の発生源については，上述のように脳波導出法を工夫したり，脳磁図（101章）を使ったりして棘の電位分布を詳しく観察することで，将来より明らかになるのではないかと考える．

### ❖文献

1）Nelson KR, Brenner RP, De La Paz D: Midline spikes EEG and clinical features. Arch Neurol 40: 473–476, 1983
2）高橋系一，本田利博，平沼　博ほか：小児の頭頂中心線上陰性棘波．臨床脳波 20：731–738，1978
3）小西　徹，長沼賢寛，本郷和久ほか：小児における頭部正中線上棘波の臨床脳波学的検討．脳神経 40：1189–1193，1988
4）梶谷　喬，木村敬文，仙石宣彦ほか：Midline spikesを示す小児の臨床的，脳波的検討．臨床脳波 31：92–96，1989
5）上田　哲，梅津亮二：小児のmidline spikesの臨床脳波学的検討．臨床脳波 35：162–167，1993
6）Fischer RA, Clancy RR: Midline foci of epileptiform activity in children and neonates. J Child Neurol 2: 224–228, 1987
7）Molaie M: Mid-line epileptiform activity in adult electroencephalograms. Clin Electroencephalogr 16: 54–61, 1985
8）一條貞雄，玉置恵子，千葉　良：脳波にローランド棘とPz-spikeを示した一卵性双生児の1同胞例．臨床脳波 36：754–756, 1994
9）Amit R, Crumrine PK: Ictal midline epileptiform discharges. Clin Electroencephalogr 24: 67–69, 1993
10）一條貞雄，玉置恵子，千葉　良：側頭部棘に同期して現れる頭頂正中部棘．臨床脳波 38：765–768，1996

# 47章 後頭部に突発波を示すてんかん

後頭部に突発波を有する主なてんかんには，❶小児期のてんかんと，❷症候性の後頭葉てんかんがある．

## 1. 後頭部に突発波を示す小児期てんかん childhood epilepsy with occipital paroxysms

### ❶ 定義（ILAE 1989）

視覚症状（黒内障，輝点，錯覚，幻覚）で始まり，しばしばこれに続いて片側の間代発作や自動症を伴う．25% の例で発作直後に片頭痛が生じる．

脳波には高振幅の棘徐波や鋭波が，一側あるいは両側の後頭部・後側頭部に律動的に反復出現するが，開眼によって抑制される．発作時には中心部や側頭部にも広がるようになる．

### ❷ 臨床像

Gastaut[1] によると，初発年齢は 15 か月～17 歳に及び，平均年齢は 7 歳である．てんかんの家族歴が 37%，片頭痛が 16%，熱性発作が 14% にみられたという．

国際分類（2001）では，年齢的に早期発症のタイプ（3～6 歳くらい）Panayiotopoulos type (early-onset bengin child occipital lobe epilepsy, Panayiotopoulos syndrome）と，一方，比較的遅い発症の Gastaut type（late-onset childhood epilepsy）とに分けられている．

### ❸ 脳波（図 1）

### ❹ 経過予後

薬物によりよくコントロールされ，予後は一般に良好である．

## 2. 後頭葉てんかん（症候性） occipital lobe epilepsy

### ❶ 定義（ILAE 1989）

発作は視覚症状が多く，視覚発作は陰性（暗点，半盲，黒内障）あるいは陽性（閃光，輝点）の症状であり，いずれも一過性である．発射が生じた対側視野に起きることも全視野のこともある．対

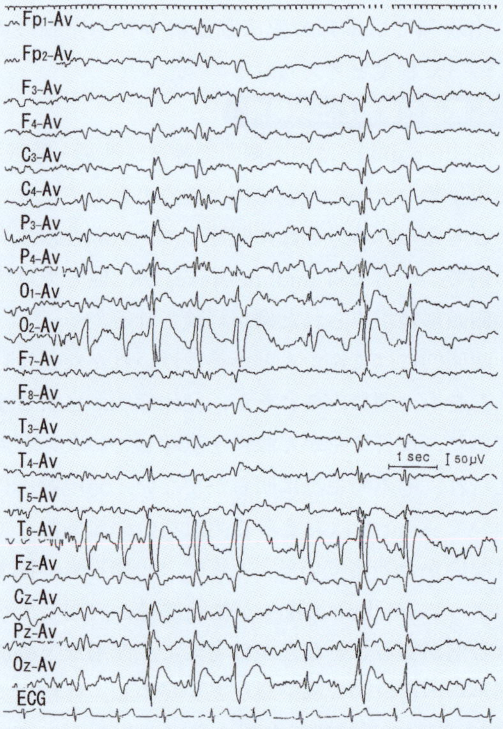


［図 1］Panayiotopoulos 症候群　8 歳 10 か月，女児

出生体重 3,116 g．乳幼児期の発達は正常．5 歳 2 か月にて，早朝睡眠中に顔色蒼白，眼球上転，嘔吐し，四肢強直発作，約 1 時間続く意識障害の発作が初発した．同じ月に入眠直後に 2 回目の発作があり，これは短時間で眼球上転，目が見えなくなったと訴えた．

7 歳 10 か月の就寝時には顔色蒼白，眼球偏位，視覚異常を短時間訴えた．

8 歳 10 か月の脳波には右後頭部から後側頭部に突発波が頻発していた．発作が 3 回と少ないことや，後頭部焦点であることから，予後は良好と考えられたので，投薬は行っていない．

9 歳 2 か月の脳波も初回と同様であるが，発作は抑制されている．頭部 CT，MRI には異常所見は認められない．

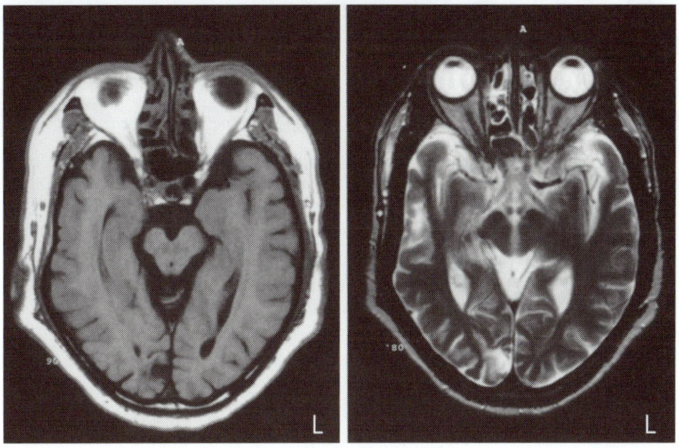


［図 2］頭部 MRI，$T_1$・$T_2$ 強調画像
右後頭葉内側に梗塞像がみられる．
（症例は浦上裕子氏による）

象物が歪んで見える錯覚もみられ，これには大きさの変化（巨視，小視），距離の変化，物体の傾斜，変形，形態の突然の変化（変化視）として出現する．幻視発作では複雑な視覚体験（色つきの場面が見える），まれには自分自身の像を見ることもある．このような錯覚や幻視発作は，側頭・頭頂・後頭葉の境界部位の発射による．

### ❷ 症例 [2)]

**症例 78 歳，男性**

4 年前から左半側視野に白と黒の犬の親子が数秒間現れては消えるという幻視が生じるようになった．右後頭部優位に律動性の鋭波様の波形がみられる．梗塞側とは反対側であるが“paradoxical lateralization（逆説的側性）”によるものではないかと解釈される（92 章　視覚誘発電位，参照）（**図 2，3**）

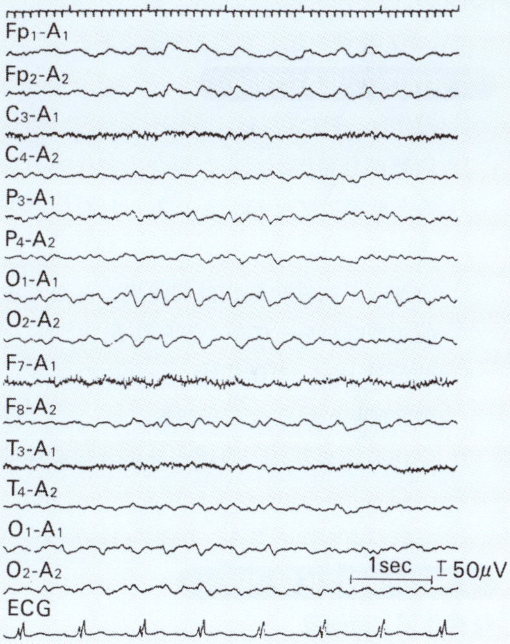


［図 3］後頭葉てんかんの脳波
左後頭部優位に鋭波様の波形がみられる．

❖文献

1）Gastaut H: A new type of epilepsy: benign partial epilepsy of child with occipital spike-waves. Clin Electroencephalogr 13: 13–22, 1982
2）浦上裕子，四宮滋子，永田貴美子ほか：右後頭葉視中枢梗塞後に幻視（complex visual hallucination）が反復出現した 1 症例．てんかん研究 13：148–153，1995

# 48章 前頭葉てんかん

てんかんおよびてんかん症候群の国際分類（1989）のうち前頭葉てんかん frontal lobe epilepsies について述べる．

## 1. 定義（ILAE 1989）

前頭葉てんかんの発作症状には単純部分発作，複雑部分発作，二次性全般化発作，それらの組み合わせなどがある．発作は日に数回くり返し起きることがあり，睡眠中に起きることが多い．発作は心因性の発作と誤られたりすることがあり，またてんかん重積を起こすことがよくある．

## 2. 発作症状（ILAE 1989）

1）発作は一般に短い．
2）複雑部分発作が起きた場合，発作後のもうろう状態はごく短いか，みられないことが多い．
3）急速な二次性全般化は側頭葉てんかんより，前頭葉てんかんに多くみられる．
4）強直性 tonic や姿勢性 postural のような運動性症状が目立つことが多い．
5）発作の始まりに，複雑な身振り自動症 gestural automatism がみられることが多い．
6）発射が両側性の場合，しばしば転倒する．

## 3. 脳波の特徴（ILAE 1989）

### ❶ 発作間欠時脳波

1）異常所見がみられないこともある．
2）背景活動に非対称性がみられたり，前頭部に棘・鋭波がみられることがある．
3）一側性あるいは両側性の鋭波・徐波がみられることがある．頭蓋内導出記録を行えば側性を特定することができることがある．

### ❷ 発作時脳波

臨床発作が始まるときには種々の脳波像がみられることがあり，まれには，発作開始に先行した脳波異常に続いて，重要な局在情報を示すことがある．たとえば次のようなことがあげられる．

1）前頭部やさらに広い部位に低振幅速波，棘の混入，律動性棘，棘徐波，律動性徐波などが通常は両側性に現れる．
2）両側性高振幅の単発性鋭波が現れ，それに続いて広汎性の電位平坦化 flattening がみられる．

なお，頭蓋内記録を行えば，発射の時間的空間的進展に関する情報が得られることがあるが，局在の決定が困難な場合もある。

## 4. 前頭葉てんかん発作の種類（ILAE）

前頭葉てんかんには種々の発作型があるが，発射が前頭葉の各領野を速やかに巻き込むために，必ずしも発作型が特定されるとは限らない．

### ❶ 補足運動野発作 supplementary motor seizures

発作症状は姿勢性 postural，焦点強直性 focal tonic であり，声を出したり vocalization，言語停止 speech arrest，フェンシングの姿勢をとったりする．

### ❷ 帯状回発作 cingurate seizures

発作の始まりに，身振り自動症を示すところの複雑部分発作である．自律神経徴候がみられ，気分や感情の変化もみられる．

### ❸ 前頭極発作 anterior frontopolar region seizures

その症状は強制思考，発作起始時の接触の途絶，頭部や眼球の一方への偏向運動 adversive movements であり，さらに，初めとは反対の方向への運動 contraversive movements，体軸性間代性れん縮 axial clonic jerks，さらに転倒したり自律神経徴候へと発展する発作である．

### ❹ 眼窩前頭発作 orbitofrontal seizures

運動性，身振り性の自動症で始まる複雑部分発作であり，嗅覚性の幻覚や錯覚，自律神経徴候も伴う．

**❺ 背外側発作** dorsolateral seizures

眼球や頭部の強直性まれには間代性の回転運動 versive movements であり，言語停止が起きることもある．

**❻ 弁蓋発作** opercular seizures

咀しゃく，流涎，嚥下，喉頭部の症状，言語停止，上腹部の前兆，恐怖，自律神経症状などである．さらに顔面に，ふつうは焦点と同側性に間代性の単純部分発作がみられる．手にしびれが起きたり，味覚性の幻覚が生じることがある．

**❼ 運動性皮質発作** motor cortex seizures

主に単純部分発作であり，症状はそれを巻き込む脳部位によって異なる．

ローランド前野の下方部位であれば言語停止，発声，発語障害，対側の顔面に強直間代性運動，嚥下運動などがみられる．発作は全般化しやすい．

ローランド野であれば，とくに対側上肢にマーチなしの運動性部分発作や Jackson 型のマーチが起きる．

傍中心回部位 paracentral lobule を巻き込む発作であれば，同側の足 foot に強直性運動発作がみられたり，対側の脚 leg に運動発作が生じたりする．発作後には Todd の麻痺がみられることが多い．

**❽Kojewnikow 症候群** Kojewnikow's syndrome

これには 2 型あり，小児期の Rasmussen 症候群と呼ばれる発作と，成人と小児の両者にみられ運動皮質の種々の病変による発作とがある．

後者の主な特徴は次のようである．❶ 部分性運動発作で，常に一定部位に局在している．❷ ミオクロニーが体性感覚運動発作 somatomotor seizure と同じ部位に現れてくることが多い．❸ 脳波は正常な背景活動に焦点性の棘や徐波が現れる．❹ 小児から成人にかけてみられる．❺ 腫瘍とか血管性の変化など病因が存在することが多い．❻ 原因病変に変化がないかぎり，臨床的・脳波的・心理的面で，この症候群が進行して発展することはない．ミトコンドリア脳症（MELAS）から生じることがある*．

**原註** てんかんのあるものでは解剖学的な焦点を特定するのが難しいことがある．たとえば，前中心回部と後中心回部の症状がそうであり，これらの周辺部位と重複したものは弁蓋発作でもみられる．

*このことに触れた文献がみつからない．

**筆者註** 原文とは順序を変えたり，原文にない番号を付けたりしてある．

国際分類では上述のようである．なお脳波についていえば，補足運動野発作や自動症を示す前頭葉てんかんの場合，頭皮上記録では発作間欠時にも発作時にも，全く有用な所見が得られないといわれる[1,2]．しかし，コンピュータ自動制御による脳波技術を用いた補足運動野発作の頭皮上脳波では，すべての症例で発作時には頭頂部や前頭中心部で高振幅の律動的な鋭波に始まり，やがて低振幅速波，筋電図へと変化するのがわかるが，側方性・局在性は電極間隔を狭めた“10% 分割電極配置法”でも同定できなかったと報告されている[3]．なお鼻咽頭電極は電極の固定に難があるが，前部前頭極発作や眼窩前頭発作が疑われるときには試みる価値があるといえよう．

**❖文献**

1）So NK: Supplementary motor area epilepsy: the clinical syndrome. In; WolfP (eds): Epileptic Seizures and Syndromes. John Libbey, London, pp 299–317, 1994
2）Williamson PD: Frontal lobe epilepsy: some clinical characteristics. Adv Neurol 66: 127–152, 1995
3）Van Ness PC, Bleasel A, Tuxhorn I: Supplementary motor seizures: localization of the epileptogenic zone. In; Wolf P (eds): Epileptic Seizures and Syndromes. John Libbey, London, pp 319–330, 1994

（一條貞雄，石田孜郎）

# 49章 前頭葉てんかんの発作時脳波

発作開始とともに局在性の低振幅速波が現れ，やがて全般性の徐波が出現するという経過を，ビデオと同時記録で観察しえた例である．発作時脳波の代表例といえる．

症例 **24 歳，女性**

運動性皮質発作の例．MRI で右大脳半球と小脳に著しい萎縮が認められるが原因は不詳．軽度精神遅滞がある．

生後 1 か月半から全身けいれんが始まった．5 歳から左の上肢の強直・顔面のけいれん・口角のひきつり，左偏視，次いで上肢・顔面・口角に間代けいれんを示す左半身優勢の発作が週に 1～2 回，覚醒時・睡眠時に起きるようになった．

（石田孜郎）

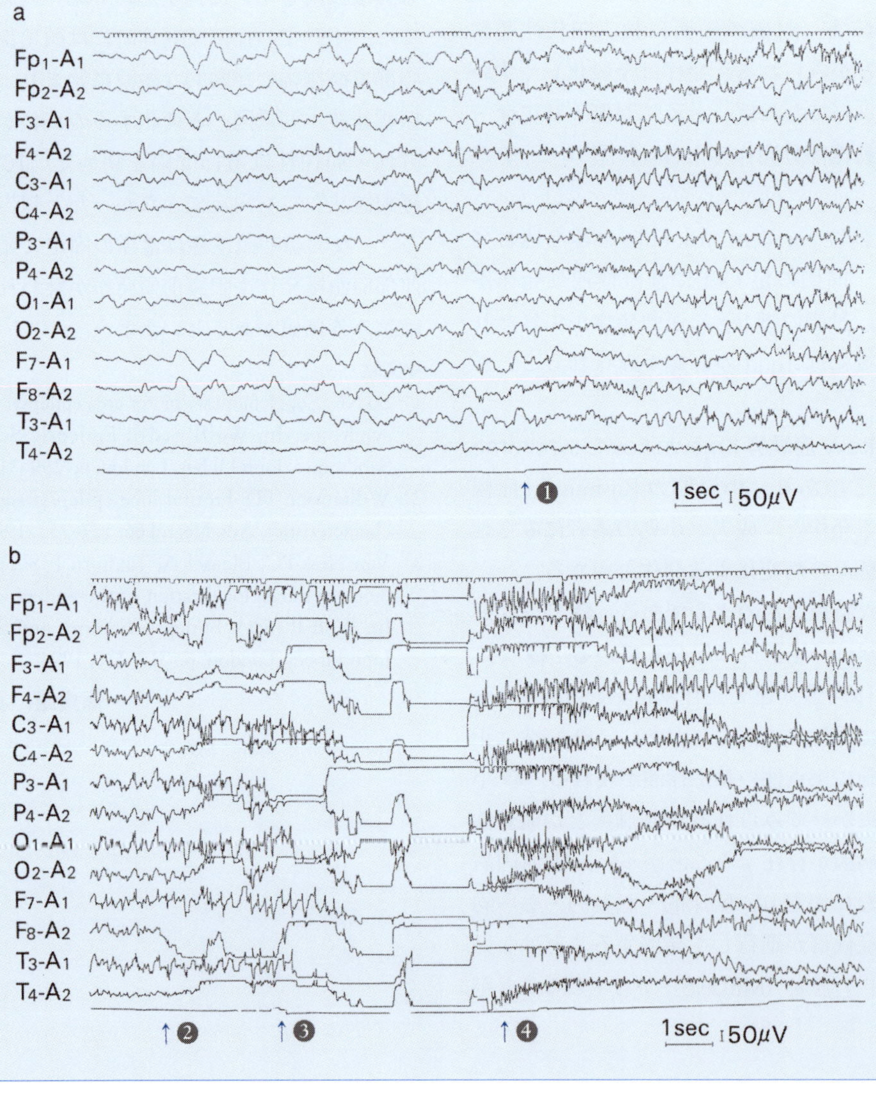

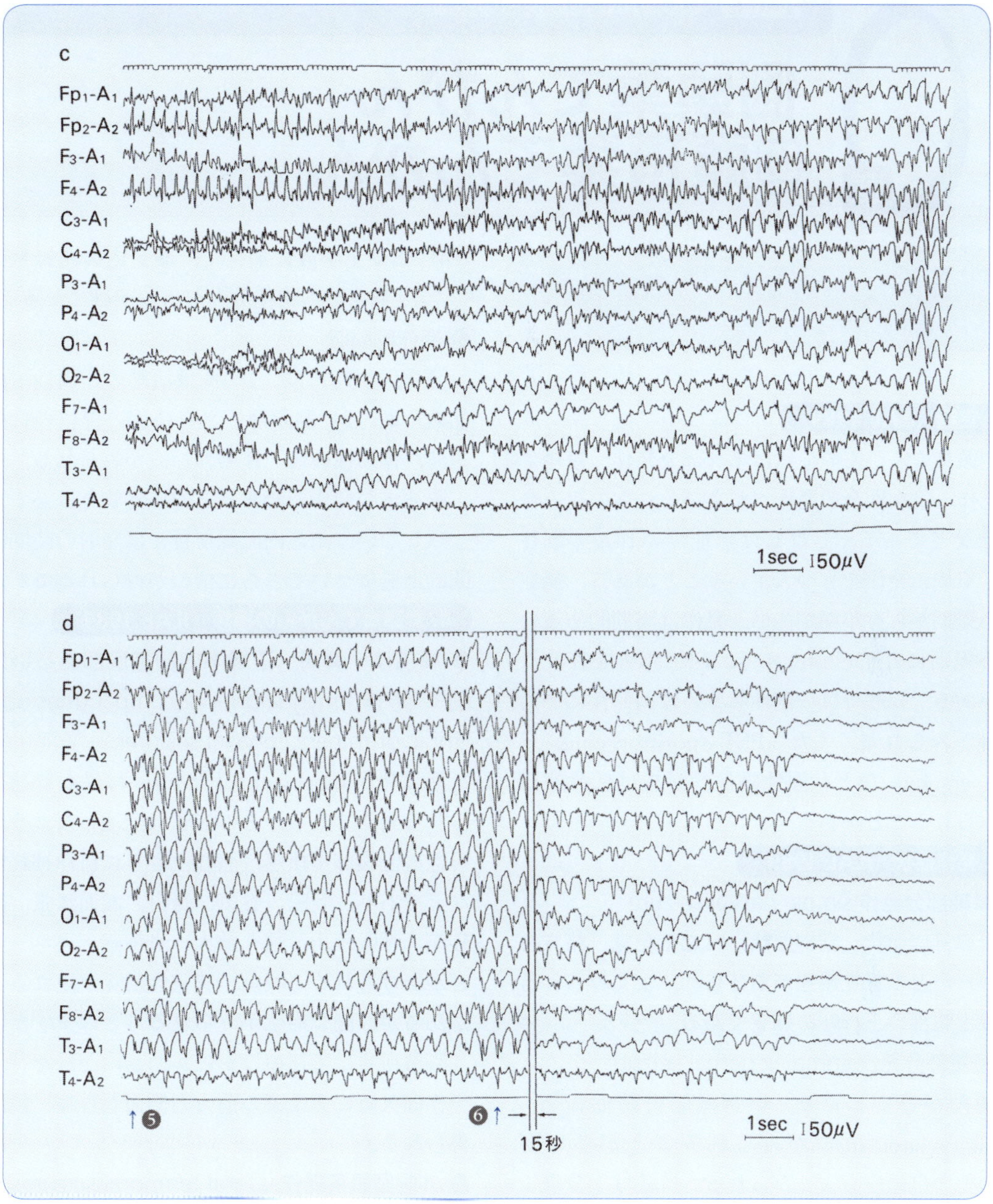


［図］発作時脳波

a. 右前頭極，前頭部に棘や鋭波がみられており，同部位優位に低電位速波が現れ，開眼する．次いで全誘導に 3–4 Hz の律動性棘徐波や徐波が連続して出現する（脳波は変化しているが，❶ の時期に外見的にはまだ臨床発作は明瞭ではない）．

b，c. ❷ 頭部が左側に偏向し，口角が偏位する．❸ 左上下肢に小刻みの速い間代けいれんが起きる．❹ 間代けいれんが止まって左上下肢が伸展強直し，頭部は正中に戻り，閉眼する．

d. ❺ 左半身優勢の間代けいれんが増強し，頭部は再び左へ偏向，眼球は左右に動揺する．❻ の時点で臨床発作は終了しているが，律動性棘徐波は 15 秒ほど持続したのち，もとの脳波に戻る．

# 50章 側頭葉てんかん 付 頭頂葉てんかん

国際分類（ILAE）の局在関連性・症候性てんかん（1989）のうち側頭葉てんかん temporal lobe epilepsies と頭頂葉てんかんについて述べる．

## 1. 定義（ILAE 1989）

側頭葉てんかんの症状は単純部分発作，複雑部分発作，二次性全般発作，およびそれらの組み合わせなどである．しばしば熱性けいれんの既往や，家族に発作をもつ人がいることがある．発症は小児期から青年期が多い．発作は周期的あるいは不規則に群発 cluster する．記憶障害を伴うことがある．脳波では一側性あるいは両側性に側頭葉棘がみられる．また，PET（positron emission tomography）など代謝性画像診断では低代謝域がみられることがある．

## 2. 発作症状（ILAE 1989）

### ❶ 単純部分発作 simple partial seizure

自律神経症状，精神症状，嗅覚や聴覚（錯覚を含む）などの感覚現象があげられ，よくみられるのは上腹部の上行性の感覚である．

### ❷ 複雑部分発作 complex partial seizure

運動が停止したり，口食機能自動症 oroalimentary automatism がみられることが多いが，その他の自動症もよくみられる．持続は1分以上のことが多い．発作後はもうろう confusion とし，さらに健忘を伴うことが多い．ゆっくりと回復する．

## 3. 脳波の特徴（ILAE 1989）

### ❶ 発作間欠時脳波

1）異常所見がみられないこともある．
2）背景活動に程度の違いはあるが左右差がみられることがある．
3）側頭部に棘，鋭波，徐波が一側性・両側性，両側同期性・非同期性にみられることがある．
4）頭皮上脳波に加えて，頭蓋内の記録も行うと異常波の電位分布がより明確になる．

### ❷ 発作時脳波

発作開始時には，1）背景活動の一側性・両側性の中断，2）側頭部やさらに広い部位の低振幅速波，律動性の棘，律動性徐波がみられる．

脳波上の発作の始まりと臨床症状とは必ずしも一致しない．頭蓋内記録を行えば発射の時間的空間的進展についてさらに情報が得られるであろう．

## 4. 側頭葉てんかんの種類（ILAE 1989）

### ❶ 扁桃核—海馬（辺縁系内側基底部あるいは嗅脳）発作 amygdalo-hippocampal (mesiobasal limbic or rhinencephalic) seizures

海馬発作 hippocampal seizures は最も普通にみられる発作である．その症状は上述したように上行性の上腹部不快感，悪心，さらに自律神経症状などであり，腹鳴，呑気，蒼白，顔面膨張，顔面紅潮，呼吸停止，瞳孔散大，恐怖感，パニックなどがあげられる．嗅覚・味覚性幻覚が現れることがあるが，聴覚症状がみられることはまずない．

脳波所見は上述のほかに，頭蓋内記録を行えば，発作間欠時に側頭葉の前方内側面から棘・鋭波が得られる．

### ❷ 外側側頭葉発作 lateral temporal seizures

単純部分発作としては聴覚性の幻覚とか錯覚，夢の状態，視覚性誤認，言語障害などがみられる．伝播が側頭葉の内側部や，さらに側頭葉外にも広がるようになると複雑部分発作に進展する．

脳波では側頭部中部や後方部に棘が現れ，頭部側方の導出でそれらが得られやすい．

## 5. 脳波記録法

側頭葉てんかんの棘が安静覚醒時よりも睡眠脳波でよく観察されることは従来よく経験されることである．

側頭葉内側底部の電位記録のために蝶形骨電極 sphenoidal electrode を用いる方法があり，その際にX線透視下で頭蓋底の卵円孔を目指して電極を刺入することによって診断精度が高まるという報告がある[1]．しかし，側頭部の電極位置を10/20法より少しずらした位置に電極を置くことによって（外耳孔から外眼角に結ぶ線の1/3の点から1 cm上の位置）[2]，従来の蝶形骨電極とほぼ同等の検出結果が得られることが報告されている[3]．

また日常の臨床脳波検査では「41章：側頭葉てんかんの手術例」の脳波（図1，2）にもみるように，耳垂の電極で側頭部底部から波及する電位をかなりの程度に記録できるので，耳垂電極を脳波モンタージュに有効にとり入れることが重要と考えられる．さらに基準電極導出法を用いる場合，基準部位の配慮も必要であり，側頭部からできるだけ距離が離れた，しかも安定した部位として，Oz[4]やPz[5]に置く方法も行われる．また耳垂を含めた平均電位基準電極導出法も有用と考えられる（5，6章参照）．

なお扁桃核—海馬発作には外科治療が行われることがあるが，その適応を決めるために各種の頭蓋内記録が行われる[6]．

## 付 頭頂葉てんかん（ILAE 1989）

頭頂葉てんかん parietal lobe epilepsy は主に単純部分発作と二次性全般発作によって特徴づけられる．発作が頭頂葉にとどまる場合は単純部分発作として現れるが，頭頂葉から広がると複雑部分発作となる．頭頂葉の発作の症状は主に感覚性のものである．それにはチクチクした感じや電気が通じるような感じがあり，それらがJackson型マーチをとる場合もある．身体部分を動かしたいような感じや，動かされているような感じをもつ場合もある．筋緊張が消失することもある．症状が現れやすい部位は対応皮質の広い部分（手，腕，顔など）ということになる．舌のむずむずした感じ，硬直した感じ，冷たい感じ，顔面の感覚などが起きることもある．時には腹部の沈降感，窒息感，悪心が頭頂部の下方・側方部分が巻き込まれた場合にみられることがある．まれに皮膚表面の焼ける感じ，漠然とした，しかし強い痛みが起きることがある．頭頂葉性の視覚現象が幻覚として感じられることがある．劣位半球から発射が生じた場合，ものが歪んで見えたり，近くに見えたり，形が伸びて見えたりするなどの変形視が起きることがある．陰性現象としてしびれ，身体の一部や半分がなくなった感じなど身体失認があげられる．ひどいめまい，空間の失見当識は頭頂部下部の症状である．優位半球から始まる発作としては，種々の感覚性・伝達性の言語障害がある．側方に偏る性器感覚が中心傍回の発射で生じることがあり，また回転性・姿勢性の運動現象が起きることもある，中心傍回の発作は二次性全般化する傾向がある．

### ❖文献


1) Kanner AM, Ramirez L, Jones JC: The utility of placing sphenoidal electrodes under the foramen ovale with fluoroscopic guidance. J Clin Neurophysiol 12: 72–81, 1995
2) Silverman D: The anterior temporal electrode and the ten-twenty system. Electroenceph clin Neurophysiol 12: 735–737, 1960
3) Binnie CD, Marston D, Polkey CE et al: Distribution of temporal spikes in relation to the sphenoidal electrode. Electroenceph clin Neurophysiol 73: 403–409, 1989
4) Ebersole JS, Pacia SV: Localization of temporal lobe foci by ictal EEG patterns. Epilepsia 37: 386–399, 1996
5) Ebner A, Hoppe M: Noninvasive electroencephalography and mesial temporal sclerosis. J Clin Neurophysiol 12: 23–31, 1995
6) King D, Spencer S: Invasive electroencephalography in mesial temporal lobe epilepsy. J Clin Neurophysiol 12: 32–45, 1995

# 51章 てんかんの外科

てんかんの包括的治療では外科治療は除外できない．月に数回の側頭葉発作と側頭葉棘が数年以上持続している症例は診断治療の再検討が必要である．ここでは外科治療について述べる．

## 1. 外科治療の対象

薬物治療で改善されない難治性のてんかんが対象になる．

難治てんかん患者にとって，外科治療が安全かつ効果的であれば，発作コントロールや人生設計への希望も湧いてくるであろう．しかし，医師は性急に外科治療を進めるべきでないし，一方，発作をコントロールできないまま何年も放置すべきではない．薬物療法を数年間工夫しても，月に1～3回以上のてんかん発作が観察される症例のおよそ半数には，頭部CT，MRIの検査を行うと脳の形態の変化が認められる．これらの症例は外科治療を検討してもよいと考えられる．

## 2. 側頭葉てんかんの画像診断による分類

慎重に検討した自験例（小穴）59例の側頭葉てんかんの場合，MRI冠状断で形態異常を示した29症例の内訳をみると，およそ2/3の例では海馬や扁桃核など辺縁系側頭葉内側に，1/3の例で側頭葉外側に形態の変化がみられた．

## 3. 手術方法の種類と成績

てんかん外科で最も多い手術法は側頭葉前部切除術であり，最近では一般的な外科治療である．選択的扁桃核海馬切除術も実施されている．発作消失率は両者ほぼ同率であり，これらに発作改善率を含めると90％以上と好成績を示している．

側頭葉以外の脳葉の切除術（トペクトミー）はとくに前頭葉と頭頂葉で行われる．また，大脳半球切除術も小児例の一部に実施されることもある．

以上はいずれも難治性部分てんかんの外科治療法であるが，最近，軟膜下皮質多切術（MST）も注目されている．

転倒発作を示す難治症例に脳梁離断術が実施されることもある．転倒発作の回数と重症度を劇的に減少させるが，部分発作には効果的でない．

## 4. 外科治療の問題点と今後の課題

側頭葉てんかん外科の場合，外科治療で約90％以上の確率で発作がコントロールされると予測されても，それら全例に外科治療を実施することは困難である．ことに高齢者や若い女性，あるいは100％の確率で治癒を希望する者は，手術を躊躇することが多い．しかし，一方，若い人でも知的レベルの高い患者や，職場での仕事の継続を望む患者では外科治療を希望する傾向がみられる．

CTやMRIで形態の異常が認められても，外科治療の非適応例としては，多焦点性の症例，幻覚妄想状態などの精神症状が出現する症例があげられる．また，知的障害があり，外科治療についての理解力が不十分な例も問題である．もっとも，脳の形態の異常が巨大であっても，まれには薬物療法が効果的な例もあるし，今後さらに新薬の開発に期待される面が存在している．

なお，脳に形態の変化があるかないかの判断が困難な境界領域に属する患者や，形態の異常が認められないにもかかわらず薬物治療に拮抗する難治の症例などが，てんかん治療の今後の課題と考えられる．

❖文献


1）Gumnit RJ: The Epilepsy Handbook. 2nd ed, Raven Press, New York, 1995
2）清水弘之：てんかんの診断と手術．朝倉書店，1997
3）小穴康功：前頭葉てんかん．CLINICAL NEUROSCIENCE 20（7）：786–788，中外医学社，2002


（小穴康功）

# 52章 側頭葉てんかんの手術例

薬物治療に拮抗した難治例には脳外科的に手術が行われることがある．側頭葉てんかんでは手術が有効なことがあり，その1症例を示す．

## 1. 症例の概要

**症例 35歳，男性**

［診断］複雑部分発作をもつ側頭葉てんかん．

［家族歴］特記すべきことはない．

［既往歴］生後9か月に種痘の予防接種後，発熱を生じて全身けいれんを起こし，救急車にて某医大小児科に入院したことがある．約4時間後に意識を回復した．髄液，その他の諸検査では異常なく，そのときは10日後に退院した．

［現病歴］3歳頃から週に1～2回顔をしかめ，口をもぐもぐさせ，その後流涎するという発作が出現するようになった．持続時間は数10秒程度である．別の某医大を受診，服薬をするようになった．

専門学校を卒業し，染色工芸に従事していたが，24歳から発作が月に1～2回，あるいは週に4～5回と起きるようになった．フンフンとうなずくような声を出し，その後じっと眼をすえて，胸に手をあてて息苦しそうにする．まれにくずれ落ちるように倒れることがあるが，けいれんはない．車を運転中に発作が起き，交通事故を起こしたため，A大学病院精神神経科を受診した．

## 2. 治療と検査結果

薬物療法としてフェニトイン300 mg（血中濃度7.7 μg/ml），バルプロ酸1,200 mg（49.6 μg/ml），カルバマゼピン600 mg（7.0 μg/ml）が処方されていた．

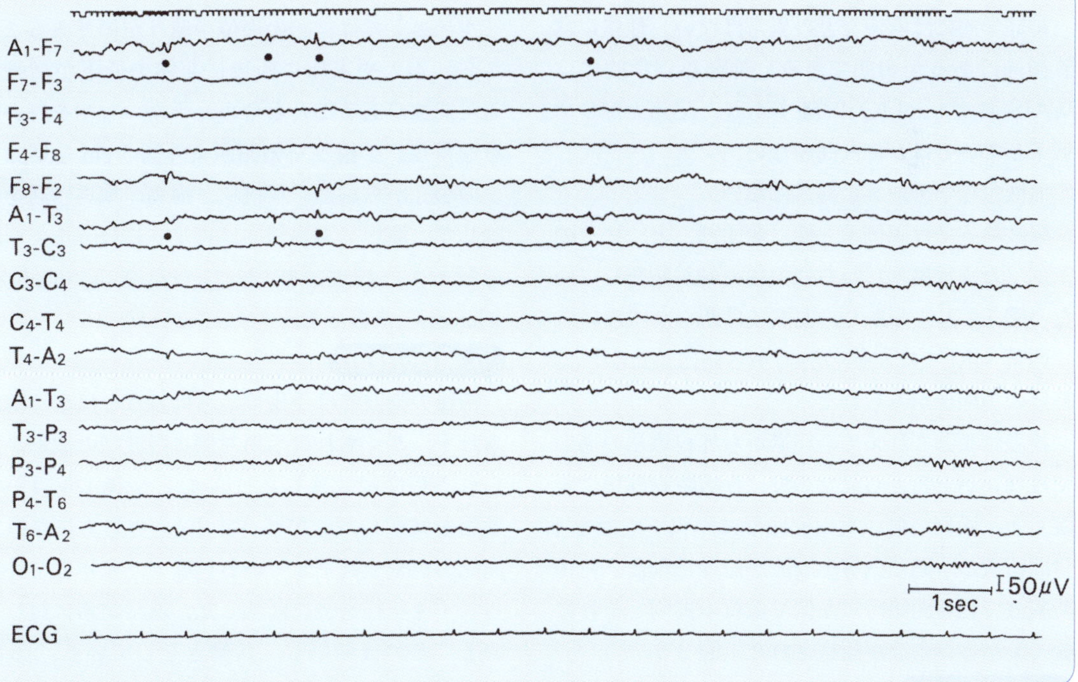


［図1］横方向，耳垂部を含めた双極導出の記録

両側の側頭部前部，中部，ことに下部（耳垂部$A_1$，$A_2$）から，棘が得られている．やや左側優位であり，$A_1-F_7$，$A_1-T_3$で棘は上向きで，$F_8-A_2$，$T_4-A_2$で棘は下向きである．

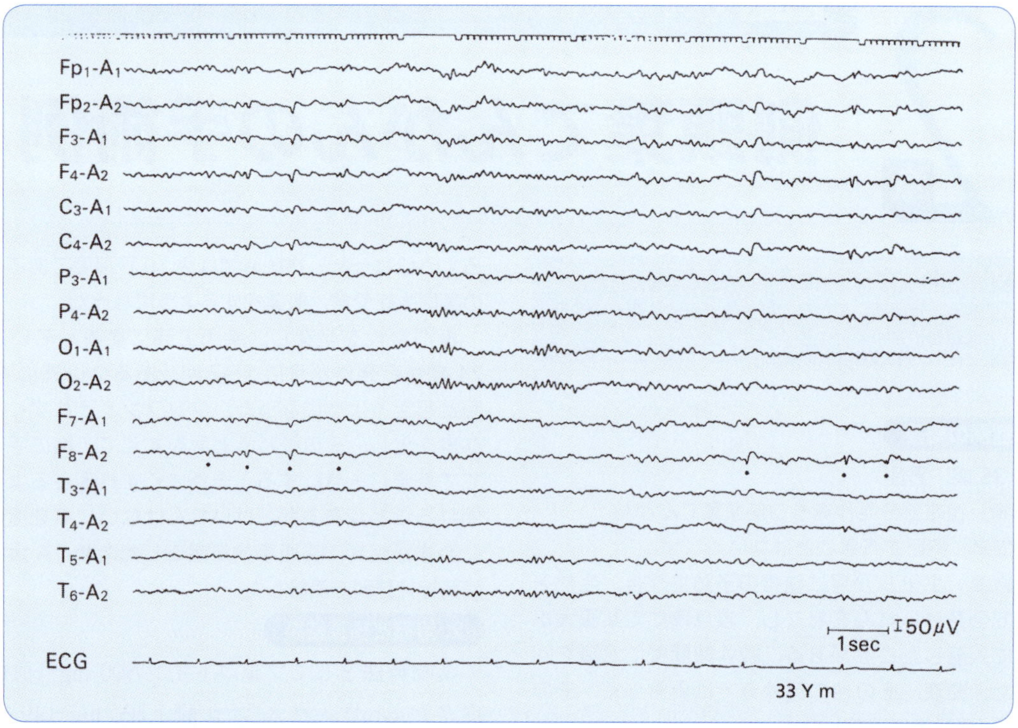


［図 2］耳垂の基準電極導出法

下向きの棘がほぼ全導出に，両側性，やや右側優位に記録されている．棘は側頭葉下部，おそらく右側側頭葉底部から現れたものと考えられる．

神経学的には麻痺などの異常はない．性格に粘着傾向はあるが明朗である．神経心理学的にはWAIS–R で total IQ が 72 であり，記銘力がやや低下しているほかには問題ない．

血液生化学データに異常はない．

脳波検査では両側独立性に側頭部，とくにその下部（耳垂電極部）から低振幅の棘が頻発していた（**図 1，2**）．しかし，左右差は明らかでない．

頭部 MRI では左側の海馬から側頭葉にかけて軽度の萎縮像がみられた．

検査結果とこれまでの経過から外科療法の適応ではないかと考えられたので，B 病院脳外科に入院した．両側の側頭葉内側底部に硬膜下電極を 4 日間留置し，頭蓋内導出脳波が記録された．発作時脳波で発作開始時に左側で電位の抑制とそれに続く漸増性律動波が観察された（**図 3**）．

**3. 診断と手術**

上述の結果からてんかんの一次性病変は左側側頭葉内側に存在すると診断された．しかしアミタールテストでは言語の優位半球は左側であることから，本人や家族に術後に記銘力低下が増強する可能性があることも含め，手術の説明を行い同意を得た．手術は左側側頭葉外側 3 cm を切除し，この小孔から鉤部，扁桃核，海馬，海馬傍回を切除した．海馬，海馬傍回は可及的に後方まで切除を行った．病理診断は，“severe Ammon's horn sclerosis” であった．

**4. 術後の経過**

術後の脳波では手術側からは棘などは全く認められず，ごくまれに手術対側に鋭波様の波形がみられる程度に改善した（**図 4**）．術後 1 年目から薬物を減量し，ジアゼパム 2 mg の処方になった．記銘力がやや低下している程度で，発作は全くみられず 4 年経過後に断薬した．通常業務に復している．その後結婚し，共働きをしている．16 年間無発作である．

（小穴康功）

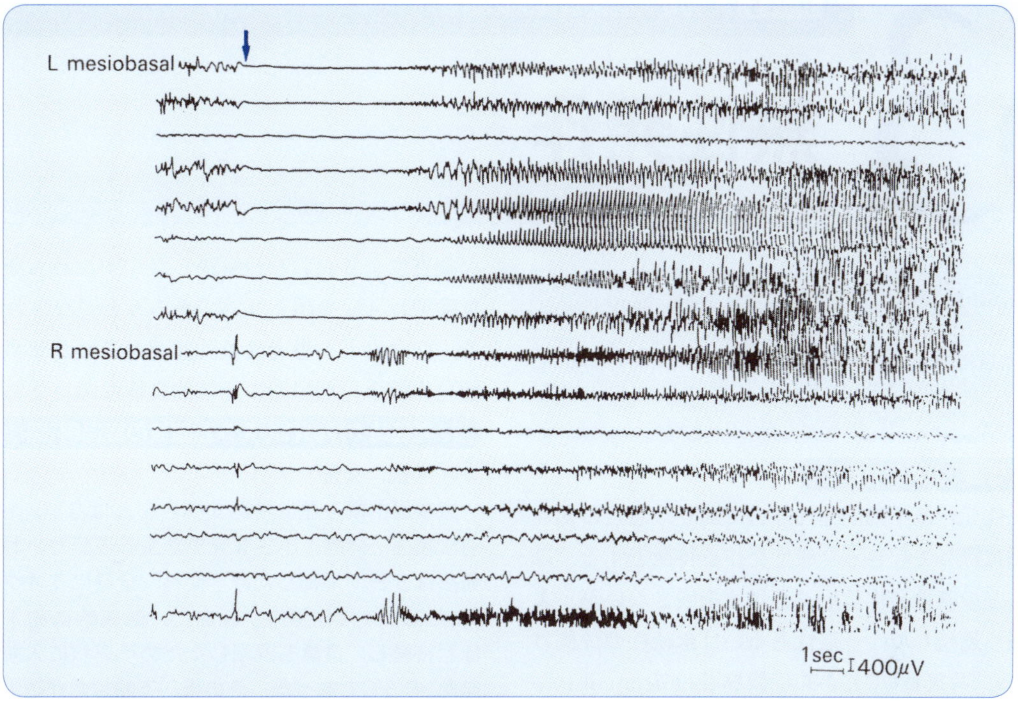


［図 3］ 頭蓋内の側頭葉内側底部電極による発作時脳波

左側の電極グループ（L mesiobasal）で発作（矢印）直後に電位の抑制 decremented EEG pattern がみられ，やがて漸増性の速い律動波が観察される．左側海馬がてんかん焦点と考えられた．
（脳波は清水弘之氏による）

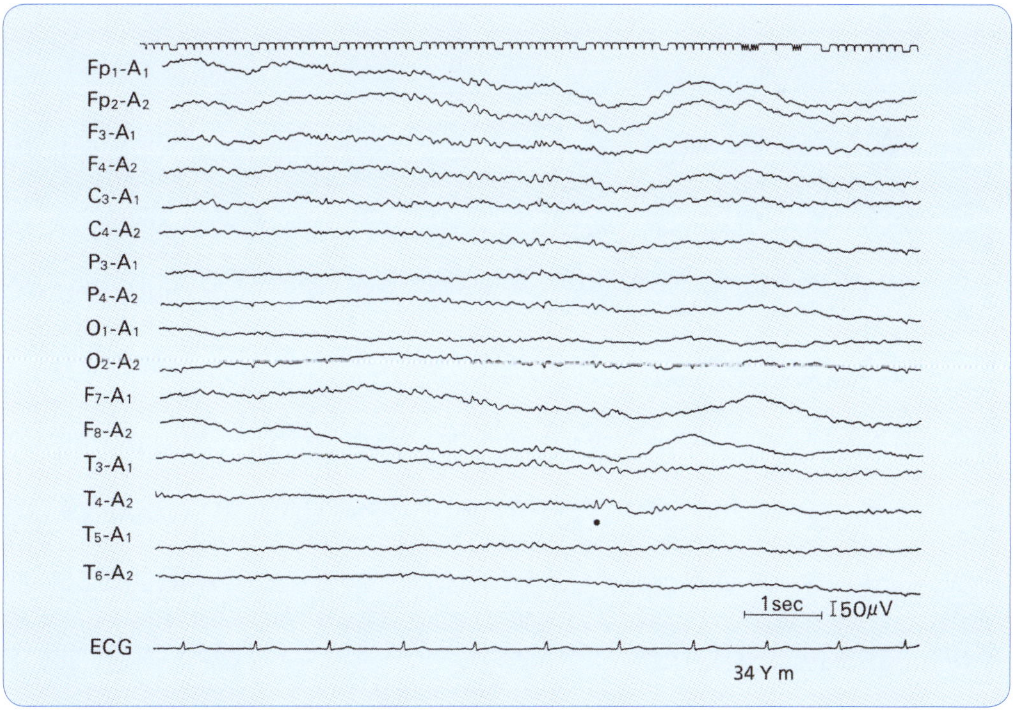


［図 4］ 術後 6 か月後の脳波

左側手術側から棘などはみられない．ごくまれに手術対側に鋭波様の波形がみられる程度に改善している．

# 53章 熱性発作

熱性発作 febrile seizure は，乳幼児期のけいれんの中で最も頻度が高い．本邦における定義は，「発熱（38℃以上）に伴って出現するけいれん発作で，中枢神経感染症や代謝疾患以外の原因によるもの」とされている．その対応については指針ができているが，脳波の解釈にはまだ問題が残っているといえよう．

## 1. 定義（ILAE 1989）

熱性発作は年齢関連性障害であり，急性の熱性疾患に際して起きる全般性発作を特徴とする．ほとんどの熱性発作は短く合併症を残さないが，より長く遷延して，一過性あるいは永続性の片側けいれん–片麻痺–てんかん症候群（hemiconvulsion-hemiplegia-epilepsy syndrome；HHE）を始めとする神経学的後遺症を残す場合がある．約 1/3 の患者は熱性発作をくり返す．後にてんかんに移行する危険性に関する議論は，近年行われた大規模な調査によりおおむね解決した．すなわち全体の危険率は 4% を超えないであろうと見なされている．ほとんどの患者は予防投薬を必要とせず，熱性発作は小児期早期の比較的良性な障害である．

## 2. 発熱時のけいれん発作と脳波の経過例（図）

症例 **4 歳，女児**

家族歴，既往歴に特記すべきことはない．1 週間前に顔面，体幹に小さな発疹が生じ風疹といわれた．発疹は 3 日で消褪したが，突然，全身にミオクロニー様のけいれん発作が起きた．断続的に約 1 時間ほど持続し，意識も混濁したため小児科に入院した．発熱 39.5℃であった．その後，下熱したが嗜眠状態が続くため，けいれん発作後 3 日目に脳波検査が行われた．

**図 a** では 2–3 Hz の不規則な高振幅の δ 波と 4–6 Hz の θ 波からなる脳波で，明らかな異常脳波であ

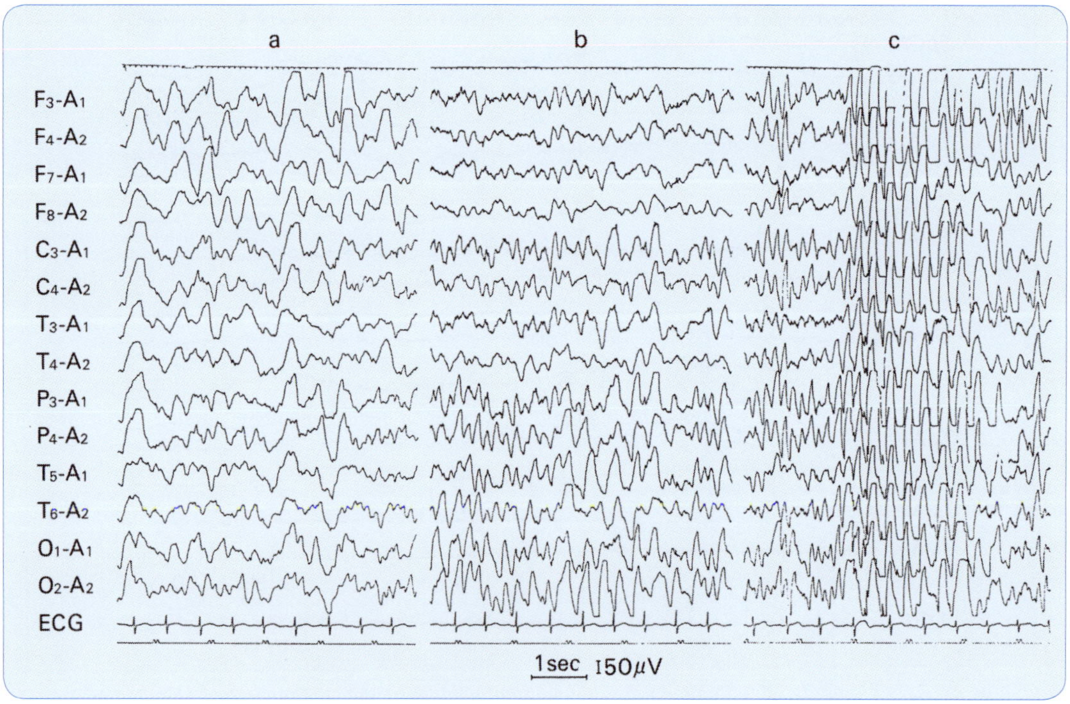


［図］ a. けいれん発作 3 日後の脳波, b. a から 1 週後の脳波, c. a から 1 か月後の脳波.

る．b はその 1 週後の脳波であり，改善傾向があるが，まだ不規則であり，4–6 Hz の θ 波に 3 Hz 程度の δ 波がみられる．c は臨床的には全く正常になり，a から 1 か月後の脳波である．6–7 Hz の年齢相当の律動を示していたが，図示したように 3–4 Hz の両側性棘徐波バーストが数回出現した．しかし，臨床的には問題なく薬物は使用しないで経過を観察し，さらに 2 か月後，3 か月後と検査したが，その後は睡眠脳波でも正常であった．すでに 20 年以上を経過しているが，何ごとも聞いていない．

症例は少なくとも熱性発作非定型発作といえ，広義の熱性発作（ILAE 1989）にはこのような例も含まれると考えられる．

## 3. 脳波異常の種類と出現頻度

### ❶ 基礎波の徐波化

**図 a** の脳波のように，けいれん直後に広汎性の徐波（δ 波，θ 波）が現れることがあるが，多くは 8〜10 日以内には消失するといわれる[1]．しかし，脳波に左右差や局在性徐波が持続する場合は，背景に基礎疾患の存在を疑わせる所見といえよう．

### ❷ 突発波

1）両側性棘徐波

**図 c** の脳波のように，けいれんを起こしてから何週間か何か月か経過したのちに（ただし 3 歳以降），高振幅で 3–4 Hz の両側性棘徐波のバーストが現れることがある[2]．しかし，棘成分は必ずしも明瞭でないことが多く，pseudopetit mal discharge[3] と呼ばれたりする．数か月，数年の経過で消失することが多く，一過性であることが多い[2]．

2）局在性の突発波

これには頭蓋頂正中部，とくに Cz や Pz に現れる棘（midline spikes）や中心—側頭部に現れる棘，中心側頭部棘（“ローランド発射 rolandic discharges；RD”，43 章）があげられ，脳波的に興味がもたれている．

### ❸ 脳波異常の出現頻度と年齢

熱性けいれん自体の出現は 1〜2 歳にピークがあり，多くは 3 歳までに発症する．しかし異常波形の出現は年齢によって違いがある．両側性棘徐波は，3 歳以上の小児期全体にみられるのに対して，midline spikes や “RD” には年齢依存性が存在し，midline spikes は 4 歳を頂点とし 3〜6 歳に大部分を占め，中心側頭部棘は 6 歳を頂点とし 4〜8 歳に 70% 出現する[4]．

出現頻度は報告者により記録条件や判定条件が異なり，違いがある[1]．自験例では，熱性発作児（6 か月〜8 歳）156 例の脳波について，初回と 2 回目（約 1 年後）の結果では，両側性棘徐波は 16 例（10.3%）であり，midline spikes は 8 例（5.1%），中心側頭部棘は 5 例（3.2%）であった[5]．

## 4. 熱性発作における脳波異常の意義

けいれん直後にみられる徐波はけいれんによる脳に対する影響と考えられる．両側全般性棘徐波ついては必ずしもてんかん性とはいえず，NIH の熱性発作カンファレンスでも，てんかん発症との関係はないと述べている[6]．しかし，経過により出現頻度が増大したり，熱性発作を頻回にくり返したり，無熱性のけいれんを起こすようであれば薬物の使用が考慮されるべきであろう．

なお，midline spikes と中心側頭部棘とについては，必ずしも皮質焦点性のてんかん源性を意味するものではないと考えている（43，46 章）．

❖文献

1）山磨康子，大田原俊輔：熱性痙攣の脳波．臨床脳波 25：401–408，1983
2）上岡清隆：熱性痙攣の臨床的，脳波学的研究．第 2 編 熱性痙攣児の脳波所見—とくにてんかん波を認めた熱性痙攣児の臨床的，脳波学的追跡調査．日児誌 79：543–555，1983
3）Gibbs FA, Gibbs EL: Atlas of Electroencephalography. Vol. 3, Addison-Wesley, Cambridge, 1964
4）呉本慶子，高橋系一，斉藤昌宏ほか：頭頂中心線上陰性棘波（Pz spike）を伴う熱性けいれん児の臨床，脳波学的検討．小児科臨床 47：231–235，1994
5）一條貞雄：熱性けいれん児脳波における両側性棘徐波，midline spike，RD の出現頻度．脳波と筋電図 25：408，1997
6）NIH: Consensus statement. Pediatrics 66: 1009–1012, 1980

# 54章 突発性異常波形，棘・鋭波

棘 spike や鋭波 sharp wave は臨床的に重要な異常波形である．主にてんかん発作で観察されるので，てんかん形発射 epileptic discharges と呼ばれたり，単に突発波（発作波）paroxysms などと呼ばれる．ここでその発生機構も考える．

## 1. 定義

IFSECN では，次のように定義している．

「棘 spike とは背景活動から明瞭に区別される一過性の電位 transient であり，通常の紙送り速度で記録するとその先端は尖っており，持続幅は 20 msec から 70 msec 未満，すなわちおよそ 1/50〜1/14 秒のものをいう．鋭波 sharp wave はその幅が棘よりも広く 70〜200 msec のものを指す．紙送り速度 3 cm/sec で記録した場合，棘はその幅が 2 mm 以下，鋭波は 2 mm 幅を超えるものということになるが，これはあくまでも記載上の便宜的な分け方である．なお，棘や鋭波の主成分は電気的には概して陰性であり，その振幅はさまざまである」．

## 2. 突発波の臨床的意義

突発波には発作時 ictal のものと，発作間欠期 interictal のものがある．脳波の突発波とはふつう後者の発作間欠期の突発波のことであるが，それらは必ずしも臨床発作を直接的に反映していない．

すなわち，まれには健常者でも棘がみられることが報告されている．Zivin ら[1]によると，非てんかん者 6,497 人の脳波検査のうち，てんかん型波形を示したものが 2.4%，142 人いた．しかし，それらを数か月から 10 年以上観察した結果，14.1% で発作を起こした．なお，それらには 6 Hz 棘徐波複合の例も含まれているが，それらでは発作は起きなかったと報告している．

藤谷[2]によると，国鉄（現在 JR）の運転従事者志望の男性 1,000 人（18 歳以上，平均 19.6 歳）について，安静時，過呼吸（4 分），光刺激による脳波検査では，棘・鋭波が 11 人，棘徐波複合が 6 人みられたと報告している（都合 1.7%）．この調査には，上述 Zivin らと同様に，6 Hz 棘徐波複合も含まれていると考えられる．

Gregory ら[3]によると，英国空軍パイロット志望者，30 年間 13,658 人についての脳波（過呼吸 3 分間，光刺激）でてんかん型発射を示したものは 69 人（0.5%）であった．これらに 14 Hz 陽性棘や 6 Hz 棘徐波複合は含まれていない．このうち 43 人について，5〜29 年経過観察した結果，1 名がてんかん発作を起こしたと報告している．

Hughes ら[4]によると，てんかんと診断がついた例 358 例について，300 例（83.7%）が異常（徐波のみの脳波も含む），58 例（16.2%）が正常であった．しかし，この正常脳波例をその後 7 年間経過観察した結果，正常脳波例は 4.7% にしかすぎず，てんかんの診断には脳波が有効であることを述べている．

このように，まれに健常者で棘が観察されることもあるが，経過を観察するとてんかん発作を起こしたりしており，臨床的にはやはり重要な所見と考えられる．

## 3. 棘の発生機構

棘の発生について動物実験による大脳皮質焦点に関する多くの研究がある[5]．しかし，Engel[6]によると，難治性部分てんかんの頭蓋内脳波記録の経験では，動物実験でつくられたような限局性のてんかん焦点に出会うことはまれであり，脳の多数の部位で発射が生じていると述べている．

最近では，むしろ海馬について興味ある研究がされている[5]．まず Dichter ら[7]はネコの海馬でペニシリンにより，CA3–4 領野から発射が生じることを報告している．また Wong ら[8]はモル

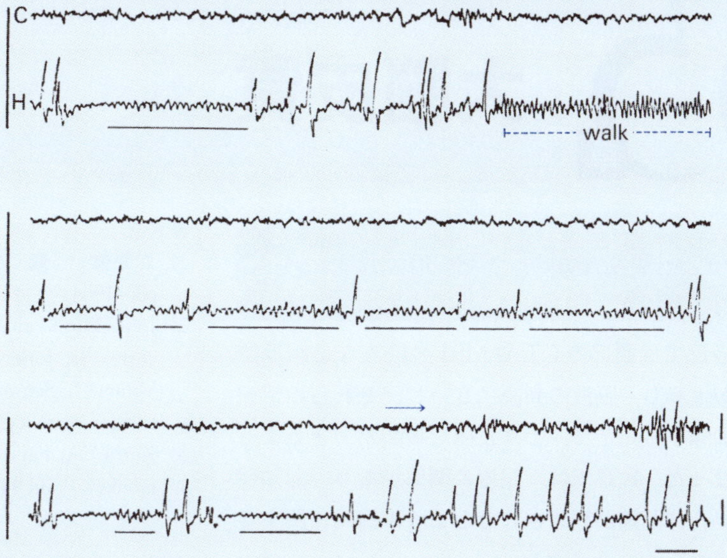


［図］SPKs（negative EEG spikes）と RSA（rhythmical slow activity）[9]

C：前頭部の皮質脳波（双極導出），H：海馬の脳波（骨に基準電極）．下線部は覚醒時の slow RSA．3 の矢印は，SPK の始まりに一致した皮質の高振幅徐波．

calibration 振幅 0.4 mV（C），1 mV（H）．1 sec.

モットの海馬で CA2–CA3 から刺激に対して潜時の長い発射が得られることを報告し，それらの発射が棘を形成しているのではないかと述べている．

さらに Suzuki ら[9]は正常のラットの背側海馬の CA1 領野から，高振幅（4 mV 以上）で 40～100 msec 持続の陰性スパイク negative EEG spikes（SPKs）が記録されることを観察した（**図**）．それは，0.2～5/sec の頻度で発生し，覚醒時や徐波睡眠時に観察された．それらの電位発生をみると，海馬の上昇層で陽性電位が得られ，錐体細胞層の直下で極性が逆転し，放射状層で陰性電位が得られたことを観察し，尖端樹状突起部に電流の吸い込み口 sink が存在しているのではないかと報告している．そして，この正常ラットにみられるスパイク（SPKs）と，てんかんにみられる発作間欠期の棘との間には共通の機構が存在するのではないかと述べている．

このように発作間欠期の棘については海馬からの発射と関係づける報告がみられ，海馬との関連を検討する必要があるのではないかと考えられる．なお Wong らの研究については 45 章でも述べたところである．

❖文献

1）Zivin L, Ajmone-Marsan C: Incidence and prognostic significance of “epileptiform” activity in the EEG of non-epileptic subjects. Brain 91: 751–778, 1968
2）藤谷　豊：正常健康者の脳波．臨床脳波 11：368–376, 1969
3）Hughes JR, Gruener G: The success of EEG in confirming epilepsy revisited. Clin Electroencephalogr 16: 98–103, 1985
4）Gregory RP, Oates T, Merry RTG: Electroencephalogram epileptiform abnormalities in candidates for aircrew training. Electroenceph clin Neurophysiol 86: 75–77, 1993
5）Hughes JR: The significance of the interictal spike discharge: a review. J Clin Neurophysiol 6: 207–226, 1989
6）Engel Jr J: Functional explorations of the human epileptic brain and their therapeutic implications. Electroenceph clin Neurophysiol 76: 296–316, 1990
7）Dichter M, Herman C, Selzer M: Penicillin epilepsy in isolated islands of hippocampus. Electroenceph clin Neurophysiol 34: 631–638, 1973
8）Wong RKS, Traub RD: Synchronized burst discharge in disinhibited hippocampal slice. I. Initiation in CA2–CA3 region. J Neurophysiol 49: 442–458, 1983
9）Suzuki SS, Smith GK: Spontaneous EEG spikes in the normal hippocampus. I. Behavioral correlates, laminar profiles and bilateral synchrony. Electroenceph clin Neurophysiol 67: 348–359, 1987

# 55章 大脳皮質

臨床脳波判読に際して脳の解剖・神経生理学的な基礎的知識が必要である．本章では大脳皮質の解剖と脳梁線維分布図を掲載する．

最近では頭部のCTやMRIの検査など画像診断が進歩し，脳波の判読にさいし，それらの情報も加味することで，より正確な診断ができるようになった．次章では，記憶に関係があり，認知症の場合に萎縮が観察されるところの海馬に関する図譜を示すことにする．

❖文献
1）岩井榮一：脳―学習・記憶のメカニズム．朝倉書店，p3，1984
2）Jones EG: Connectivity of the primate sensory-motor cortex. In; Jones EG, Peter A (eds): Cerebral Cortex, Volume 5, Sensory-Motor Areas and Aspects of Cortical Connectivity. Plenum Press, New York, p146, 1986
3）Karol EA, Pandya DN: The corpus callosum in the monkey. Brain 94: 471–486, 1971

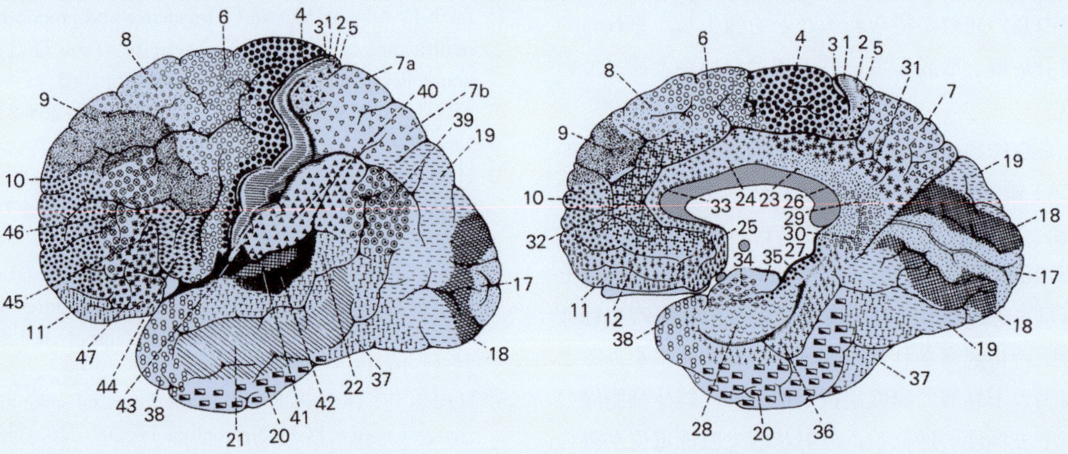


［図1］Brodmann（1909）のヒトの大脳皮質の領域図譜 1)

ヒトの大脳皮質では，大型の神経細胞体が集まる層（III，V）と，神経線維（神経細胞の突起）と小型の細胞（膠細胞を含む）が集まる層（I，II，IV，VI）の6層構成を識別することができる（**図2**）．Brodmann（1909）は細胞構築の微妙な変化に基づいて50余りの領域（皮質野）に細分し番号を付けた．機能局在の研究のための目印として今日でも活用され，運動野（4野），知覚野（7野），視覚野（17野）等がよく知られている．

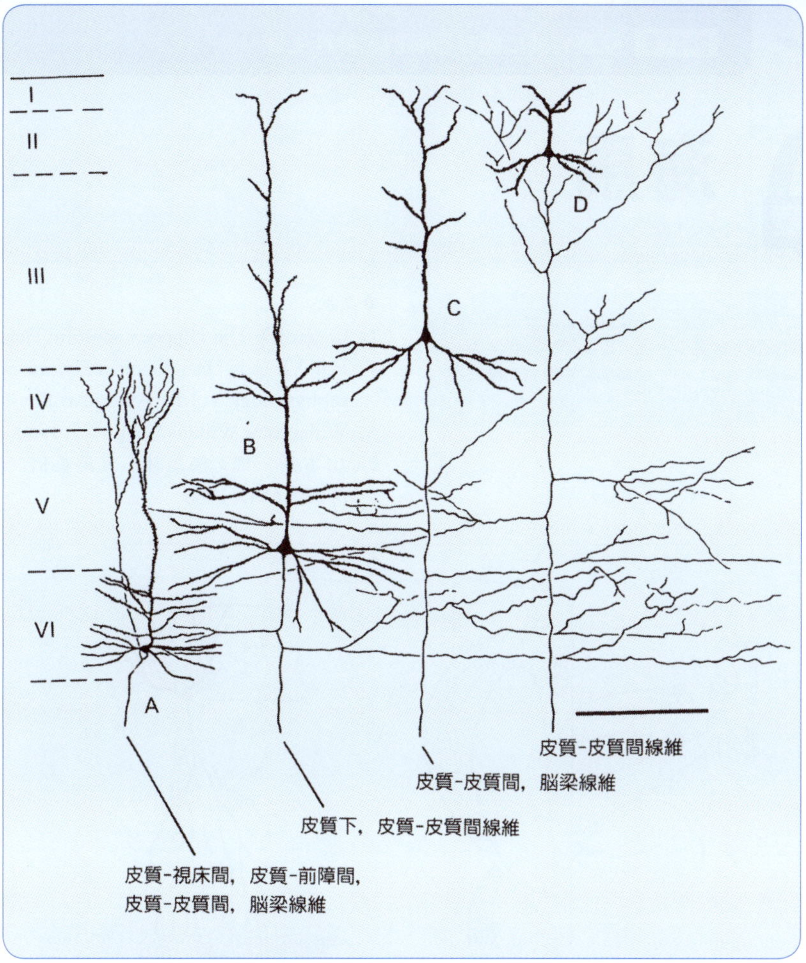


［図 2］大脳皮質（サルの運動領皮質，S1）における錐体細胞の模式図[2)]

A：皮質―視床間 corticothalamic，皮質―前障間 corticoclaustral，一部分皮質―皮質間 some corticocortical，一部分脳梁 some commisural 線維．B：皮質下 subcortical，一部分皮質―皮質間 some corticocortical 線維．C：皮質―皮質間 corticocortical，脳梁 commisural 線維．D：皮質―皮質間 corticocortical 線維．

外層（I–IV 層）には入力線維と皮質間連合線維が，内層（V–VI 層）には出力線維が存在する．

［図 3］大脳半球における脳梁線維終末の分布

サル（rhesus monkey）で脳梁を切断し，脳梁線維に接続する細胞に生じた変性から作製した分布図．脳梁線維の分布は均等に分布するのではなく，後頭葉極部，側頭葉先端部，中心回部の四肢末端（手，足）に相当する部位などではそれが欠如している[3)]

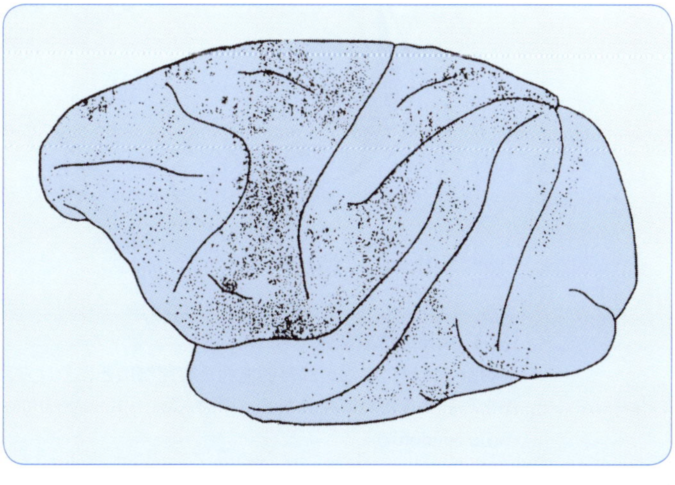

56章



# 海馬

臨床脳波，ことにてんかんの脳波を理解するには海馬の解剖・神経生理学的知識が必要である．ここでは動物実験による研究を理解するために，動物の海馬や神経路を模式的に示す．

❖文献

1）Green JD: The Hippocampus. In; Field J, Magoun HW, Hall VE (eds): Handbook of Physiology, Section I. Neurophysiology Vol II. American Physiological Society, Williams & Wilkins Co, p1375, 1960
2）山本長三郎：海馬体．真島英信：生理学，文光堂，pp670–684，1986

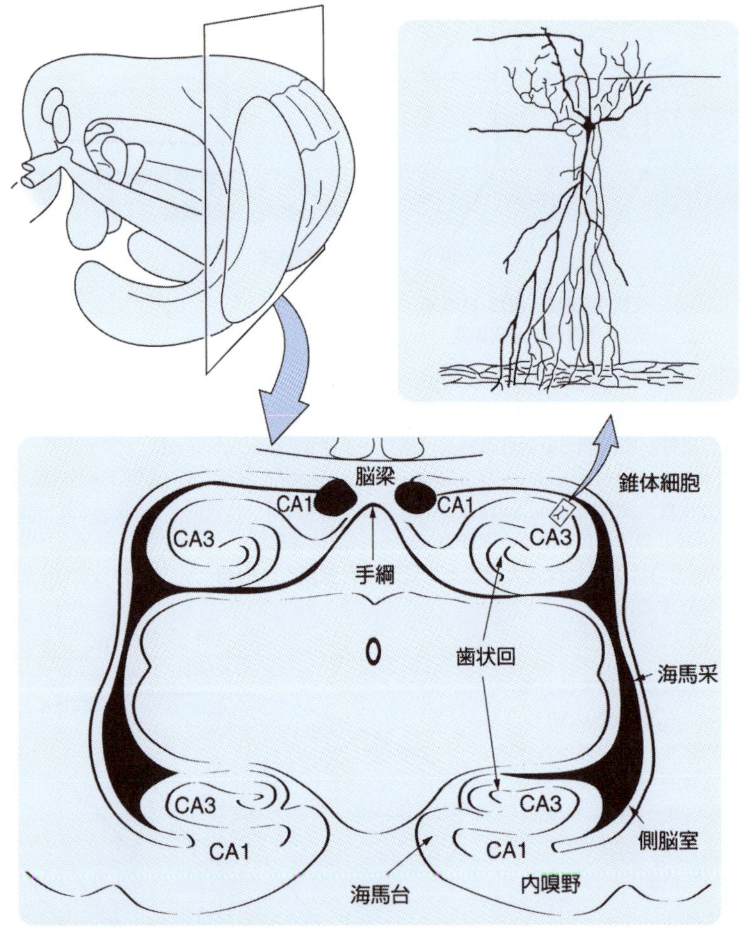


［図 1］海馬の位置関係

動物（ネコ）の海馬は背側海馬と腹側海馬とに分けられる．その上下，左右の位置関係を理解するための図である．原図（Green JD, 1960）[1)]の一部を改変して示した．（CA: cornu ammonis）

［図 2］海馬（ウサギ）の構造
（O' Keefe, 1978, 文献 2 より）

海馬を側脳室前角を含む前頭（冠状）断面で見ると，大脳皮質からの神経路が内嗅野や海馬台（旧皮質）を経て歯状回（古皮質）に至る．動物実験の研究では，ヒトに比べて相対的に大きな海馬をもつネコやウサギの脳が利用されることが多い．

部位により，CA1，CA2，CA3 などと名付けられている．錐体細胞は円弧状の配列を示しており，従って，錐体細胞ニューロンの角度が異なり，そこで生じる電位活動の分布は違った拡がりを示すことになる．

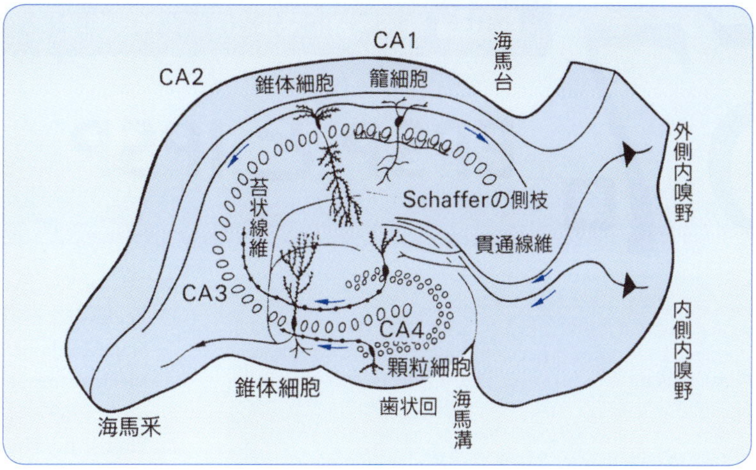


［図 3］海馬の神経路の模式図

海馬内部と，それに関連した主な部分，とくに出力系を示した．

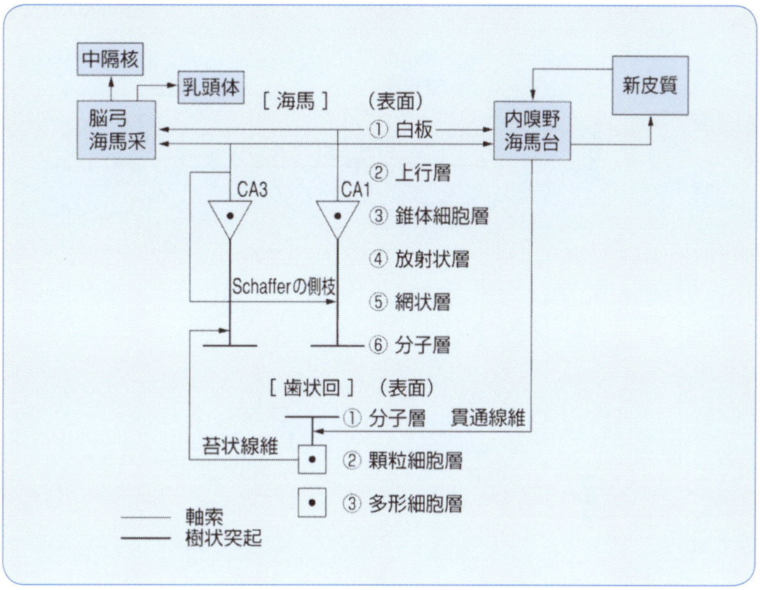


［表］海馬 hippocampus の解剖用語

**海馬体 hippocampal formation**
海馬 hippocampus proper またはアンモン角 cornu ammonis
❶ 白板 alveus
海馬への入力，出力線維がある
❷ 上昇（行）層 stratum oriens または内叢状層 internal plexiform layer
籠細胞 basket cell の細胞体がある．
❸ 錐体細胞層 stratum pyramidale
大脳皮質とは軸索の向かう方向が逆さまになっている．
❹ 放射状層 stratum radiatum
苔状線維が横切る．
❺ 網状層 stratum lacunosum
Schaffer の側枝とシナプス接合する．
❻ 分子層 stratum moleculare

**歯状回 gyrus dentatus（dentate gyrus）**
❶ 分子層 stratum moleculare
❷ 顆粒細胞層 stratum granulare
軸索が苔状線維 mossy fiber と呼ばれる．
❸ 多形細胞層 stratum multiforme

**海馬台，海馬支脚 subiculum**
❶ 分子層 stratum moleculare
海馬の分子層に連続している．
❷ 錐体細胞層 stratum pyramidale
❸ 多形細胞層 stratum multiforme

**海馬采 fimbria**

**脳弓 fornix**
中隔核（交通前部）
乳頭体（交通後部）

**内嗅野 entorhinal area, 28 野**

# 57章 EPSP と IPSP

脳波を構成する基本的電位活動はニューロンにおけるシナプス電位と考えられている．ニューロンの膜の内外では電位が分極 polarization の状態にあるが，膜の表面が賦活され電解質に対する透過性が増大すると，賦活が興奮性か抑制性かにより脱分極あるいは過分極の状態になり，興奮性シナプス後電位 excitatory postsynaptic potential；EPSP や抑制性シナプス後電位 inhibitory postsynaptic potential；IPSP が発生する．


❖文献

1）Eccles JC: Excitatory and inhibitory mechanisms in brain. In; Jasper HH, Ward Jr AA, Pope A (eds): Basic Mechanisms of the Epilepsies. Little, Brown, Boston, p235, 1969

2）Frost Jr JD: Physiological basis of normal EEG rhythms. In; Lairy GC (ed): Handbook of Electroencephalography and Clinical Neurophysiology. Vol 6A, Elsevier, Amsterdam, pp150–159, 1976


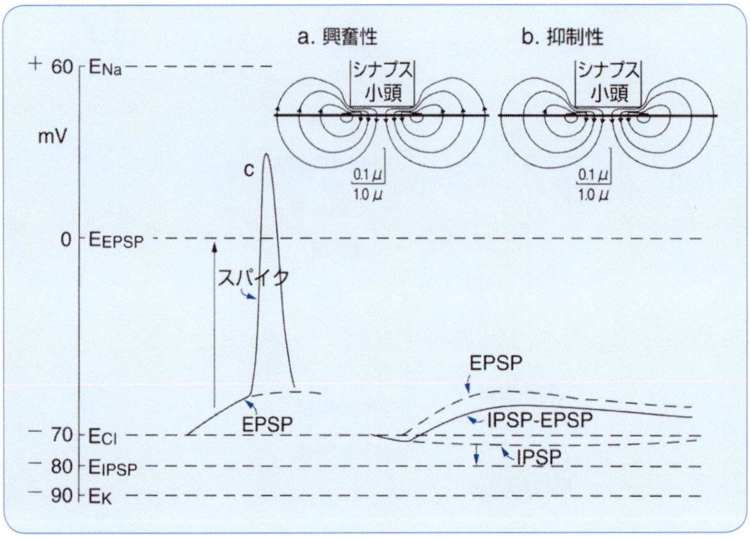


［図 1］興奮性および抑制性シナプス電位 [1]

a, b は興奮性 excitatory と抑制性 inhibitory のシナプス小頭 synaptic knob において賦活された場合の電流の方向を示す．c では EPSP がある程度十分な高さになるとスパイク spike が発生するが，IPSP があるとスパイクの発生には十分な電位にならない場合を示している（ここでのスパイクとは，てんかんなどにみられる棘とは意味が異なる．26 章参照）．

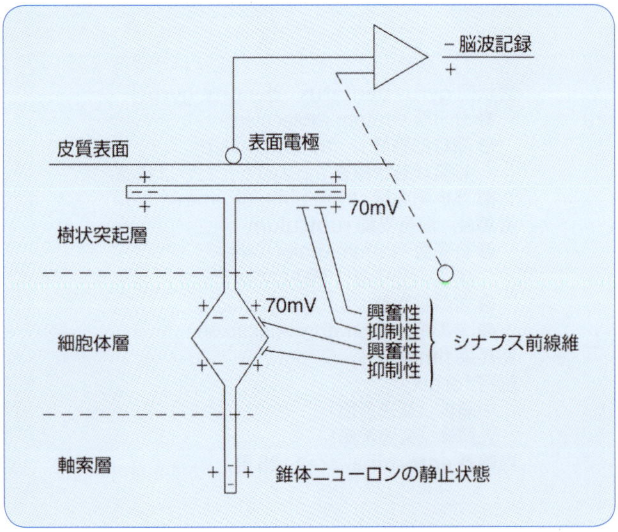


［図 2］脳波の発生と錐体細胞ニューロン [2]

錐体ニューロン pyramidal neuron の樹状突起層 dendritic，細胞体層 somatic，軸索層 axonal layer において，静止状態 resting state ではニューロンの膜電位は陽性と陰性に分極した状態にあり，70 mV に荷電されていると想定される．そこでは興奮性および抑制性のシナプス前線維 presynaptic fibers の終末を受けている．（→図 3）

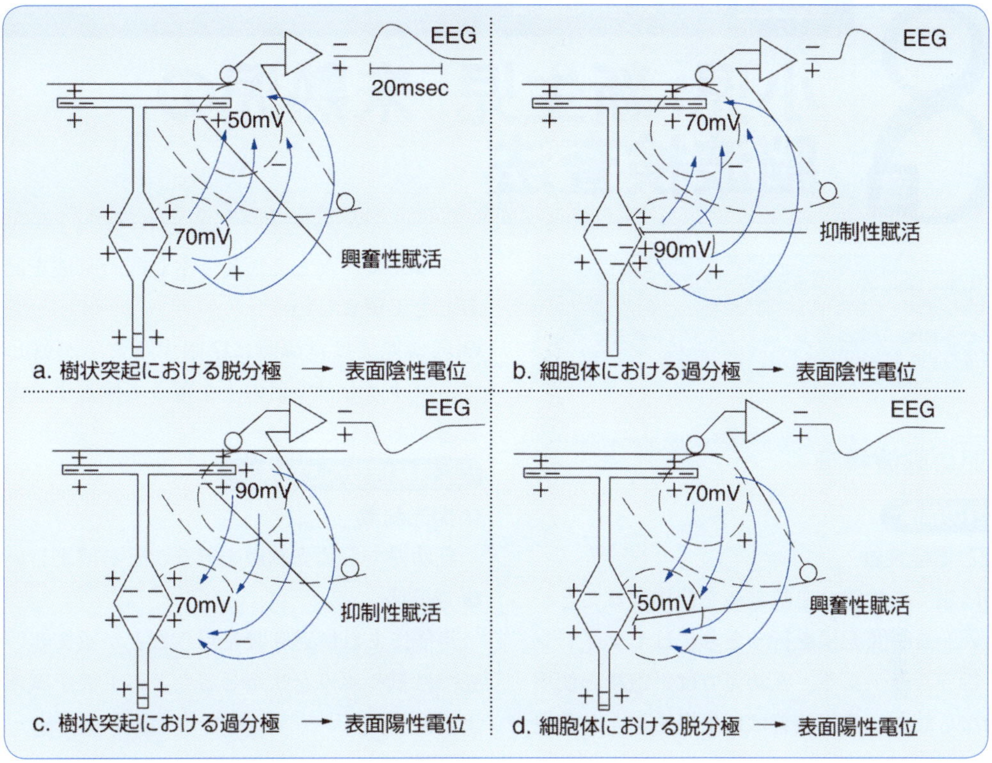


［図 3］脳波発生の仮説的モデル [2)]

a. 樹状突起部分で興奮性賦活 activation が生じた場合．膜電位が仮に 50 mV に下がるとすると，分極の電位差が小さく脱分極 depolarization の状態になり，細胞体側では相対的に 20 mV 高くなる．こうして錐体細胞外には電場，双極子 dipole が形成される．その結果，細胞体から樹状突起の方に電流の流れが生じ，脳波では表面陰性の電位が記録される．

b. a と同様に表面陰性の電位が記録される場合であるが，細胞体側で抑制性賦活が生じた場合である．細胞体では電位差が大きくなり，過分極 hyperpolarization の状態になり（仮に 90 mV），結果的に脳波では表面陰性の脳波が記録されることになる．シナプス後電位仮説で最も重要な場合と考えられている．

c, d. 表面陽性の電位が生じる場合であり，a，b とはそれぞれ反対の条件による場合である．

ここで，電流の吹き出し側（口）が "source"，吸い込み側（口）が "sink" とも呼ばれる．

［図 4］図 3 の関係を一覧表にまとめた図

賦活された電位が興奮性（EPSP）か抑制性（IPSP）か，その部位が大脳皮質の浅い部分（樹状突起部）か，より深い部分（細胞体部）かによって，脳表面で記録される電位の極性に違いが生じることになる．（ ）で示した電位は，双極子の他方に結果的（受け身的 passive）に生じた電位の極性を示している．

EPSP, IPSP の発生部位と表面電位の極性との関係

| 表面電位 | − + | − + | − + | − + |
|---|---|---|---|---|
| 樹状突起部 | 興奮性賦活 EPSP − | (−) | 抑制性賦活 IPSP + | (+) |
| 細胞体部 | (+) | 抑制性賦活 IPSP + | (−) | 興奮性賦活 EPSP − |

細胞外電位 −：active negative　(+)：passive positive
+：active positive　(−)：passive negative

# 58章 小児，新生児，未熟児の脳波検査法

小児でも6歳以上では，脳波検査の方法は成人とほとんど変わりないが，それ以下では特別な配慮と基準が必要である．旧日本脳波・筋電図学会および日本臨床神経生理学会の脳波検査基準[1,3]の抜粋を示す．

## A 小児の脳波検査

### 1. 記録の準備

**❶ 電極と電極装着**

電極は銀・塩化銀の皿状電極を使用することが望ましい．長時間記録を行うときにはセロイジン固定を行うことがある．乳幼児では針電極を使用してはならない．電極装着は新生児を越えた乳児以上では10–20電極法を用いることが望ましい．しかし，頭が小さかったり（とくに頭囲が35 cm以下のとき），検査を急ぐときには新生児用電極配置[2]を用いてもよい．

**❷ モンタージュ**

日本脳波・筋電図学会がさきに提案した臨床脳波検査用標準モンタージュを使用[2]することが望ましい．さらにそれぞれの脳波検査室独自のモンタージュを併用してもよい．

**❸ 記録感度**

小児では脳波電位が大きいので，主として10 μV/mm（50 μV/5 mm），ときに15 μV/mm（50 μV/3.5 mm）を用いるが，低振幅速波を記録するには，一部は感度を上げて，たとえば7 μV/mm（50 μV/7 mm）で記録することが望ましい．

### 2. 記録の実施

**❶ 記録時間**

小児とくに乳児では，一般に成人より長い時間が必要である．

❷ 乳幼児でもできるだけ覚醒・安静・閉眼時記録を行うべきである．しかしそれが不可能な場合には睡眠時記録のみの場合には記録の終わりに刺激を与えて，たとえ短くても覚醒時脳波を記録することが望ましい．

❸ 乳幼児では覚醒時に閉眼することが難しいので，タオルなどで目の上を覆って検査するとよいことがある．

### 3. 日常行うべき賦活法

**❶ 閃光刺激**

乳幼児でも閃光刺激を行うことが望ましい．

**❷ 過呼吸**

可能であれば過呼吸を行うことが望ましい．幼児では紙や風車を吹かせるなどの工夫を試みるとよい．

**❸ 睡眠**

できるだけ自然睡眠で行うことが望ましい．そのために前夜の睡眠を短縮し，朝早く起こして来院させるのがよい．小児ではとくに入眠時と再覚醒時の記録が大切である．

### 4. ポリグラフィ

とくに乳児では脳波以外の生体現象を同時記録することが必要であり，次の4現象のうちいくつかを同時記録することが望ましい．

(a) 心電図，(b) 眼球運動，(c) 呼吸曲線，(d) オトガイ部筋電図（24章参照）

## B 新生児および未熟児の脳波検査

### 1. 記録の準備

**❶ 哺乳および排泄**

まず電極を接着後に哺乳させ，おむつを取り替えておくのがよい．

**❷ 電極と電極装着**

電極は小児の脳波検査法に準ずる．電極装着は10–20電極法あるいは新生児用電極配置[2]のいずれかを用いる．各電極の接触インピーダンスは5 kΩ以下であることが望ましい．また各電極の

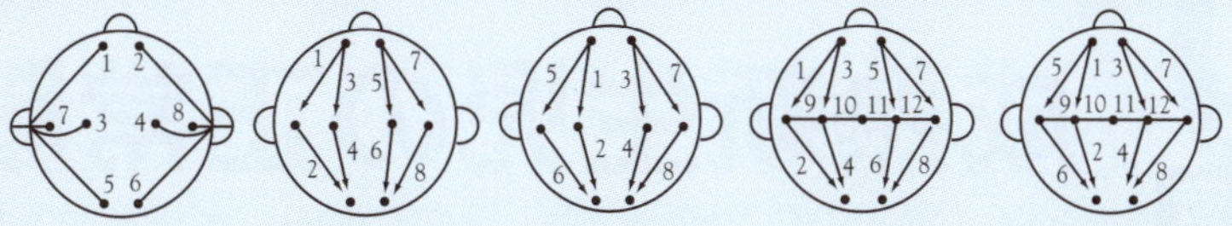

| 素子番号 | 名称 N8R | N8LB-a | N8LB-b | N12B-a | N12B-b |
|---|---|---|---|---|---|
| 1 | $Fp_1$ - $A_1$ | $Fp_1$ - $T_3$ | $Fp_1$ - $C_3$ | $Fp_1$ - $T_3$ | $Fp_1$ - $C_3$ |
| 2 | $Fp_2$ - $A_2$ | $T_3$ - $O_1$ | $C_3$ - $O_1$ | $T_3$ - $O_1$ | $C_3$ - $O_1$ |
| 3 | $C_3$ - $A_1$ | $Fp_1$ - $C_3$ | $Fp_2$ - $C_4$ | $Fp_1$ - $C_3$ | $Fp_2$ - $C_4$ |
| 4 | $C_4$ - $A_2$ | $C_3$ - $O_1$ | $C_4$ - $O_2$ | $C_3$ - $O_1$ | $C_4$ - $O_2$ |
| 5 | $O_1$ - $A_1$ | $Fp_2$ - $C_4$ | $Fp_1$ - $T_3$ | $Fp_2$ - $C_4$ | $Fp_1$ - $T_3$ |
| 6 | $O_2$ - $A_2$ | $C_4$ - $O_2$ | $T_3$ - $O_1$ | $C_4$ - $O_2$ | $T_3$ - $O_1$ |
| 7 | $T_3$ - $A_1$ | $Fp_2$ - $T_4$ | $Fp_2$ - $T_4$ | $Fp_2$ - $T_4$ | $Fp_2$ - $T_4$ |
| 8 | $T_4$ - $A_2$ | $T_4$ - $O_2$ | $T_4$ - $O_2$ | $T_4$ - $O_2$ | $T_4$ - $O_2$ |
| 9 | 呼吸 1.（腹・胸部） | | | $T_3$ - $C_3$ | $T_3$ - $C_3$ |
| 10 | 呼吸 2.（鼻部） | | | $C_3$ - $C_z$ | $C_3$ - $C_z$ |
| 11 | 眼球運動 | | | $C_z$ - $C_4$ | $C_z$ - $C_4$ |
| 12 | 筋電図（オトガイ） | | | $C_4$ - $T_4$ | $C_4$ - $T_4$ |
| 13 | 心電図 | | | 呼吸 1.（腹・胸部） | |
| 14 | | | | 呼吸 2.（鼻部） | |
| 15 | | | | 眼球運動 | |
| 16 | | | | 筋電図（オトガイ） | |
| 17 | | | | 心電図 | |

［図］新生児（未熟児）用標準モンタージュ

インピーダンスのばらつきは好ましくない．

**❸ モンタージュ**

同学会がさきに提案した臨床脳波検査用標準モンタージュ[2]（**図**）が望ましい．さらにそれぞれの脳波検査室独自のモンタージュを併用してもよい．

**❹ 記録感度**

新生児あるいは未熟児では，脳波電位は大小さまざまであるので，感度は 10 $\mu$V/mm（50 $\mu$V/5 mm）を基準とし，被検者によってはその $\sqrt{2}$ 倍，$1/\sqrt{2}$ 倍などの感度を用いる．

## 2. 記録の実施

**❶ 検査および記録時間**

新生児あるいは未熟児では，検査時間は十分余裕をみておく必要がある．記録時間は 20～30 分では足りず，60 分以上が必要となることが多い．

**❷ 安静時記録**

覚醒および動睡眠と静睡眠の 1 サイクル全部を記録することが望ましい．

**❸ 記録中の記載**

脳波記録実施中にはできるだけ被検者の様子を連続して観察し，細かく記録紙上に記載することが必要である［註 目を開いているか閉じているか，体動があるかないか，泣いていればその記載など］．

意識障害があったり，脳波波形が変化しないときには音・触覚などの刺激を与え，その種類，強さ，反応の有無を記載することが必要である．

## 3. 日常行うべき賦活法 （略）

## 4. ポリグラフィ

新生児および未熟児では脳波検査するにあたり，次の 4 現象を脳波と同時に記録する必要がある．

（a）心電図，（b）眼球運動，（c）呼吸曲線，（d）オトガイ部筋電図（24 章参照）

**❖文献**

1）日本脳波・筋電図学会，臨床脳波検査基準検討委員会：臨床脳波検査基準 1988．脳波と筋電図 17：81–89，1989
2）日本脳波・筋電図学会，脳波電極および導出法委員会："臨床脳波検査用標準モンタージュ" および "臨床脳波検査用電極と基準導出法の使用指針"．脳波と筋電図 13：92–97，1985
3）日本臨床神経生理学会：臨床脳波検査基準改訂委員会報告—改訂臨床脳波検査基準 2002（委員長：石山陽事）．臨床神経生理学 31：221–242，2003

# 59章 成熟新生児の正常脳波

新生児（出生後 4 週）の脳波は，生後の日数や受胎後の週数により異なる．この時期の脳波はもっぱら睡眠状態の脳波であるが，それも未分化であり，大きく動睡眠（active sleep）と静睡眠（quiet sleep）[1] に分けられる．

## 1. 脳波パターンの分類

新生児脳波の脳波パターンは通常，4 型に分類される[2]．

❶ **低振幅不規則パターン** low voltage irregular pattern（LVI）

低振幅（20～30 μV）の 5–8 Hz の θ 活動である（**図 a**）．

❷ **混合パターン** mixed pattern（M）

振幅がやや増大（30～50 μV）し，前頭部に徐波バーストや鋭波様の突発波などが混入する脳波である（**図 b**）．

❸ **高振幅徐波パターン** high voltage slow pattern（HVS）

高振幅（50～150 μV）の θ 波，δ 波が連続した脳波である（**図 c**）．

❺ **交代性脳波** “tracé alternant”（TA）[3]

2～4 秒の高振幅徐波（0.5–3 Hz）群発と 4～5 秒の低振幅部分がくり返し交代して現れる脳波である．35 週頃から出現し，受胎後 46 週以降に消失する（**図 d**）．

## 2. 睡眠状態の分類

動睡眠，静睡眠，不定睡眠に分類される[2]．

❶ **動睡眠** active sleep（AS）

成人の REM 睡眠に相当する脳波である．顔面，四肢などの動きや眼球運動（REM）がみられる．脳波は LVI，M，まれに HVS がみられる．筋電図は低く，呼吸は不規則である．

❷ **静睡眠** quiet sleep（QS）

成人の徐波睡眠に相当する脳波である．身体の動きはなく，脳波は HVS，TA，M などであり，このうち “tracé alternant”（TA）が存在することが，❶ と ❷ の違いを示す．眼球運動（REM）はみられず，筋電図は高い．呼吸は規則的である．

❸ **不定睡眠** indeterminate sleep（IS）

前二者のいずれにも合わない状態の脳波である．睡眠の始まりや，睡眠段階が変わる時期，睡眠から覚めるときに多く観察される．

## 3. 睡眠経過と脳波パターンとの関係

| 睡眠段階 | 脳波パターン |
|---|---|
| 覚醒 | LVI |
| ↓ | ↓ |
| 動睡眠 | LVI → M |
| ↓ | ↓ |
| 静睡眠 | HVS → TA |
| ↓ | ↓ |
| 動睡眠 | LVI → |

## 4. 新生児脳波波型の経過

上記の他に前頭部徐波バースト frontal slow bursts，前頭部鋭波 frontal sharp transients が受胎後 35～36 週頃から出現し，受胎後 44～46 週で消失する．受胎後 44 週以降の静睡眠の脳波で pre-spindle が出現し，受胎後 48 週から生後 2 か月以降に 13–14 Hz 紡錘波が出現してくる．

❖文献


1) Parmelee AH Jr, Wenner WH, Akiyama Y et al: Sleep states in premature infants. Develop Med Child Neurol 9: 70–77, 1967
2) Anders T, Emde R, Parmelee A (eds): A Manual of Standardized Terminology, Techniques and Criteria for Scoring of States of Sleep and Wakefulness in Newborn Infants. UCLA Brain Information Service/ BRI Publications Office, Los Angeles, 1971
3) Dreyfus-Brisac C: Ontogenesis of sleep in human prematures after 32 weeks of conceptional age. Develop Psychobiol 3: 91–121, 1970

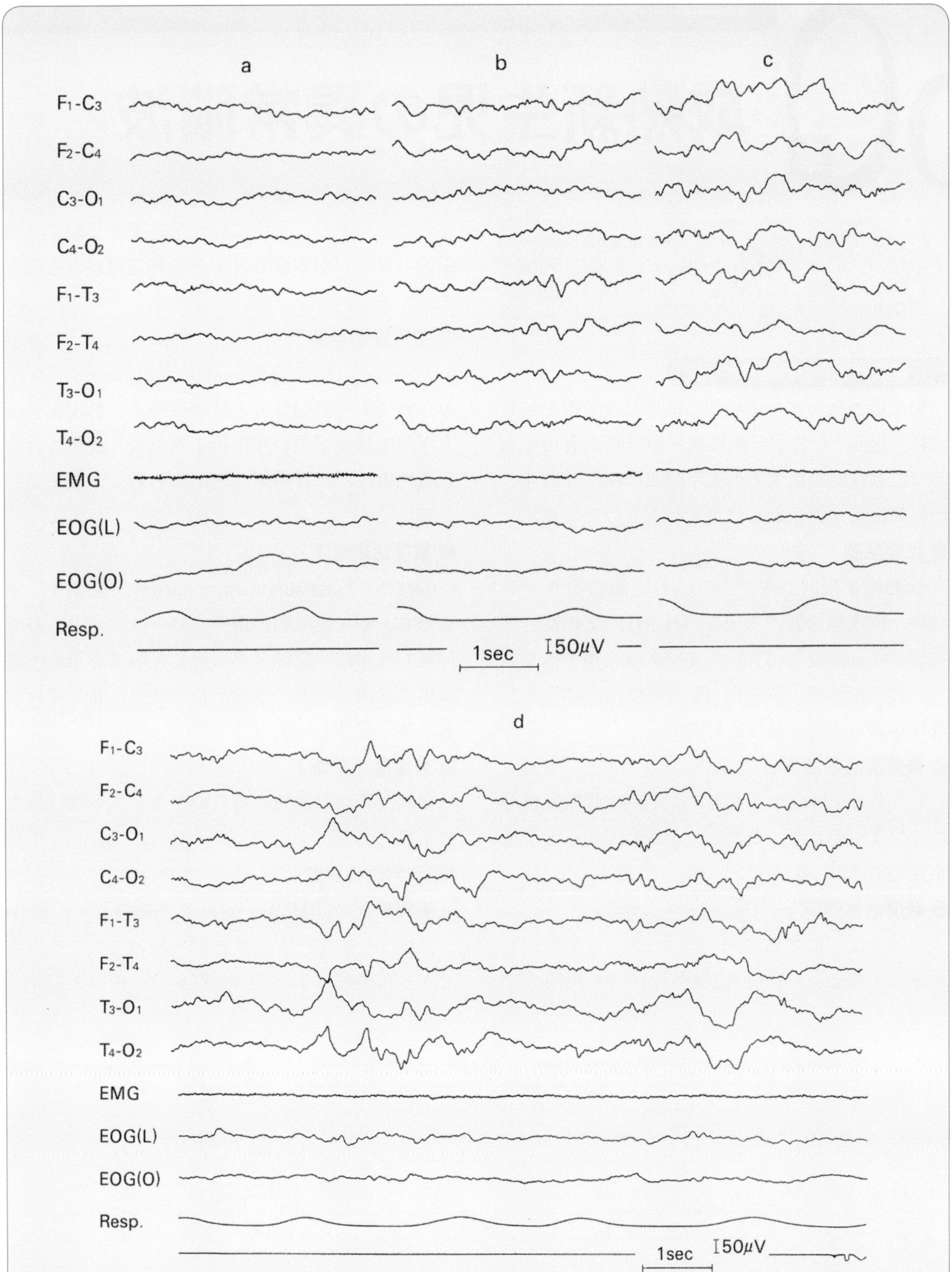


［図］CA 40 W. a．低振幅不規則パターン（LVI），b．混合パターン（M），c．高振幅徐波パターン（HVS），d．交代性脳波“tracé alternant”（TA）

# 60章 成熟新生児の異常脳波

新生児の異常脳波には，前章に述べた4種類の正常パターンが減少・消失する場合と，突発波などの異常波形が出現する場合とがある．これらの脳波所見を検討することはけいれん発作の診断や予後判定に重要である．

## 1. 脳波パターンの異常と予後

周産期無酸素症を中心とした患児の予後を知るには，渡辺[1, 2]による脳波異常の分類が有用である．これは成熟新生児の正常脳波にみられる4つの脳波波形の性状から判定を行うものである．

### ❶ 正常活動

低振幅不規則パターン（LVI），混合パターン（M），高振幅徐波パターン（HVS），交代性脳波“tracé alternant”（TA）の4パターンがすべて認められる脳波は，急性期（1週間以内）に仮死の既往があっても予後は良好である．

### ❷ 最軽度活動低下

4パターンは認められるが，TAの低振幅部分の平坦化が著しく，この脳波が長期間続くと予後不良である．

### ❸ 軽度活動低下

上述のほかにさらにHVSのパターンが消失した脳波である．HVSは記録条件により出現しにくいことがあり，判定には注意を要するが，この脳波パターンが観察されると精神遅滞がみられることがある．

### ❹ 中等度活動低下

もっぱらLVIとMのみの脳波であり，TAがみられても高振幅部分の持続は短く，低振幅部分も平坦で持続が長い．生後1週以後に観察されると脳性麻痺，精神遅滞などがみられ，予後不良である．

### ❺ 重度活動低下

脳波は“burst-suppression pattern”を示す．すなわち，中・高振幅の群発（バースト）と，長く持続した平坦な記録とが反復した脳波を示す．睡眠周期は消失する．予後不良であり，新生児死亡もある（図1）．

### ❻ 最重度活動低下

平坦な脳波が連続するものであり，予後はさらに不良である．

〈脳波判読の注意〉

薬物睡眠ではHVSパターンがみられず，Mから直接TAへ移行することがあるので，この場合はさらに睡眠の1周期の記録を行うのがよい．

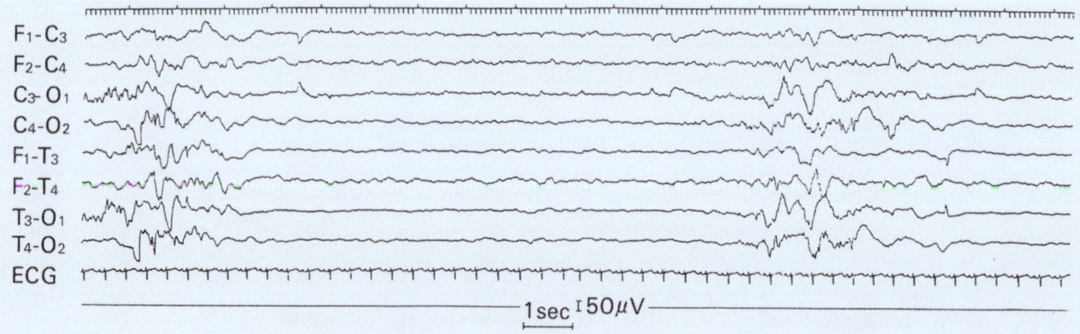


［図1］CA 40 W．低酸素症．“burst-suppression pattern”

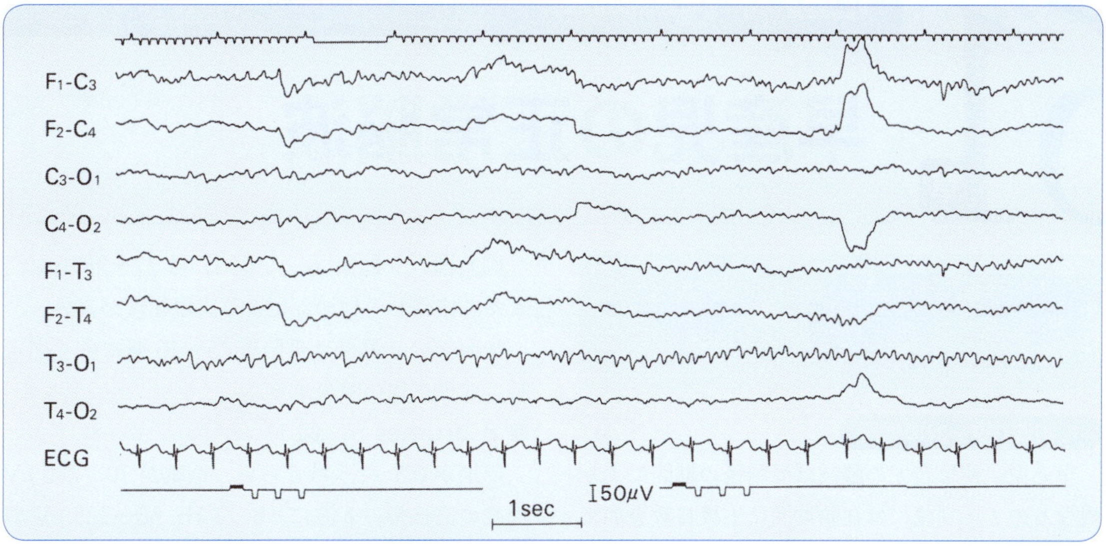


［図 2］CA 42 W．新生児けいれんの発作時脳波
左中側頭部から発射がみられる（13 秒続いた）．

また，活動低下が目立つ脳波記録でも，短期間でそれが回復する脳波の場合，患児の予後は良好といえる．

## 2. 突発性異常波

新生児のけいれん性突発波は，多くの場合，発作間欠期には出現しない．突発波はδおよびθ帯域の波形で，一般に 10 秒以上連続する．ほとんどが局在性であるが，その部位が必ずしも脳の病変部位を示唆するとは限らない．しかし，突発波の有無や程度はけいれん治療の効果判定には有効と考えられる（**図 2**）．

新生児の脳波では発作間欠期に棘や鋭波様の波形が，正常でも観察されることがあり，判定には注意を要する．出現部位は頭頂部（$P_3, P_4$）優位で，静睡眠に多くみられる．

また，新生児のけいれん発作には無呼吸の状態とか，ペタルを漕ぐような発作症状などもあり，症状のみからは，けいれんかどうかの鑑別が困難なことがあるので，このような場合にも発作時脳波は診断に重要と考えられる．

なお，フェノバルビタールなどの抗けいれん剤が比較的大量に用いられていると，脳波の活動が抑制されてしまうので，この場合の脳波の判定には注意を要する．

❖文献

1）渡辺一功：脳波の正常発達と異常．佐藤　潔・高島幸男・中野仁雄編；胎児・新生児の神経．メディカ出版，pp72–100，1993
2）渡辺一功，竹内達生，早川文雄：新生児期の脳波と予後．臨床脳波 29：19–24，1987

# 61章 早産児の正常脳波

早産児（在胎 37 週未満），超早産児（在胎 28 週未満）には，脳障害の診断に脳波検査が行われる．そこでこの時期の脳波にはどのような波形が現れるか，受胎後の時期ごとの正常脳波を知る必要がある．

## 1. 脳波パターンの種類

早産児，超早産児の脳波は受胎後の期間により異なるので，判読には在胎期間に生後日数を加えた受胎後期間が考慮されることになる．

早産児では LVI と HVS との区別は不明瞭なことが多く，受胎後 32 週未満では動睡眠と静睡眠とを厳密に区別することは困難である．この時期には脳波が低振幅あるいは“平坦”になった状態に，高振幅電位の群発が現れる脳波，すなわち“tracé discontinu”（TD）（非連続脳波）[1, 2] が受胎後 35 週前に現れる（**図 1**）．さらに 34〜36 週になると“tracé alternant”（TA）が現れ，TD から TA に移行することになる．

## 2. 早産期にみられるその他の正常波形

### ❶ 律動的 α，θ 群発 [3)]

前頭部の α 群発は受胎後 25〜26 週に最も多く出現し，30 週までに急激に減少する．

側頭部の θ 群発（62 章図 5）は 27〜28 週に最も多く出現し，他の部位より出現頻度が高い．

後頭部の θ 群発は受胎後 25〜26 週に多く出現し，成熟に従い減少する．

### ❷ δ brushes [4, 5)]（図 1）

周期が 0.5〜1.5 秒くらい，振幅が 70〜250 μV 程度の高振幅の δ 波に，8–22 Hz, 30〜225 μV の紡錘状速波 spindle-like fast rhythms [6)] が，通常は徐波の上昇部分に重畳した波形である．受胎後 24〜25 週から増加し，31〜32 週で最も多く出現する．以後は次第に減少し，40 週ではほとんどみられなくなる．

### ❸ 鋭波様波形 sharp wave transients

前頭部，中心部，側頭部，後頭部に一過性に出現する正常所見であり，受胎後 37〜40 週に最も多く出現する．

上述所見と受胎後週数との関係を図示したのが**図 2**（高橋）である．

## 3. 受胎後週数からみた脳波所見の要約 [7)]

### ❶ 受胎後 26〜27 週

不定睡眠が大部分を占める．脳波は平坦部分を

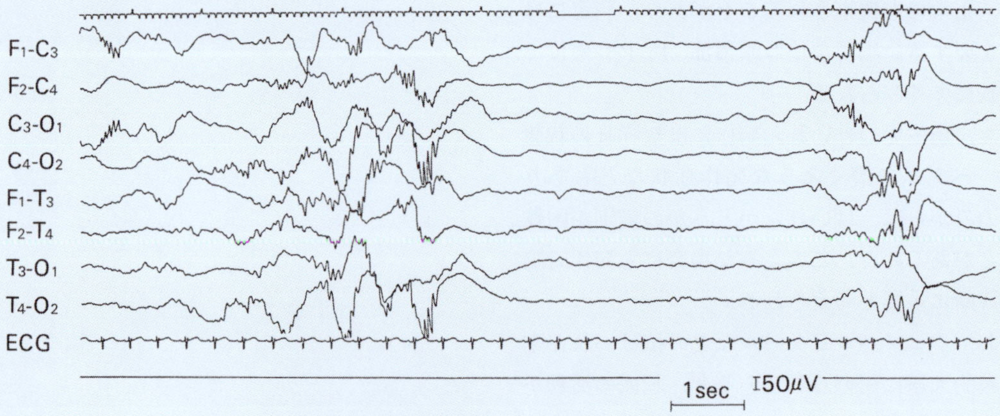


［図 1］CA 30 W. δ brushes と“tracé discontinu”（TD）

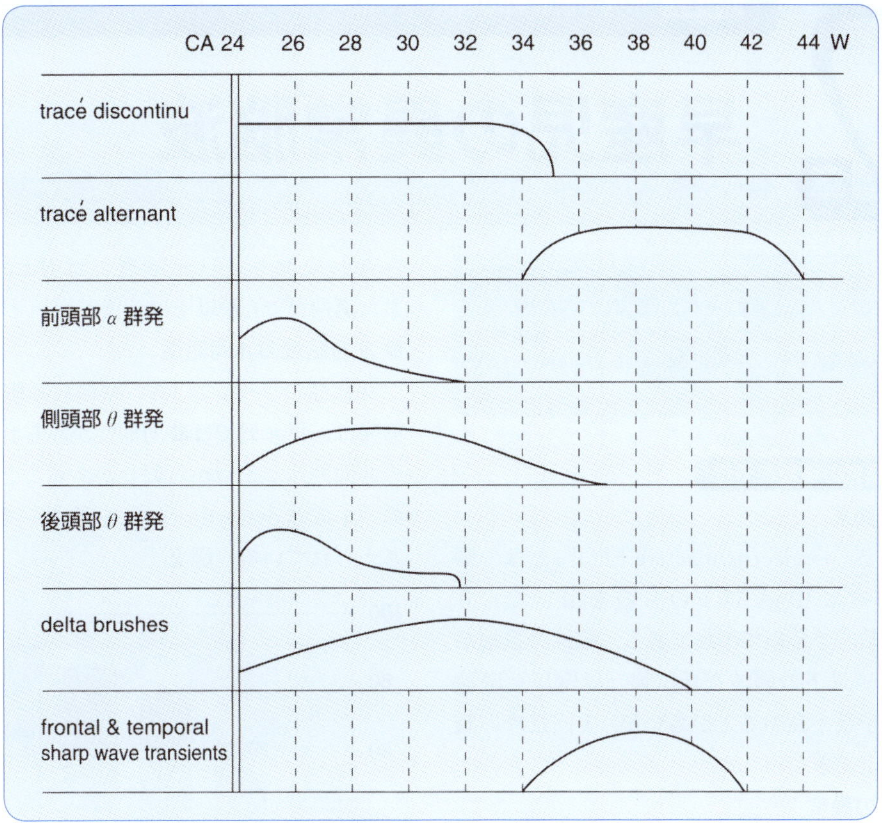


［図 2］受胎後週数による早産児の脳波

背景にして高振幅の δ 波が 20～40 秒の間隔で現れる（TD）．

❷ **受胎後 28～29 週**

なお不定睡眠が多く，側頭部の θ 群発はこの時期に最も多く現れる．

❸ **受胎後 30～32 週**

不定睡眠は多いが，動睡眠と静睡眠の区別が徐々に可能となる．δ brushes の出現が増加する．

❹ **受胎後 33～35 週**

TD（TA）のバーストの間隔は 5～10 秒程度と一定してくる．

❺ **受胎後 36～37 週**

δ brushes は減少してくる．前頭部に一過性の鋭波がみられることがある．

❻ **受胎後 38～39 週**

成熟新生児で出現する 4 種類のパターンが出そろう．δ brushes は静睡眠で残存する．

❖文献

1）Dreyfus-Brisac C, Larroche J-C: Discontinuous EEGs in premature and full-term neonates. Electro-anatomo-clinical correlations. Electroenceph clin Neurophysiol 32: 575, 1972
2）Holmes GL, Lombroso CT: Prognostic value of background patterns in the neonatal EEG. J Clin Neurophysiol 10: 323–352, 1993
3）呉本慶子，早川文雄，渡辺一功：早産児の脳波における律動的 α および θ 群発の検討．脳と発達 29：239–248，1997
4）Werner SS, Stockard JE, Bickford R: Atlas of Neonatal Electroencephalography. Raven Press, New York, p75, 1977
5）Anderson CM, Torres F, Faoro A: The EEG of the early premature. Electroenceph clin Neurophysiol 60: 95–105, 1985
6）Watanabe K, Iwase K: Spindle-like fast rhythms in the EEGs of low-birthweight infants. Dev Med Child Neurol 14: 373–381, 1972
7）渡辺一功：脳波の正常発達一未熟児・新生児．小児科 MOOK2（増刊）：25–43，1990

# 62章 早産児の異常脳波

早産児の異常脳波には，正常脳波パターンが減少・消失した場合，脳波の連続性や左右の同期性の異常，脳波群発の間隔の異常とか，突発波などの異常波形が出現する場合がある．後者の突発波として側頭部の陽性鋭波に興味がもたれている．

## 1. 脳波異常の種類と予後

### ❶ 振幅の異常

いわゆる“isoelectric/inactive EEG”とは，脳波記録が常に10 μV以下のものを指しており，予後は通常，きわめて不良である．脳波の振幅が終始20 μV以下の脳波を低振幅（低電圧）脳波といい，予後不良のことが多いが，1回だけの脳波では判定できない[1)]．

### ❷ 連続性の異常

脳波の連続性 continuity が途絶え，非連続脳波 tracé discontinu（TD）の間隔が非常に長くなる場合がある（permanent discontinuous activity；PDA）．このような群発間の間隔 interburst interval（IBI）を測定して，転帰を予測することが試みられており，33～36週ではIBIが20秒以上，また満期児で6秒以上は予後が悪いという（図1）[1)]．

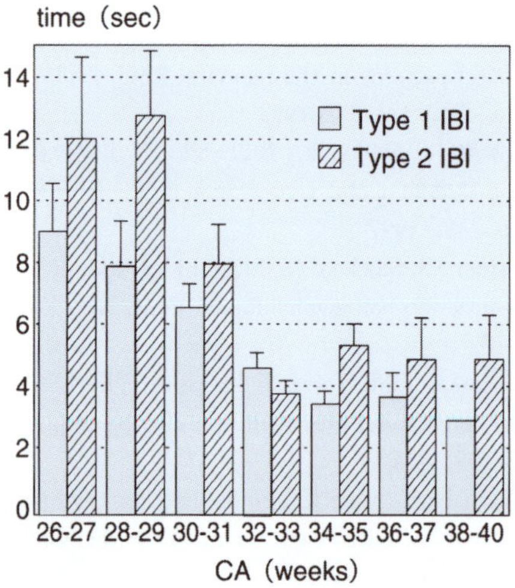


［図1］群発間の最大間隔（IBI）

1型は群発間の電位が平坦なもの，2型は低振幅のものである[1)]．

### ❸ 左右脳波の非同期性

交代性パターン（TA）や徐波睡眠時における群発は，早産児では非同期性がみられるが，左右の非同期性が正常から偏りがあることは，脳波上の“未成熟 dysmaturities”を示すのではないかと考えられている（図2）[1)]．

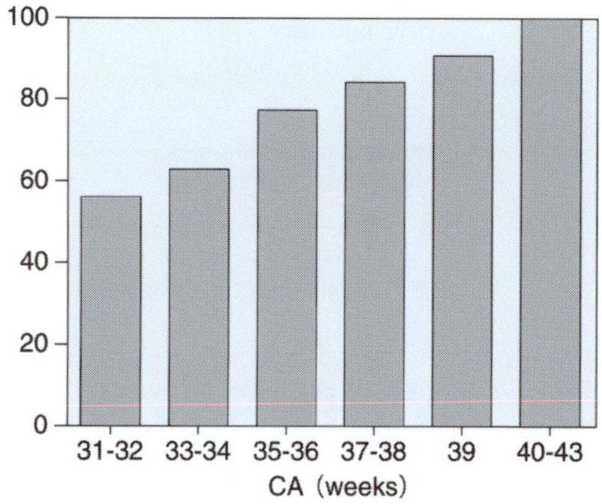


［図2］左右の同期性を示す百分率[1)]

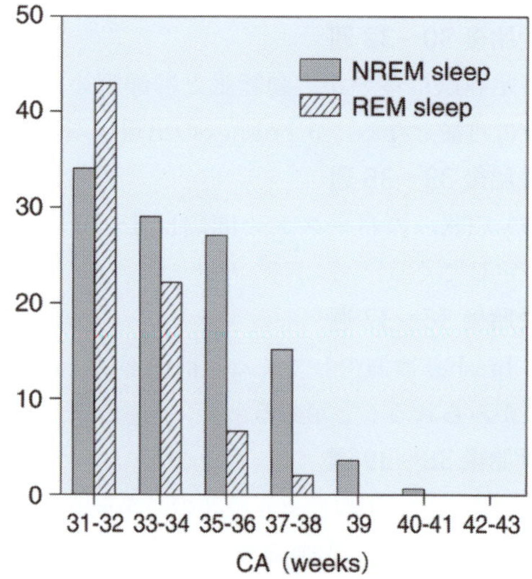


［図3］δ brushes の数（徐波睡眠と REM 睡眠）[1)]

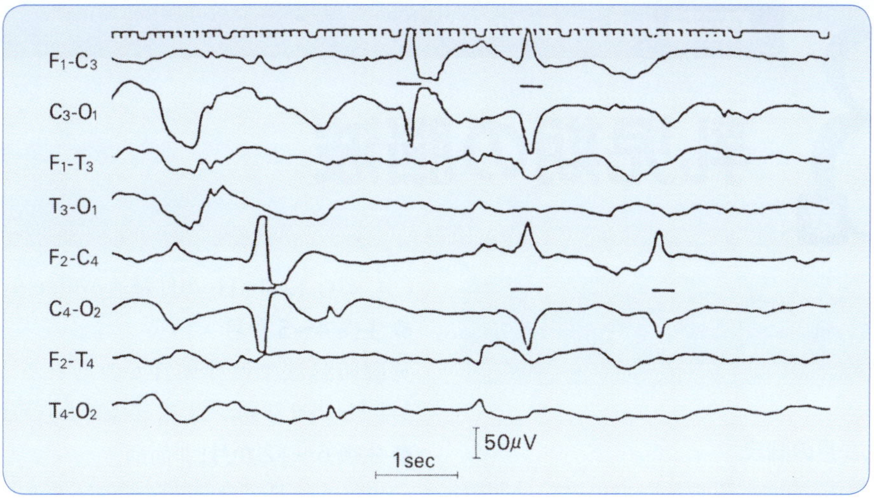


［図 4］中心部（ローランド領）にみられる陽性鋭波

❹ 脳波成熟の異常

脳波的に受胎後の各時期に 2 週間の未成熟性があれば，予後がよくないと考えられている．その指標としては，TA の群発の左右同期性のほかに“δ brushes”の量を測定することが試みられている（図 3）[1]．

**2. 脳波異常度の分類**

上述したような観点から脳波異常度の分類が行われている[2]．

**3. 突発性異常**

❶ 側頭部の陽性鋭波

中心部（ローランド領）に陽性鋭波 positive rolandic sharp waves（PRS）が得られることがあり（図 4），脳室内出血（IVH）や脳室周囲白質軟化症（PVL）で観察されることが報告された[3]．しかし，その後，この種の鋭波はローランド領よりも側頭部に多くみられることから，最近では側頭部陽性鋭波 positive temporal sharp waves と呼ばれる[4]（図 5）．このような鋭波は受胎後 34〜36 週の健常な早産児でも観察されることがあり[4]，その臨床的意義に明らかでない面があり，その転帰もさまざまであるが[5]，本章で取り上げた．またこの陽性鋭波は必ずしも陽性成分だけでなく，陰性鋭波を伴う例がある[5]．筆者らはこの陽性電位の発生機構については，電位の双極子の方向性によるものではないかと考えている（43 章参照）．

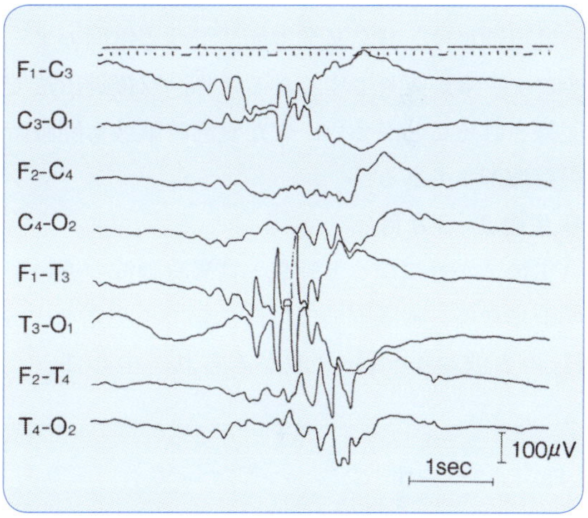


［図 5］側頭部にみられる陽性鋭波（θ 群発）

❖文献

1) Holmes GL, Lombroso CT: Prognostic value of background patterns in the neonatal EEG. J Clin Neurophysiol 10: 323–352, 1993
2) Clancy RR, Tharp BR, Enzmann D: EEG in premature infants with intraventricular hemorrhage. Neurology 34: 583–590, 1984
3) Novotny EJ Jr, Tharp BR, Coen RW et al: Positive rolandic sharp wave in the EEG of the premature infant. Neurology 37: 1481–1486, 1987
4) Scher MS, Bova JM, Dokianakis SG et al: Positive temporal sharp waves on EEG recordings of healthy neonates. Electroenceph clin Neurophysiol 90: 173–178, 1994
5) Biagioni E, Boldrini A, Bottone U et al: Prognostic value of abnormal EEG transients in preterm and full-term neonates. Electroenceph clin Neurophysiol 99: 1–9, 1996

# 63章 乳児期の脳波

新生児期につづいて乳児期（生後 12 か月）の脳波について述べる．63〜65 章に示した脳波はいずれも同一例（健常児）について経過を追った脳波である．

### ❶ 生後 1 か月の脳波

この時期の脳波は覚醒や睡眠での違いは明瞭でない．律動性が不規則な低振幅（20〜505 μV）の脳波である（**図 1**）．

乳児期には，耳朶基準電極法では心電図のアーチファクトが入りやすくなるため，双極導出法で記録されることが多い．また覚醒時脳波も開眼時の脳波が主である．

### ❷ 生後 2〜3 か月

生後 2 か月になると睡眠・覚醒時脳波の違いが明瞭になる．睡眠脳波では高振幅で不規則な 1–3 Hz の δ 波や 4–5 Hz θ 波がみられ，中心部（$C_3$，$C_4$）から 12–14 Hz の紡錘波が現れる（**図 2**）．

### ❸ 生後 4〜5 か月

覚醒時脳波では律動性がみられるようになり，3–5 Hz の θ 律動が頭頂，後頭部から現れる（**図 3**）．

### ❹ 生後 6〜12 か月

生後 6 か月の覚醒時脳波では 5–7 Hz の律動が，12 か月では 6–8 Hz の律動が頭頂，側頭，後頭部から現れる．振幅は 50〜75 μV 程度である（**図 4**）．

睡眠時には V 波 vertex sharp transient や K complex がみられるようになる．12–14 Hz の睡眠紡錘波が中心部（$C_3$，$C_4$）に明瞭にみられ，それは左右非同期性に現れる（**図 5，6**）．

❖文献


1) Dreyfus-Brisac C, Curzi-Dascalova L: The EEG during the first year of life. In; Lairy GC (ed): Handbook of Electroencephalography and Clinical Neurophysiology. Vol 6–B, Elsevier, Amsterdam, pp 24–30, 1975


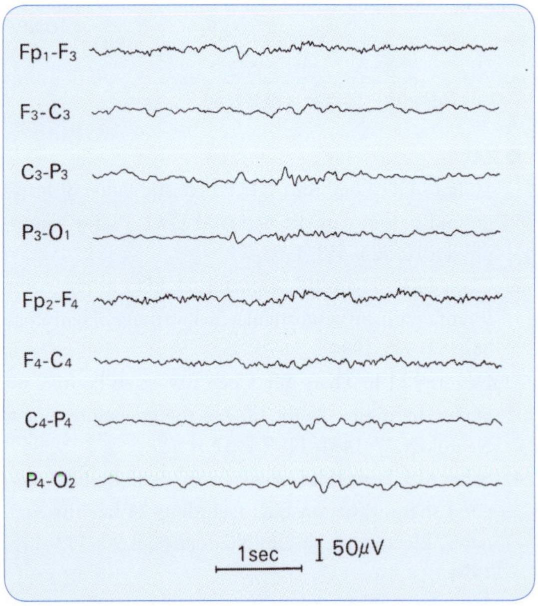


［図 1］生後 1 か月

ミルクをのみながら，目を開いたり閉じたりしている．不規則な低振幅の脳波である．

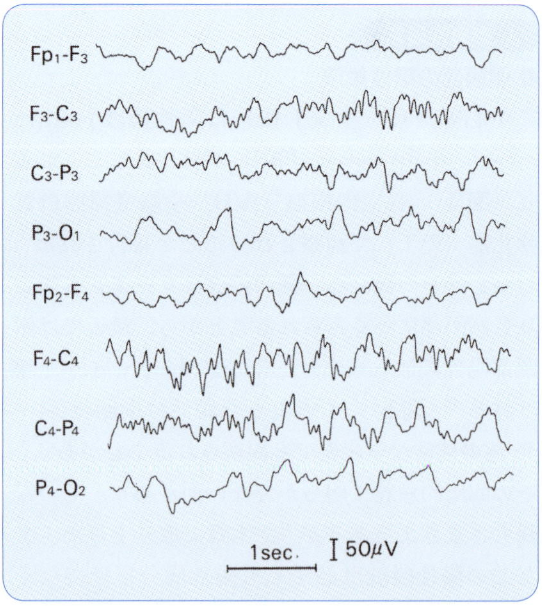


［図 2］生後 3 か月

睡眠時．12–14 Hz の紡錘波がみられる．

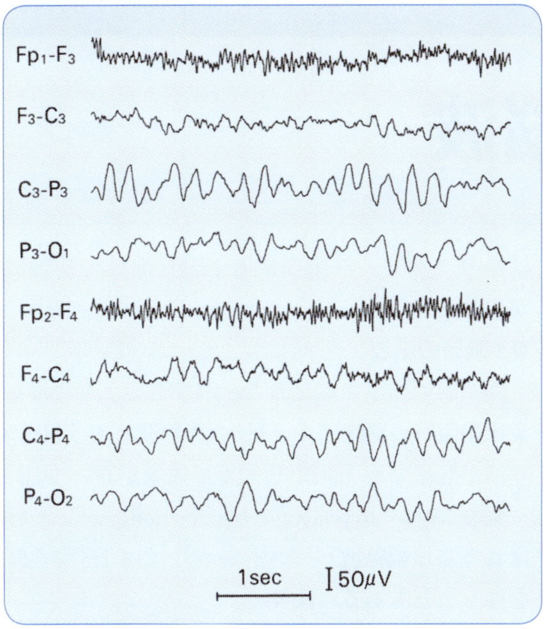


［図 3］生後 4 か月

覚醒，開眼時．3–5 Hz の θ 律動が中心，頭頂，後頭部にみられる．

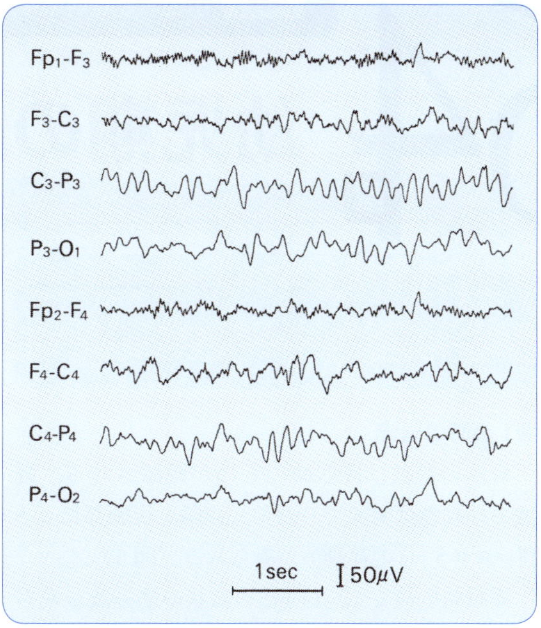


［図 4］生後 6 か月

覚醒，開眼時．5–7 Hz の θ 律動が頭頂，後頭部にみられる．

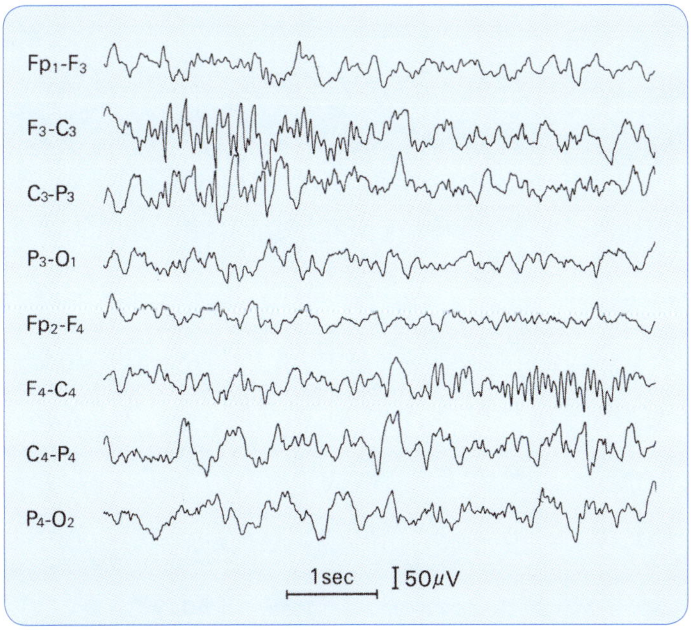


［図 5］生後 7 か月

睡眠時．12–14 Hz の睡眠紡錘波が左右交互，非同期性に現れている．

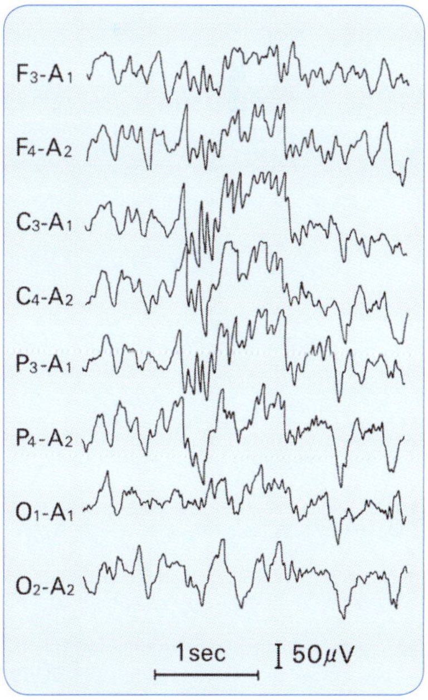


［図 6］生後 11 か月

K complex（鋭波様の V 波に紡錘波が続く）が中心，頭頂部に現れている．

# 64章 幼児期の脳波

前章に続き同一例（健常児）の年齢発達による脳波を示す．そこにみられる脳波所見は必ずしもすべて正常波形とは限らないものもあるが，健常児にも現れることがあるという意味で示してある．

## ❶1 歳時の脳波

覚醒時脳波は開眼時のものが記録される．脳波の律動性は明瞭で，頭頂，側頭，後頭部に 6–8 Hz や 4–5 Hz の律動波がみられる（**図 1**）．

睡眠時脳波で 12–14 Hz の棘状の紡錘波が左右非同期性にみられ，K complex もみられる．

## ❷2 歳時の脳波

覚醒時脳波は 1 歳時と同様である．

傾眠時には 4–5 Hz の広汎性律動 diffuse rhythmic 4–5 Hz activity, drowsy waves が中心・頭頂優位に現れる（**図 2**）．2〜4 歳に最もよくみられ，その後は年齢とともに減少する．紡錘波は中心部ばかりでなく，前頭部にも 12 Hz 前後の紡錘波が現れる．

## ❸3 歳時の脳波

開閉眼の指示に応じることができるようになる．覚醒閉眼時の脳波は 6–8 Hz の律動波と 4–5 Hz の $\theta$ 波が混在する．頭頂･後頭部で振幅が高い（**図 3**）．

傾眠時に“hypnagogic hypersynchrony”と呼ばれる高振幅徐波バーストが現れ，14 Hz 陽性棘を伴うこともある（**図 4**）．

## ❹4〜6 歳時の脳波

覚醒閉眼時の脳波は 7–9 Hz の律動波と，4–6 Hz の広汎性 $\theta$ 波がみられる（**図 5**）．開眼によって後頭部律動波の抑制がみられ，一方，中心部（$C_3$，$C_4$）にミュー律動が観察されることもある．

睡眠時には 14 & 6 Hz 陽性棘がみられることがある（**図 6**）．

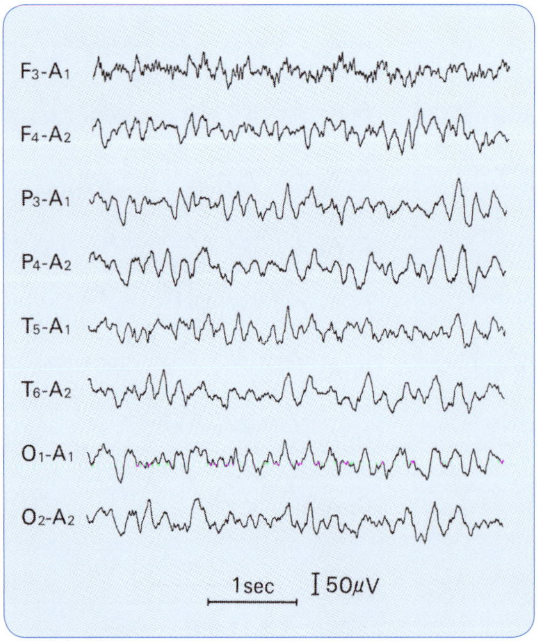


［図 1］1 歳 0 か月
開眼時．6–8 Hz や 4–5 Hz の律動波がみられる．

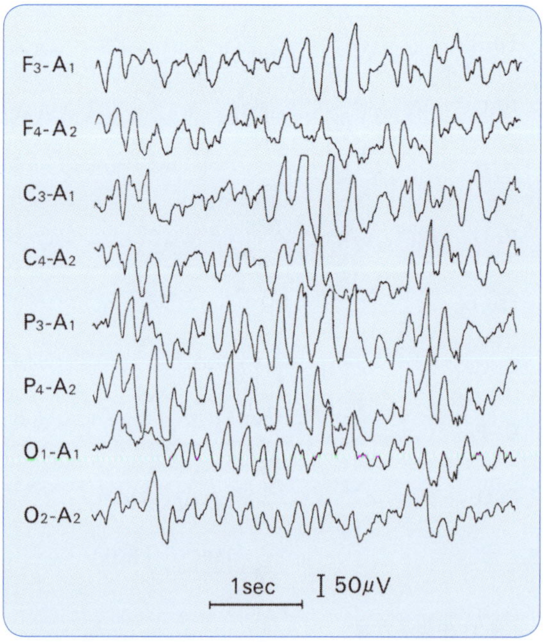


［図 2］2 歳 9 か月
閉眼時．傾眠時脳波．4–5 Hz の高振幅徐波がみられる．

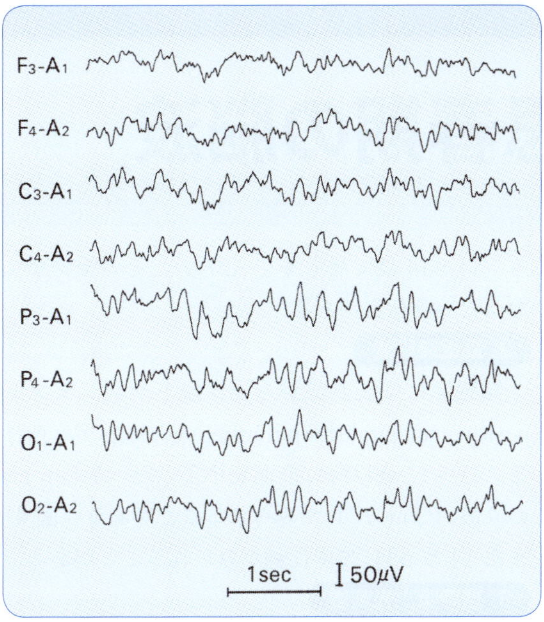


［図 3］3 歳 0 か月

閉眼時．頭頂，後頭部から 6–8 Hz や 4–5 Hz の律動波がみられる．

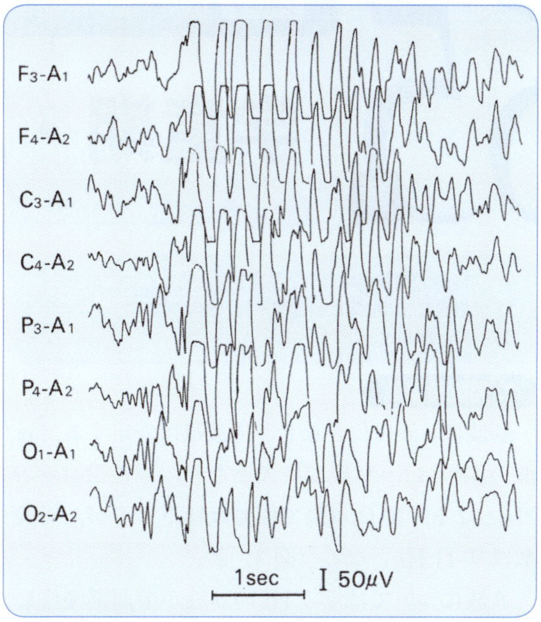


［図 4］3 歳 6 か月

傾眠時脳波．3–4 Hz の "hypnagogic hypersynchrony" がみられ，14 Hz 陽性棘が混入している．

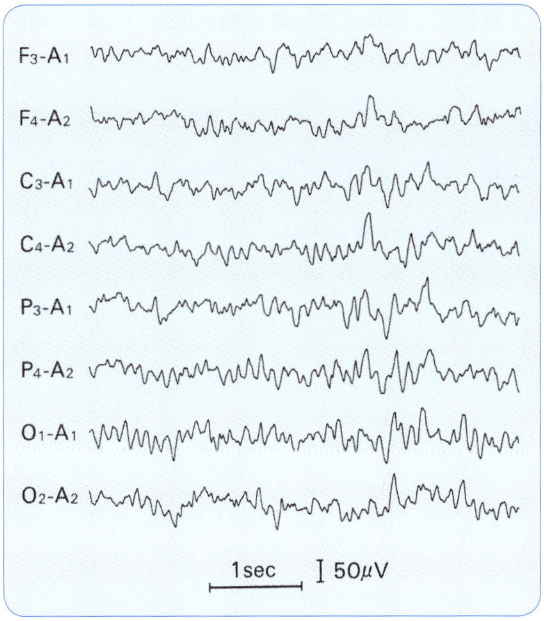


［図 5］5 歳 0 か月

閉眼時．頭頂，後頭部から 7–9 Hz の律動波や，4–6 Hz の広汎性 θ 波がみられる．

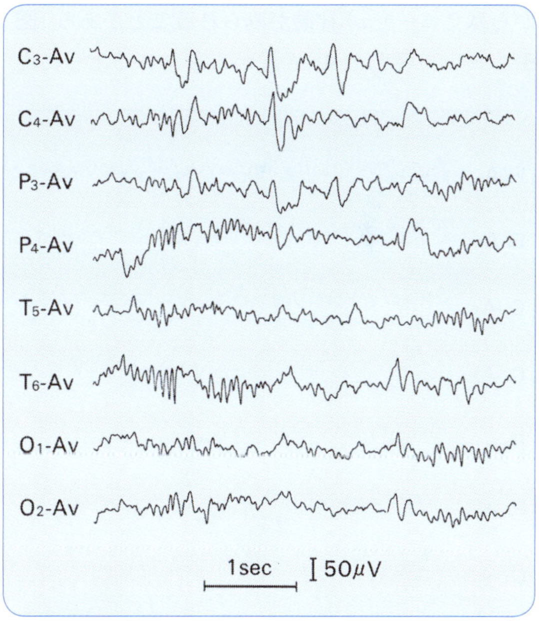


［図 6］5 歳 0 か月

睡眠時脳波．14 & 6 Hz の陽性棘が頭頂部から後側頭部にみられる．Av：average

❖文献

1）Petersén I, Sellden U, Eeg-Olofsson O: The evolution of the EEG in normal children and adolescents from 1 to 21 years. In; Lairy GC (ed): Handbook of Electroencephalography and Clinical Neurophysiology. Vol 6–B, Elsevier, Amsterdam, pp31–68, 1975

# 65章 学童期・思春期の脳波

学童期および思春期について脳波を述べる．ここで示す6〜12歳の脳波は，前章に続き同一例（健常児）について，その年齢発達による脳波を示す．

## 1. 覚醒時脳波

脳波は$\alpha$波優位となり，周波数は安定する．$\alpha$波の振幅は6〜9歳で最大となり，周波数は8–9 Hzとなる．10歳以降で振幅は低下するが，周波数は9–11 Hzとなる（**図1，2**）．

$\theta$波については5–7 Hzの$\theta$波が前頭部優位に，4–7 Hzの$\theta$波が後頭部優位にみられる．11〜13歳から17，8歳（思春期）では，後頭部から鋭波や3 Hzくらいの高振幅徐波（後頭部三角波）がみられることがある．また中心部（$C_3$，$C_4$）からはミュー（$\mu$）律動がみられることがある（**図3**）．ミュー律動は4〜6歳からみられるようになり，11〜14歳で最も多く（27%），その後少なくなるという報告がある[2)]．

## 2. 睡眠時脳波

傾眠期には後頭部から陽性鋭トランジェント positive occipital sharp transient of sleepがみられる．11〜12歳以降で前頭正中部（Fz）から6 Hzの$\theta$波（“Fm $\theta$”）がみられることがある（**図4**）．また14 & 6 Hzの陽性棘がみられることがある．

## 3. 過呼吸，光刺激

過呼吸により，後頭部優位に4–7 Hzの$\theta$波や2–3 Hzの$\delta$波が現れたり，前頭部優位に2–4 Hzの徐波が現れる．8〜11歳で過呼吸による増強が最も強い（**図5**）．

光刺激では後頭部に光駆動反応がみられ，両側同期性高振幅徐波などがみられることがある．

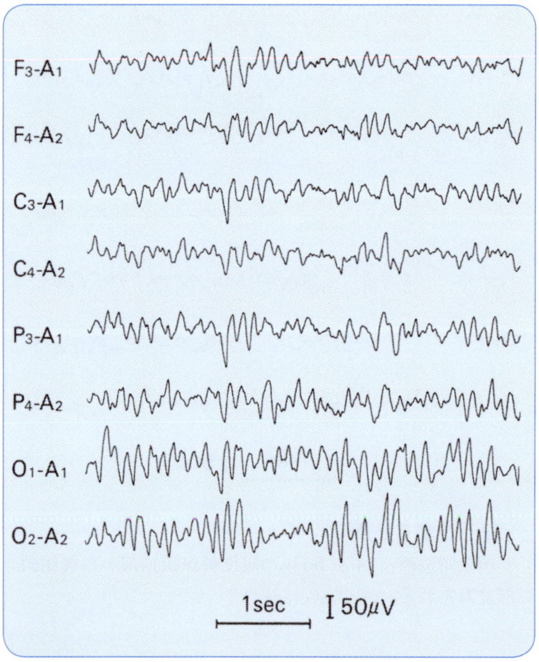


［図1］7歳11か月

後頭部に8–9 Hzの不規則な$\alpha$波と，中心―頭頂部から4–6 Hzの$\theta$波がみられる．

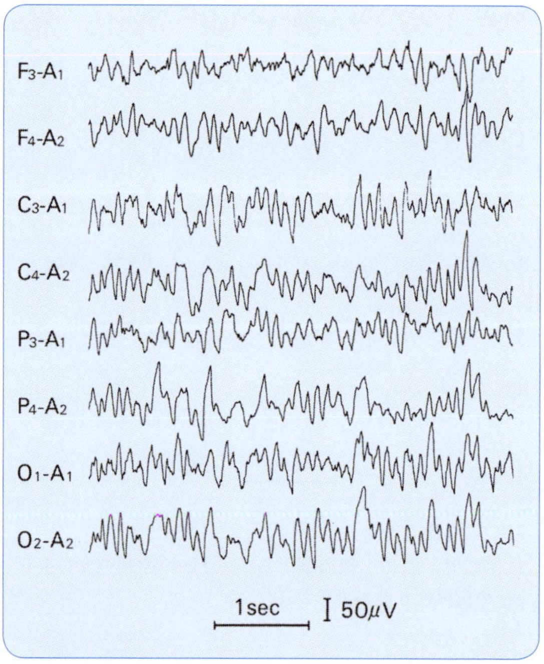


［図2］11歳4か月

後頭部に9–10 Hzの$\alpha$波や，それに混入して鋭波様の波形や3–4 Hzの高振幅徐波（後頭部三角波）がみられる．

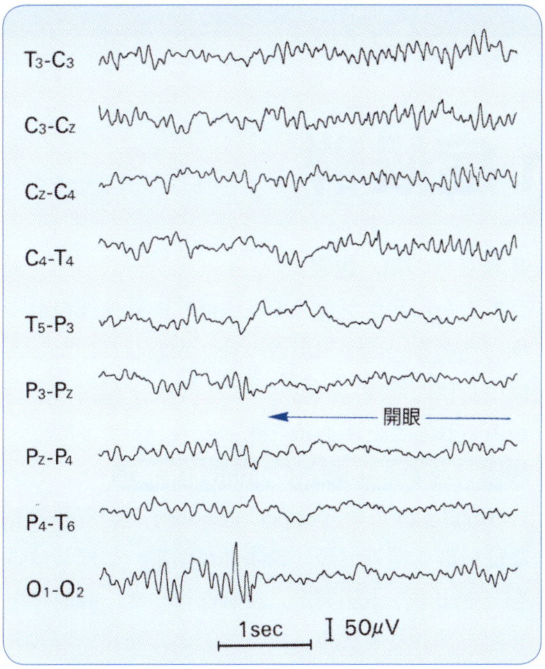


［図 3］8 歳 3 か月

開眼時に両側の中心部（$C_3$，$C_4$）からミュー律動がみられる．

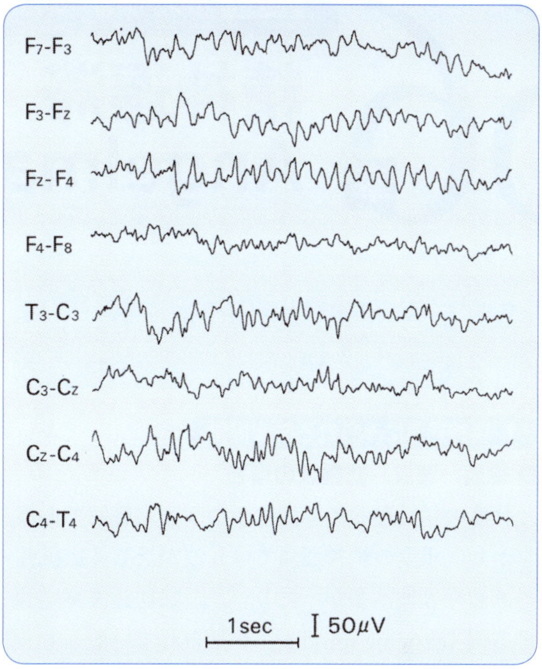


［図 4］11 歳 4 か月

傾眠時．前頭正中部（Fz）から 6 Hz の θ 波（Fm θ）がみられる．

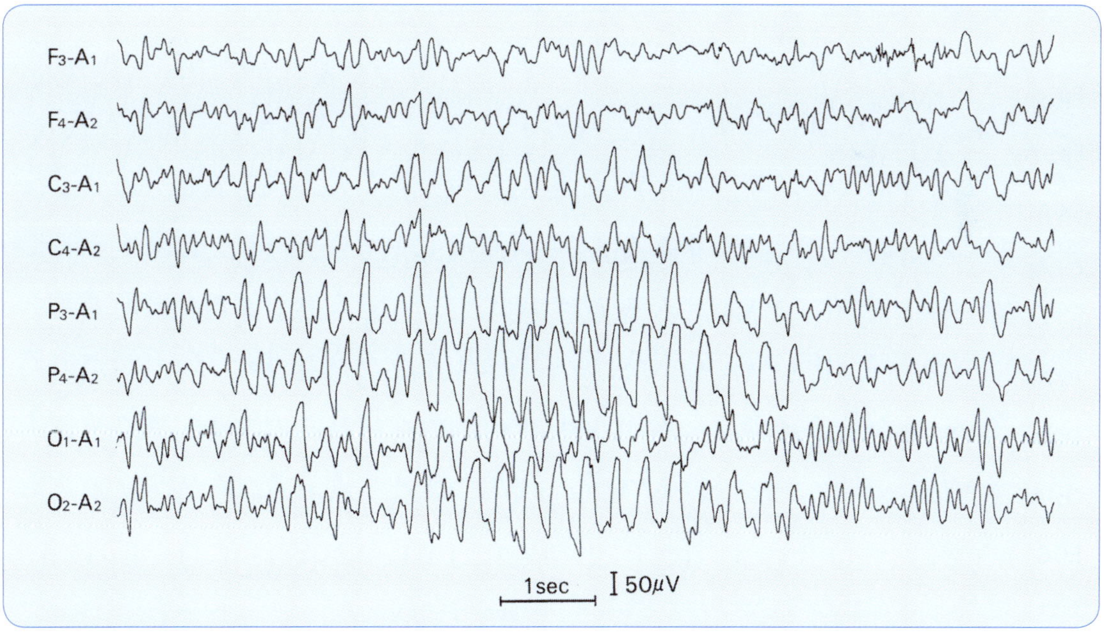


［図 5］7 歳 11 か月

過呼吸で頭頂ー後頭部から 3–4 Hz の高振幅徐波が現れる（脳波は過呼吸 2 分 40 秒後のもの）．

❖文献

1）Petersén I, Sellden U, Eeg-Olofsson O: The evolution of the EEG in normal children and adolescents from 1 to 21 years. In; Lairy GC (ed): Handbook of Electroencephalography and Clinical Neurophysiology. Vol 6–B, Elsevier, Amsterdam, pp 31–68, 1975

2）Beek H: Age and the central rhythm “en arceau”. Electroenceph clin Neurophysiol 10: 356, 1958

# 66章 精神遅滞，Angelman 症候群

脳波から知能の程度を知ることはできないが，精神遅滞の原因によっては脳波異常がみられることがある．その多くは非特異的な脳波変化であるが，最近，特殊な染色体異常による精神遅滞に脳波異常がみられ，注目されている．

## 1. 精神遅滞にみられる脳波異常

### ❶ 徐波，速波，紡錘波の増強

軽度の精神遅滞の脳波はふつう正常範囲である．しかし，重度の精神遅滞では $\alpha$ 波が乏しく広汎性の $\theta$ 波や $\beta$ 波が多かったり [1]，睡眠紡錘波が増強する例（extreme spindle）[2] が知られている．もっとも，このような例は薬物睡眠脳波であったり向精神薬が使用されていることが多く，精神遅滞との関係が明らかでない場合がある．

### ❷ 局在性の棘，鋭波

てんかん発作がなくても広汎性の棘徐波複合や，焦点性あるいは多焦点性の棘，鋭波など，たとえば中心側頭部棘，すなわち“ローランド発射（RD）”がみられることがある [3〜5]．

## 2. 特殊な疾患例，Angelman 症候群

Angelman [6] が “puppet” children として報告した症候群（精神遅滞，後頭部が偏平，しばしば舌を突き出す，下顎突出，特有な目つき，容易に引き起こされる突然の笑い，てんかん発作，脳波異常）であり，その失調性の歩き方は操り人形のようであるという．母親由来の 15 番染色体異常[註] による精神遅滞であり，本邦でも報告が行われて

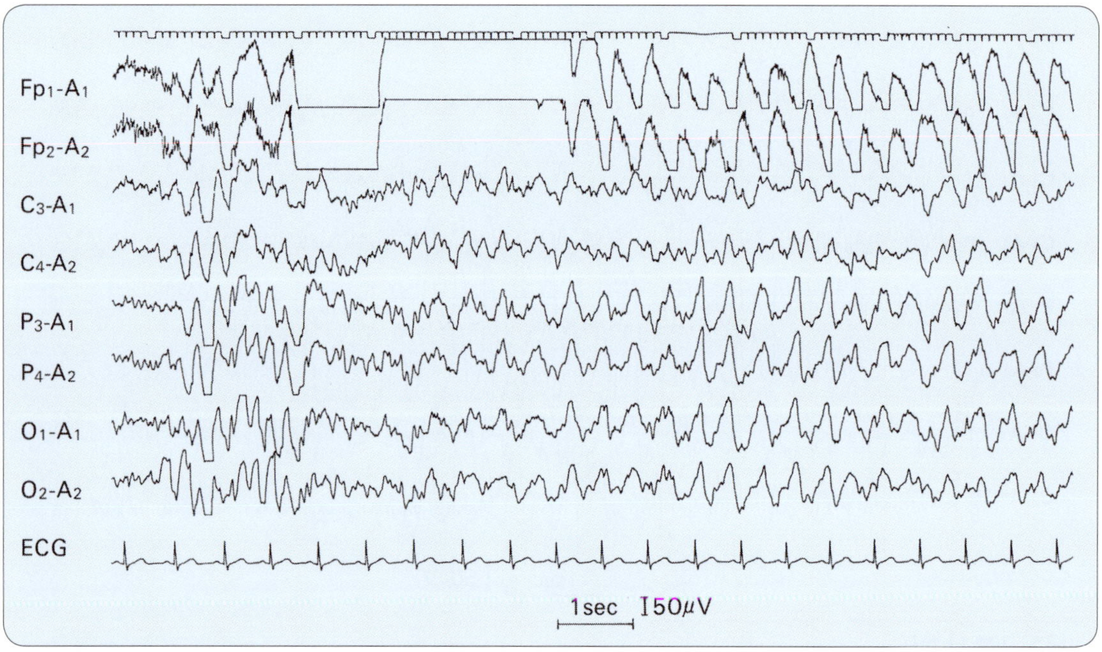


［図 1］Angelman 症候群（10 歳 5 か月，男児）

重度の精神遅滞があり，3 歳 11 か月から全般性強直間代発作（GTC）が起きるようになった．小頭症，下顎突出，失調性歩行があり，15 番染色体の q11–q13，すなわち *GABRB3* の欠失が認められた．脳波では 5 歳 4 か月から 2–3 Hz の高振幅徐波がみられ，現在に至っている．

この種の高振幅徐波は，本症例の脳波のように，前頭部と後頭部とで徐波の極性が逆転して導出されることがある．その点，欠神発作の 3 Hz 棘徐波複合とは性質を異にしており，その発生機構を考える上で興味がもたれる．

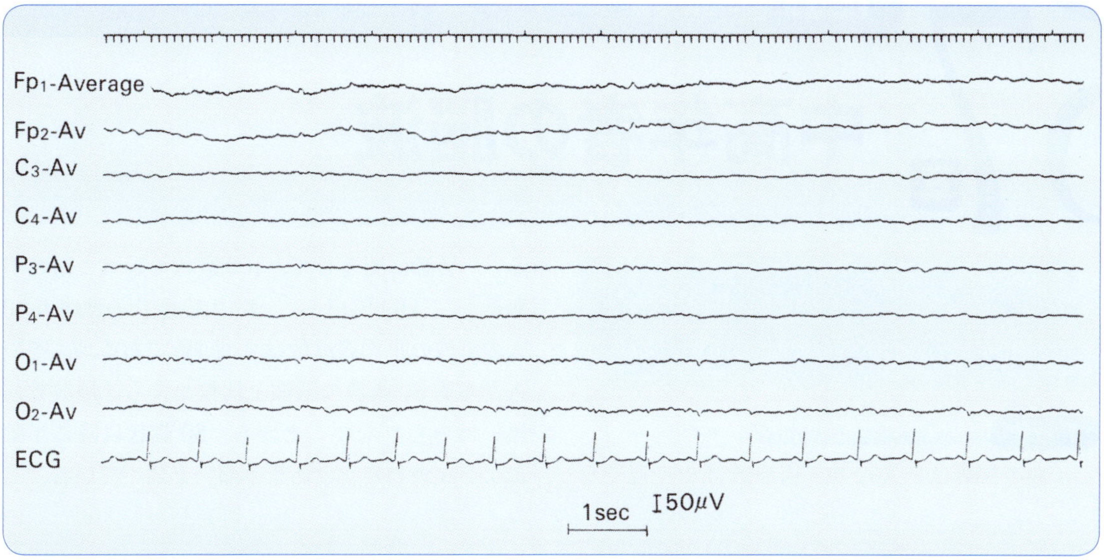


［図 2］Prader-Willi 症候群（17 歳，男児）
幼児期から肥満，精神遅滞を認め，最近，遺伝子的にも本症候群と確定された．10 歳 6 か月頃から 10 秒ほどの意識消失発作がみられるようになり，バルプロ酸の使用を開始した．発作は抑制され，脳波にも突発波などはみられない．α波の出現に乏しい低振幅脳波を示しているが，本症との関係は今後症例を重ねることで検討されるであろう．

いる[7]．脳波の主な所見は高振幅で，2–3 Hz の律動性徐波バーストであり，ときに棘・鋭波を伴い，それが前頭部あるいは後頭部優位に長く連続して現れるのが特徴といえる[8, 9]（**図 1**）．δ波に鋭波がついた波形が“notched delta”と呼ばれることがある[10]（23 章）．

註）Angelman 症候群と同じ 15 番染色体異常で，父親由来によるものに Prader-Willi 症候群がある．新生児・乳児期の著明な筋緊張低下，幼児期から始まる多食，過食と続発する肥満，性器低形成，精神遅滞，皮膚低色素症，低身長，小さな手足，特異顔貌を特徴としている[10]．両者併せて遺伝学的に興味がもたれているが，Prader-Willi 症候群の脳波所見については，あまり報告がない（**図 2**）．

❖文献

1）Kaneko WM, Phillips EL, Riley EP et al: EEG findings in fetal alcohol syndrome and Down syndrome children. Electroenceph clin Neurophysiol 98: 20–28, 1996
2）Gibbs EL, Gibbs FA: Extreme spindles: Correlation of electroencephalographic sleep pattern with mental retardation. Science 138: 1106–1107, 1962
3）Beaussart M: Benign epilepsy of children with Rolandic (centro-temporal) paroxysmal foci. Epilepsia 13: 795–811, 1972
4）Drury I, Beydoun A: Benign partial epilepsy of childhood with monomorphic sharp waves in centrotemporal and other locations. Epilepsia 32: 662–667, 1991
5）Gregory DL, Wong PKH: Clinical relevance of a dipole field in rolandic spikes. Epilepsia 33: 36–44, 1992
6）Angelman H: “Puppet” children: a report on three cases. Dev Med Child Neurol 7: 681–688, 1965
7）吉田　眞，石井かやの，小国弘量ほか：Angelman 症候群の脳波学的検討．臨床脳波 38：201–206，1996
8）Laan LAEM, Renier WO, Arts WFM et al: Evolution of epilepsy and EEG findings in Angelman syndrome. Epilepsia 38: 195–199, 1997
9）Rubin DI, Patterson MC, Westmorland BF et al: Angelman's syndrome: clinical and electroencephalographic findings. Electroenceph clin Neurophysiol 102: 299–302, 1997
10）Korff C, Kelley KR, Nordli Jr DR: Notched delta, phenotype, and Angelman syndrome. J Clin Neurophysiol 22: 283–243, 2005
11）斉藤伸治，新川詔夫：Prader-Willi 症候群およびその関連疾患の分子遺伝学．小児科診療 55：401–408，1992

part 8 老年期の脳波

# 67章 中高年者の脳波

高齢社会に入り高年者の脳波検査をする機会が多くなってきた．若い成人では異常とされるような脳波が高年者では普通にみられることがあり，年齢的な脳波変化はどこまでが正常範囲なのかが問題になる．

## 1. α波

α波の振幅は低くなり，周波数はやや遅くなる[1]．加齢に関連して，100歳代の脳波の研究がある[2, 3]．Hubbardら[2]は，100歳代の健康人10人の脳波の平均周波数は8.62 Hzであるが，その人たちの80歳代の脳波と比較しても，周波数に違いはみられないことから，80歳代以降に年齢によるα波の変化はあまりないと述べている．

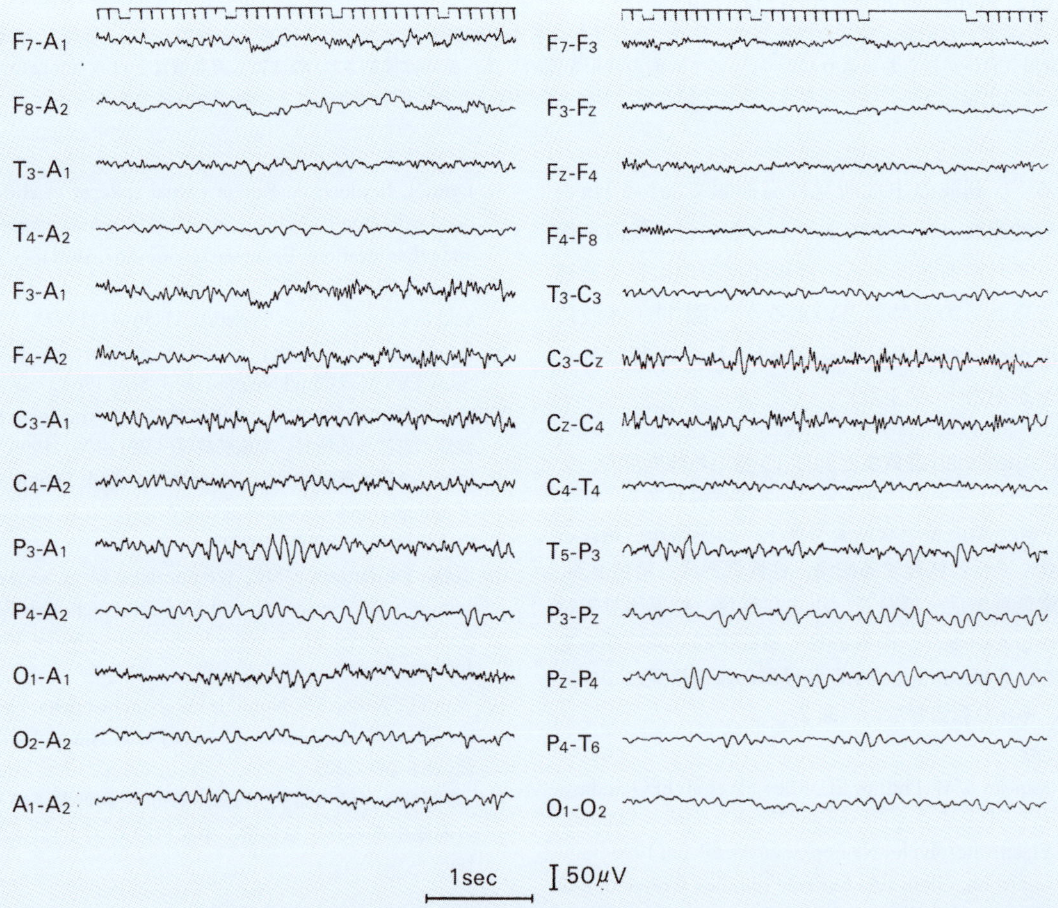


［図］頭蓋頂正中部の速波

73歳，女性，統合失調症．抗精神病薬服用中．耳垂の基準電極による導出（左）では前頭部・中心部からほぼ広汎性に25–30 Hzの速波が導出されているが，横方向の双極導出法（右）でみると，それが正中部のCzで電位が最大であることがわかる．薬物の影響も否定できないが，中高年者ではこのような速波がみられることがある．

電位分布については，高齢者の側頭部には，後頭部より振幅の高いα律動が観察されることがあるといわれる[4]．

## 2. β波

α波の振幅が低下する一方，β波が目立つようになる．β量/α量の比が年齢とともに大になるという報告もあり[5]，中高年になるとβ波が広汎性に多くなることが従来知られている．しかも男性より女性に多くみられるという[6]．

このようなβ波の電位分布はトポグラフィーで調べたり[7]，脳波導出法に横方向の双極導出法で記録したりすると，頭蓋頂正中部 midline で振幅が高いことが観察される（**図**）．そこで筆者はそのような電位分布の成立には，解剖学的に大脳縦裂が関係しているのではないか，すなわち，年齢的に脳萎縮によって生じた脳室拡大による可能性を考えている（次章）[8]．

## 3. 徐波，鋭波

中高年者では健康人でも，側頭部とくに前方部分に局在性徐波や鋭波が，それも左側に多くみられることがある（6 章，図 2 参照）．Kooi ら[9]によると 40〜60 歳の 9% に，60 歳以上の 30% に非対称性のδ波が観察されることを観察しており，Klass はそのように中高年者によくみられる“高齢者の良性の側頭部δ波 benign temporal delta transients of elderly”として，以下の基準をあげている[1]．

❶ 年齢は主として 60 歳以上である．
❷ 側頭部にみられる．
❸ 左側に多い．
❹ 背景活動には影響を与えない．
❺ 形は丸みをもつが，不規則な場合もある．
❻ 振幅は 60〜70 μV 以下である．
❼ 開眼で抑制され，傾眠や過呼吸で増強する．
❽ 徐波は単独に孤立して現れ，連続することはない．
❾ 出現量は少なく脳波記録紙に占める割合は 1% 以下である．

なお最近，Shigeta ら[10]は 70 歳代の健康人にみられる断続的な徐波 intermittent slowing の経過を観察した結果，それらは 5 年後にも増加することはないことから，δ波の持続が 2 秒以内で，記録中に数回程度のものは臨床的に意味をもたないと述べている．

### ❖文献


1) Klass DW, Brenner RP: Electroencephalography of the elderly. J Clin Neurophysiol 12: 116–131, 1995
2) Hubbard O, Sunde D, Goldensohn ES: The EEG in centenarians. Electroenceph clin Neurophysiol 40: 407–417, 1976
3) Wu X: EEG, quantitative EEG, BAEP and ERP in centenarians. Clin Electroencephalogr 24: 127–137, 1993
4) Kellaway P: An orderly approach to visual analysis: characteristics of the normal EEG of adults and children. In; Daly DD, Pedley TA (eds): Current Practice of Clinical Electroencephalography, 2nd ed. Raven Press, New York, pp139–199, 1990
5) Matousek M, Volarka J, Roubicek J et al: EEG frequency analysis related to age in normal adults. Electroenceph clin Neurophysiol 23: 162–176, 1967
6) Brenner RP, Ulrich RF, Reynolds III CF: EEG spectral findings in healthy, elderly men and women: sex differences. Electroenceph clin Neurophysiol 94: 1–5, 1995
7) 斉藤正巳，木下利彦，岡島詳泰ほか：老年期の意識障害と脳波．老年精神医学 1：953–960，1990
8) 一條貞雄：中高年者の脳波にみられる頭蓋頂正中部の速波．臨床脳波 39：101–106，1997
9) Kooi KA, Güvener AM, Tupper CJ et al: Electroencephalographic patterns of the temporal region in normal adults. Neurology 14: 1029–1034, 1964
10) Shigeta M, Julin P, Almkvist O et al: EEG in successful aging: a 5 year follow-up study from the eighth to ninth decade of life. Electroenceph clin Neurophysiol 95: 77–83, 1995

part 8 老年期の脳波

# 68章 老年期の認知症，アルツハイマー病

脳波が老年期における認知症や意識障害の診断に用いられ，また，うつ病との鑑別診断にも重要である．しかし，老年期の脳波検査は精神状態により困難なことがあり，記録法も工夫を要することになる．

## 1. 脳波の記録法

老年期の認知症では脳波検査が困難なことが多い．難聴や失語症を伴っていることもしばしばあり，検査者の指示による目の開閉はできないことが多い．そこで脳波検査に際しては，開眼のままで行い，途中で目を閉じたり開いたりすれば，そのつどそのことを記載するようにする．こうして各導出モンタージュを8ページ（80秒）くらいずつ記録し，予定したモンタージュを一通り記録し終えたら，最初のモンタージュに戻り，記録をくり返す．このようにして記録の中で比較的安定した部分で脳波の判読を行うようにする．

聴力障害者では，まず閉眼のままで一通り記録を行い，その後に開眼状態の記録をするようにする．高齢者には光刺激とか過呼吸による検査は困難なことが多く，また不要なことが多い．

## 2. アルツハイマー病

老年期の認知症は脳血管性とアルツハイマー型に2大別されるが，ここでは後者のアルツハイマー病 Alzheimer's disease の脳波を述べる（**図1**）．

本疾患の脳波については多くの研究があり，それによると$\alpha$波の振幅が低下して周波数が遅くなる一方，$\theta$波や$\delta$波が現れることが報告されている．うつ病の場合とは違いがあることも報告されている[1, 2]．もっとも，$\delta$波の出現量は初期では健康対象群と有意な違いは得られず，認知症が中等度から重度の状態において，それも側頭中部$T_3$と$T_4$における$\delta$波の出現量との間に関係が認められるという報告がある[3]．また脳波導出法としては，$T_6$–$O_2$が有効であるという報告もある[4]．定量的脳波で右側の$\theta$量は失禁（尿，便）の始まりを，同じく右側の$\delta$量は死の転帰を予測させる指標になるという報告がある[5]．

## 3. その他の脳波異常

初老期に認知症を示すクロイツフェルト—ヤコブ病で，周期性発射（71章）がみられることはよく知られている．その他，老年期認知症の脳波には“三相波”[6]や，全般性棘徐波複合[7]を示す例などが報告されており，このような突発性異常波形を示す例は特殊な脳疾患の存在を予測させる．

## 4. 認知症の脳波例

（**図2～図5**）

❖文献


1）Benner RP, Reynolds CF, Ulrich RF: Diagnostic efficacy of computerized spectral versus visual EEG analysis in elderly normal, demented and depressed subjects. Electroenceph clin Neurophysiol 69: 110–117, 1988
2）Prinz PN, Vitiello MV: Dominant occipital (alpha) rhythm frequency in early stage Alzheimer's disease and depression. Electroenceph clin Neurophysiol 73: 427–432, 1989
3）Hiler DB, Mangone CA, Ganellen R et al: Quantitative measurement of delta activity in Alzheimer's disease. Clin Electroencephalogr 22: 178–182, 1991
4）Soininen H, Partanen J, Laulumaa V et al: Serial EEG in Alzheimer's disease: 3 years follow-up and clinical outcome. Electroenceph clin Neurophysiol 79: 342–348, 1991
5）Rodriguez G, Nobili F, Arrigo A et al: Prognostic significance of quantitative electroencephalography in Alzheimer patients: preliminary observations. Electroenceph clin Neurophysiol 99: 123–128, 1996
6）Blatt I, Brenner RP: Triphasic waves in a psychiatric population: a retrospective study. J Clin Neurophysiol 13: 324–329, 1996
7）Benbadis SR, Dinner DS: Lennox-Gastaut syndrome in the elderly? Clin Electroencephalogr 25: 142–147, 1994
8）Watemberg N, Alehan F, Dabby R et al: Clinical and radiologic correlates of frontal intermittent rhythmic delta activity. J Clin Neurophysiol 19: 535–539, 2002

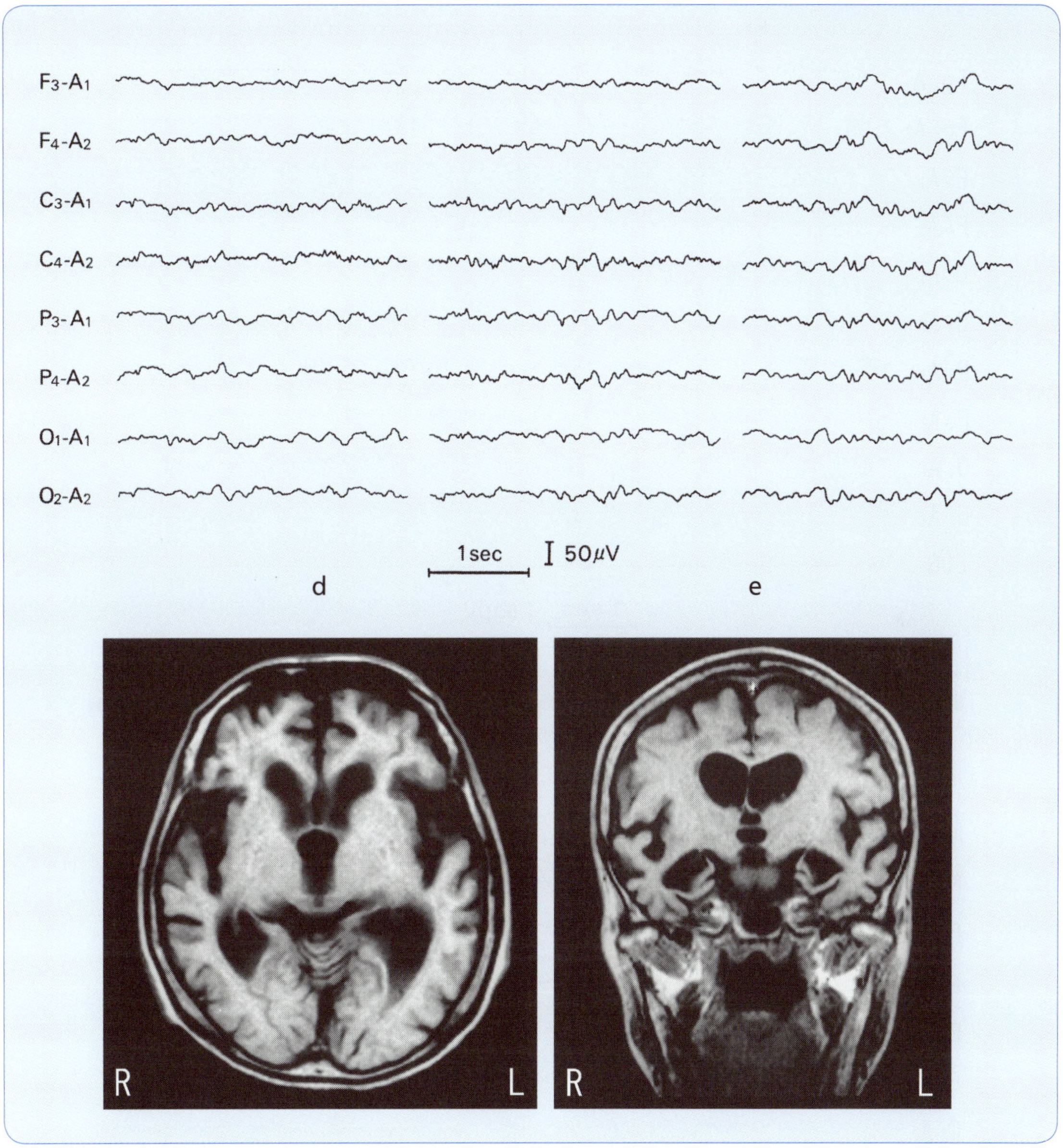


［図 1］アルツハイマー型認知症（65 歳，女性）

60 歳のころに発症．現在，著明な認知症のために日常，介助を要する状態にある．

a. 開眼時脳波．低振幅で 4–7 Hz の $\theta$ 波がみられる．

b. 閉眼時脳波．開眼時と同様の脳波で $\alpha$ 波はみられない．

c. 睡眠時脳波．10–12Hz ほどの紡錘波がみられるが，不明瞭である．

d. MRI（水平断）．脳萎縮像を示す．

e. MRI（前額断）．海馬の萎縮像もみられる．

9) Tatum WO 4th, Husain AM, Benbadis SR et al: Normal adult EEG and patterns of uncertain significance. J Clin Neurophysiol 23: 194–207, 2006

10) Magnus O, Van der Holst M: Zeta waves: special type of slow delta waves. Electroenceph Clin Neurophysiol. 67: 140–146, 1987

11) Bauer G, Bauer R, Dobesberger J et al: Broad sharp waves: An underrecognized EEG pattern in patients with epileptic seizures. J Clin Neurophysiol 25: 250–254, 2008

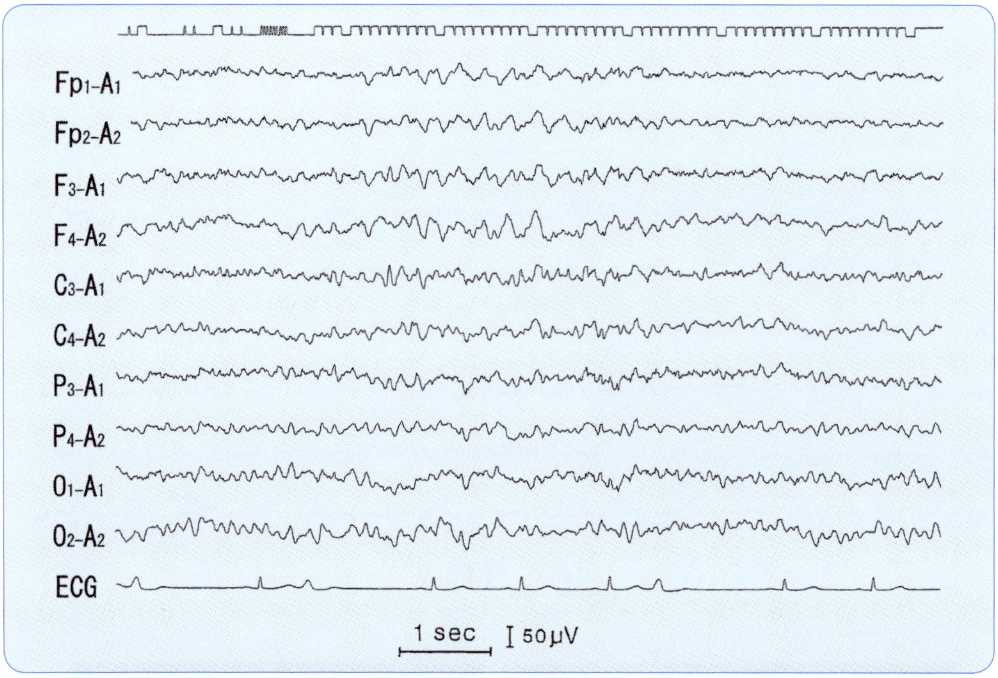


［図 2］FIRDA（frontal intermittent rhythmic delta activity[8)]）の例．79 歳，男性，アルツハイマー型認知症．7，8 年前から記憶障害，無気力，自閉．長谷川式簡易知能評価スケール 14/30．頭部 CT 中等度萎縮，脳室拡大あり．脳波では両側前頭部優位に 2–4 Hz の律動性 δ 波がみられる．発現機構は明らかでない．

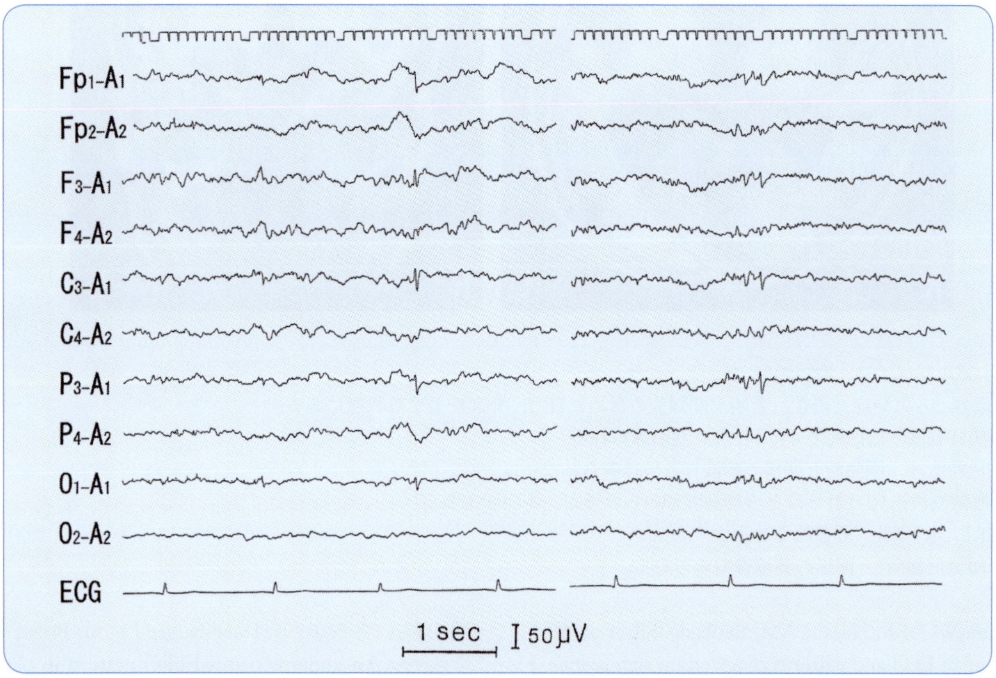


［図 3］"SSS"（small sharp spikes[9)]）の例．84 歳，男性．アルツハイマー型認知症．約 10 年前から記憶障害，意欲減退，易怒的に興奮．長谷川式 4/30． 頭部 CT 中等度萎縮．脳波では "SSS" を示す．ドネペジルを処方したところ頭痛が生じ中止．関連は明らかでない．

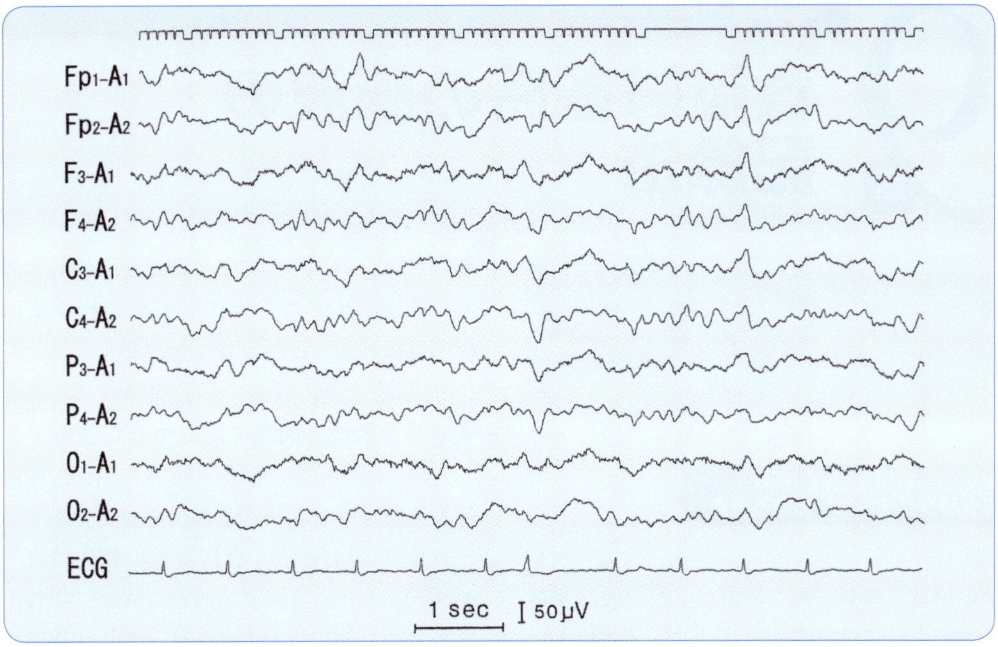


［図 4］Z 波 [10]（broad sharp waves [11]）の例．79 歳，女性．混合型認知症．約 1 年前ほどから失見当識・記憶障害．言語不明瞭，疎通性欠如，拒否的態度．長谷川式不能（全盲）．頭部 CT 軽度萎縮．脳波では両側前頭部優位に δ 波がみられる．波の先端部がとがり，上行脚が緩やかで，下行脚が急な鋸歯状の波形を示し，Z 波とか最近では broad sharp waves と呼ばれることがある．波形的に興味が持たれている．

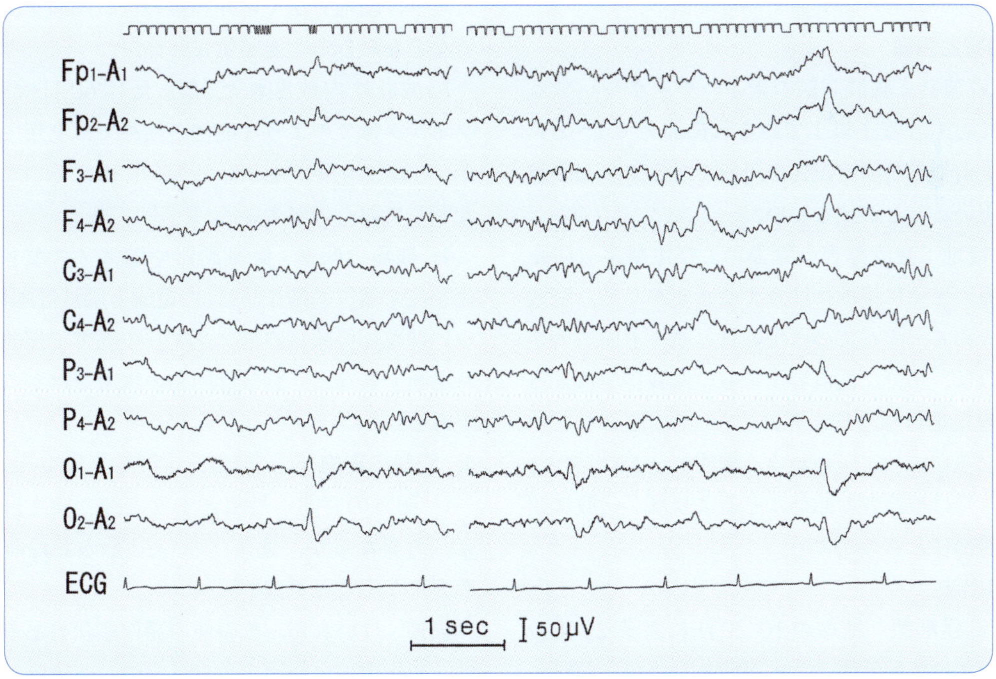


［図 5］後頭部鋭波の例．87 歳，女性．アルツハイマー型認知症．4〜5 年前から認知症の状態．高血圧，糖尿病あり．長谷川式 8/30，頭部 CT は軽度萎縮．最近，夜間せん妄が起こる．夜中に「部屋を子どもたちが走りまわる」などの幻視あり．脳波で両側後頭部に鋭波がみられるが，抗てんかん薬では著効なし．興味ある脳波である．

# 69章 意識障害時の脳波の記録法

意識状態を知るために脳波は有用な検査法と考えられる．意識水準によって脳波が変化するが，その際の記録法として患者の刺激に対する反応性を同時に知ることが必要である．それに関しては，「旧日本脳波・筋電図学会による臨床脳波検査基準」があり，以下に掲載する．

## 緊急症例・意識障害例（ICU モニタリングを含む）の脳波検査[1]

### 1. 総則

この基準は，緊急・集中治療および一般診療科の病棟あるいは意識障害例のベッドサイド検査に適用する．緊急・意識障害時の脳波の記録と判定は熟練した技師と判定医によって行われるべきである．長時間に及ぶモニタリングの場合でも，少なくともその記録の一部は，熟練した医師や技師の立ち会いのもとで実施すべきである．

### 2. 装置と設備

1）脳波計：脳波記録の素子（チャネル）数は少なくとも8素子以上で，これに加えて1〜2素子以上の他現象同時記録が可能であるような脳波計を用いることが望ましい．

2）接地：交流障害の除去および電撃事故防止のため，とくに接地に注意する必要がある．脳波計を含めて，すべての医用器具とベッド周辺の金属部分は，十分な電流容量をもつ保護接地によって保護接地母線（端子）に“一点接地”しなければならない．また，いわゆる機能アース（ボディ・アース）は被検者の頭部にとるよりは，一般に頸部か肩部にとるのがよい．

### 3. 導出法

1）電極配置：標準の10–20法による21個の電極をすべて装着することが望ましいが，記録の開始を急ぐ場合，あるいは，局在診断の精度をさほど必要としない場合には，状況に応じて「電極数を減じた電極配置」により記録を開始することも許される．これらにより記録を開始した場合でも，状況に応じて徐々に必要な電極を追加して，標準電極配置に近づけることが望ましい．

2）脳波以外の導出：一般的には，心電図と呼吸曲線を脳波と同時に記録することが望ましい．この他，眼球運動，頤部筋電図や頸部，四肢，体幹の体動をモニターする導出も有用である．

3）雑音源の除去：周辺機器の動作雑音（アーチファクト）には，交流障害以外に，生体由来の雑音と紛らわしいものがあり，とくに注意を要する．注意すべき機器としては，人工呼吸器，吸引器，点滴ポンプなどがある．一般的には，状況の許すかぎり，主治医や担当看護者の協力を得て，周辺機器の電源を止め，あるいは，手動動作に切り換えたり，接地方法や電極導線の位置関係を工夫するなどを試みることが望ましい．

脳波計に内蔵された50または60 Hzのハムフィルタはこのような症例の検査では有用であるが，ハムフィルタを用いる場合には，そのことを記載しておくのがよい．

4）機器の保護：除細動器や電気メスなど大電流を流す装置の動作時には，電流と脳波計本体（あるいは電極接続箱内部アンプ）の間で，接続を一時遮断するなど，脳波計回路の保護をはかる必要がある．

### 4. 記録の実施

1）記録の時間：対象とする症例や検査目的によって異なるが，通常，15〜30分の記録時間が必要になることが多い．

失神，けいれん，その他の発作症状のあるときは，発作中の全経過を含み，かつ，臨床脳波像が発作前の状態に回復するまで記録を続けることが望ましい．一過性・発作性の症状が反復するときは，その過程の2〜3回分を記録するよう努力するとともに，発作間欠期の意識水準や脳波像が十分に判定できるように記録することが望ましい．

2）記録中の操作と記載：記録中はとくに被検者の意識状態の変化に注意する．記録開始時と終了時，ならびに記録途中で明らかな変化があった場合は，そのときの意識状態を記載することが必要である．

記録中は必要に応じて，開眼，呼名，痛み刺激などの刺激を加えて，その反応を観察し，そのつど記録紙上に記載する．

脳波記録中に行われた薬物注射，吸引その他の処置を記録紙上に記載する．また，これらの処置のため脳波記録を一時中断したときは，その経過時間を記載しておく．

長時間の持続的あるいは断続的な記録を行う場合には，日付，時刻を適当な間隔で，記録紙上に反復記載しておくことが必要である．また，適当な間隔で較正波形を記録しておくことが望ましい．

3）雑音鑑別：雑音鑑別のために，操作者は記録波形観察のほか，周辺機器の動作状態や介助者の動きについて，十分に注意を払うことが望ましい．雑音混入が避けがたいときは，記録紙上にその原因をそのつど記入しておく．また，動作雑音を積極的に同時記録することも有用である．

### 5. 脳波記録の整理・判定

1）記録の整理：脳波記録の冒頭には，さきに「脳波記録の整理と報告（9章）」で示した事項のうち，とくに被検者の意識状態，使用中の薬物，および薬物使用中止後の経過時間，血圧，血液ガス，血糖値，血中アンモニア値など被検者の一般状態に関連する事項を記載しておく．

2）判定書：緊急検査にあたってはできるだけ速やかに脳波判定を行い，その結果を主治医に連絡する必要がある．判定書には，可能であれば，予後に関する評価も記載することが望ましい．

以上が旧日本脳波・筋電図学会による検査基準であるが，国際臨床神経生理学連合（IFCN）によって，昏睡と無反応状態における神経生理学的な標準記録法が示されている[2]．上述のものと基本的に大きな違いはないと考えられるが，2，3目についたことを述べると以下のようなことが挙げられる．

❶ 電極間のインピーダンスを10 k以下，1 kΩ以上とし，またインピーダンスを下げようとして表皮をあまり削らないようにすることの注意，

❷ 記録時間を30分以上とすること，

❸ 人工呼吸の管理下にある昏睡状態の患者で，筋電図のアーチファクトが脳波の判定を妨げる場合には，必要に応じて筋弛緩剤の使用が考慮されるべきこと，などである．

その後，日本臨床神経生理学会[3]やアメリカ臨床神経生理学会（ACNS）[4]で検査ガイドラインを出している．

❖文献


1）日本脳波・筋電図学会，臨床脳波検査基準検討委員会：臨床脳波検査基準 1988．脳波と筋電図 17：81–89，1989〔委員長：大熊輝雄．委員：青木恭規，石山陽事，一條貞雄，内海庄三郎，大田原俊輔，加藤元博，田所靖男，直居 卓，野沢胤美，平賀旗夫，丸山 博〕

2）Chatrian GE, Bergamasco B, Bricolo A et al: IFCN recommended standards for electrophysiologic monitoring in comatose and other unresponsive states. Report of IFCN committee. Electroenceph clin Neurophysiol 99: 103–122, 1996

3）日本臨床神経生理学会：臨床脳波検査基準改訂委員会報告—改訂臨床脳波検査基準 2002（委員長：石山陽事），臨床神経生理学 31：221–242，2003

4）Epstein CM (Chair): ACNS Guidelines. J Clin Neurophysiol 23: 85–207, 2006

# 70章 意識障害時の脳波とその分類

意識の状態を知るには脳波が最も有効と考えられる．その際脳波のα波が開閉眼によりどのように変化するか，また意識障害にある脳波の音，呼名，痛覚などによる反応をみながら脳波検査することが必要である．

## 1. 意識障害時脳波の種類

### ❶ 意識障害が軽度の段階

目の開閉ができる状態であれば，α波の性状を観察することができる．意識が清明な状態では，開眼によってα波が抑制されるが，眠気があったり，軽い意識混濁があると，α波は抑制されず，開眼でもα波は持続して現れる．さらに正常とは逆に開眼時にα波が現れ，閉眼すると眠気の脳波を示したりする（**図1**）．そのようにして，目の開閉を行うことの重要性をアメリカ臨床神経生理学会でも強調している[1, 2]．

### ❷ 意識障害が中等度の段階

意識混濁が深く，開閉眼の指示に応じられない場合には，音刺激（手ばたき），呼名，痛覚刺激などによる脳波の反応を観察することになる．もし反応があれば意識回復の可能性がある（76章参照）．

### ❸ 意識障害が高度の段階（昏睡）

この段階ではδ波など大徐波の他に，三相波，PLEDs, suppression-burst，α-comaなど特殊な脳波像が観察される．

## 2. 意識障害時脳波の段階的分類（図2）

上述したような刺激に対する反応性を考慮し，段階的な分類を試みたのが**図2**である[3, 4]．ここでは予後も加味してある．予後が意識障害の原因疾患の種類により左右されることはいうまでもない．刺激に対する反応性と予後の観点から意識障害の分類を試みたものに，Synekの分類があるが[5, 6]，基本的にはここに示した分類と違いはないようである．なお，脳幹誘発電位を併用した分類も試みられている[7]．

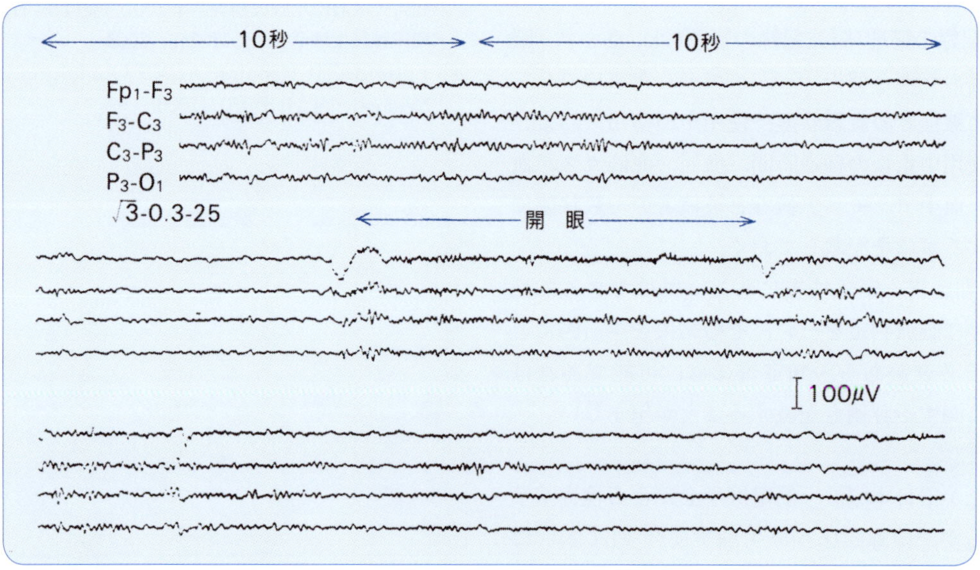


［図1］意識レベル低下時の脳波

開眼時にα波が現れている．

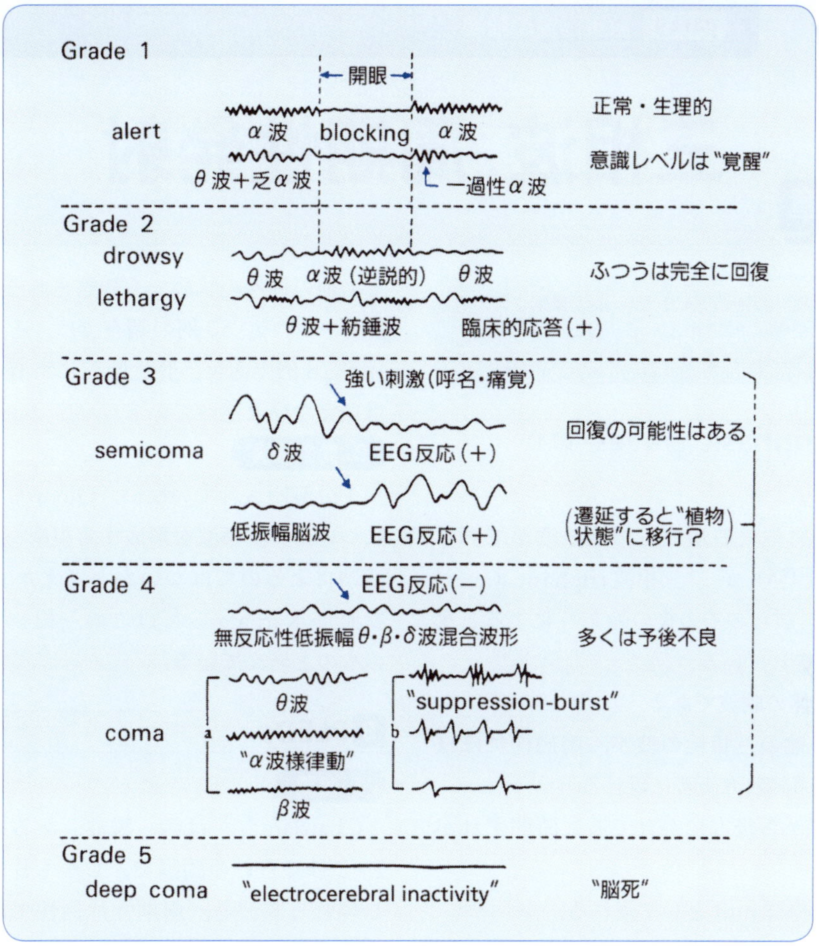


［図 2］意識障害時脳波の段階的分類[3,4]


❖文献

1）American Clinical Neurophysiology Society, 2006 Guideline Review Committee, Epstein CM (Chair): ACNS Guidelines. J Clin Neurophysiol 23: 85–207, 2006
2）一條貞雄：成人の脳波—アメリカ臨床神経生理学会指針（2006），臨床脳波 49：265–270，2007
3）一條貞雄，大熊輝雄：意識障害の脳波．臨床生理 8：486–494，1978
4）一條貞雄：意識障害の脳波．臨床脳波 27：51–56，1985
5）Synek VM: Value of a revised EEG coma scale for prognosis after cerebral anoxia and diffuse head injury. Clin Electroencephalogr 21: 25–30, 1990
6）Synek VM: Letter to the editor. Clin Electroencephalogr 22: No. 4, X–XII, 1991
7）Soustiel JF, Hafner H, Guilburd JN et al: A physiological coma scale: grading of coma by combined use of brain-stem trigeminal and auditory evoked potentials and the Glasgow Coma Scale. Electroenceph clin Neurophysiol 87: 277–283, 1993


サイドメモ

**臨死体験のトンネル現象**

“臨死体験”として「トンネルのように暗いところに入り，やがて花畑のように明るい場所に出る」という体験が報告されており，側頭葉てんかんの幻覚に類似した現象ではないかとの説がある（立花　隆「臨死体験　上・下」文芸春秋社，1994）．しかし，側頭葉てんかんに特有で，それらに共通した幻覚は知られていない．

ところで，地下鉄サリン事件の被害者では，瞳孔が針穴のように縮小していたことが報告されている．おそらくサリン中毒や低酸素状態になると，脳では初めに交感神経の麻痺が生じ，それと拮抗する副交感神経の働きで縮瞳が起きるが，交感神経の麻痺が回復すると，瞳孔の大きさがもとに戻ることになる．“臨死体験”のトンネル現象とは，この瞳孔の大きさの変化による感覚とも解釈される．花畑のような光景とは，あるいは網膜の血管を流れる赤血球を見ているのかもしれない．

# 71章 三相波，周期性発射

意識障害時には種々の特殊な脳波パターンが観察され，それらの発生機構に興味が持たれている．ここでは三相波や各種周期性発射を取り上げる．

## A 三相波 triphasic waves（図1）

### 1. 定義

鋭徐波複合に似た波形で三相性の波形であり，Bickfordら（1955）が“三相波 triphasic waves”と名付けた[1]．彼らのその後の論文[2]によると次のように記載されている．

❶ 徐波が主体の脳波である．
❷ 陰─陽─陰の三相性の波が，両側性にほぼ同期し，頭部前方優勢に現れる．
❸ 頭部前方から後方にかけて波に時間ずれがみられる．
❹ バーストや群 runs として現れる．
❺ 振幅の減衰や抑圧 suppression がみられることがある．

### 2. 病因

当初，肝性脳症にみられることが報告されたが，その他の種々の状態でも観察される．Bickfordのグループ[2]の50例の調査では，そのうち肝性脳症が28例であり，肝性脳症に特有の病的所見とはいえないと述べている．

### 3. 発生機構

十分解明されていない．Gloorらが棘徐波複合について，紡錘波を形成する視床─皮質間の神経活動によるのではないかと考えたように（37章参照），Karnazeら[2]はこの三相波も同様の機構のものと考えている．

## B PLEDs

### 1. 定義

Chatrianら[3]は棘，鋭波，あるいは複合波が1〜2秒くらいの間隔で，しかも片側性にくり返し現れる脳波を，周期性片側性てんかん型発射 periodic lateralized epilptiform discharges；PLEDs（プレズ）と命名した（図2）．さらにその後，PLEDsが両側に独立して現れる脳波がBIPLEDsと呼ばれており[4,5]（図3），また，PLEDsが同じ

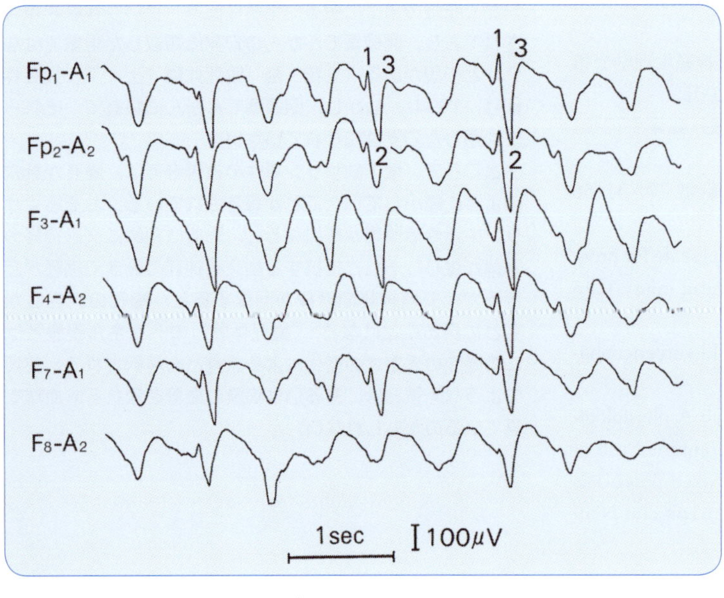


［図1］三相波

ここで“三相波”とは，Bickfordら（1955）[1]の論文によると「主体になる波のふれは下向きの陽性変化であり，その前後の振幅の低い陰性のふれが三相性の形を作っている」と述べられていることから，図示したようにM字型の部分とみるべきであろう．

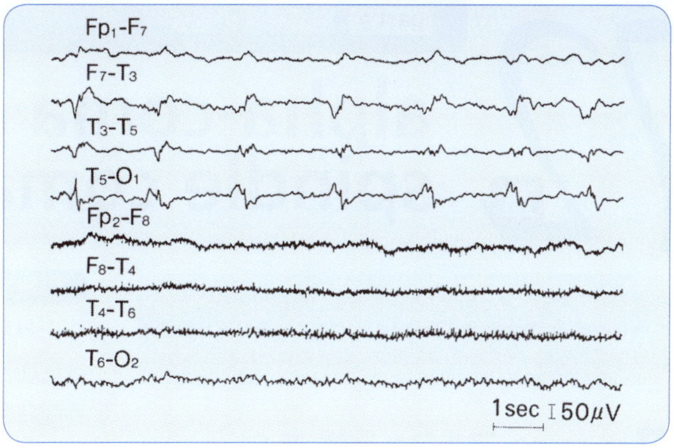


［図 2］PLEDs の脳波

脳血栓症（82 歳），発症翌日の記録．左側だけに周期性発射がみられる．

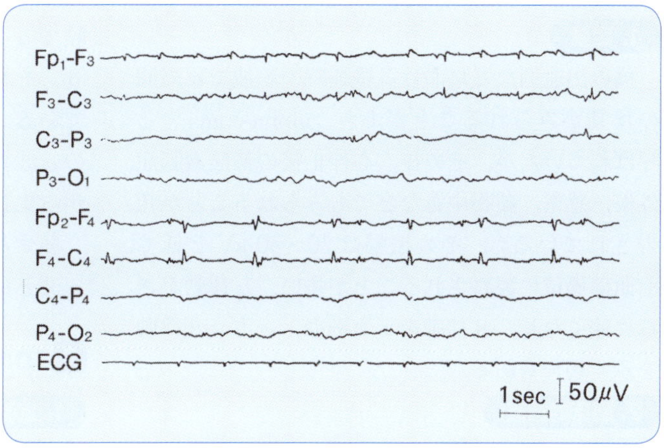


［図 3］BIPLEDs の脳波[5)]

Reye 症候群（11 歳），発症 13 日目の脳波．両側に独立して周期性発射がみられる．（図は圓谷建治氏による）

側の 2 か所にみられる例（ipsilateral independent PLEDs）も報告されている[6)]．

**2. 病因**

比較的急性の脳血管障害例で観察されることが多く，一過性にみられることが多い．Snodgrass ら[4)] の文献調査 586 例の結果では，脳血管障害例が 35%，粗大脳病変例が 26% などであったという．また BIPLEDs の例は PLEDs に比較して重症度が高いと報告されている[5,6)]．

**3. 発生機構**

十分解明されていない．Raroque ら[7)] が頭部 MRI 検査を行った 8 例の結果では，脳の灰白質あるいは白質に病変がみられたが，白質病変だけの例はなかったと報告している．

❖文献

1）Bickford RG, Butt HR: Hepatic coma: the electroencephalographic pattern. J Clin Invest 34: 790–799, 1955
2）Karnaze DS, Bickford RG: Triphasic waves: a reassessment of their significance. Electroenceph clin Neurophysiol 57: 193–198, 1984
3）Chatrian GE, Shaw CW, Leffman H: The siginificance of periodic lateralized epileptiform discharges in EEG: an electrographic, clinical, and pathological study. Electroenceph clin Neurophysiol 17: 177–193, 1964
4）Snodgrass SM, Tsuburaya K, Ajmone-Marsan C: Clinical significance of periodic lateralized epileptiform discharges: relationship with status epilepticus. J Clin Neurophysiol 6: 159–172, 1989
5）圓谷建治：PLEDs と BIPLEDs の臨床的意義．臨床脳波 27：435–439，1985
6）Silbert PL, Radhakrishnan K, Sharbrough FW et al: Ipsilateral independent periodic lateralized epileptic discharges. Electroenceph clin Neurophysiol 98: 223–226, 1996
7）Raroque Jr HG, Purdy P: Lesion localization in periodic lateralized epileptiform discharges: gray or white matter. Epilepsia 36: 58–62, 1995
総説的論文）Kaplan PW: The EEG in metabolic encephalopathy and coma. J Clin Neurophysiol 21: 307–318, 2004

part 9 意識障害の脳波

# 72章 alpha-coma と spindle coma

意識障害時にα波と同様の周波数をもつ律動や，睡眠時にみられるような紡錘波が現れることがある．それぞれに予後は異なるが，それらの発生機構に興味がもたれている．

## A α-coma，アルファ昏睡（図1）

### 1. 定義

橋の出血例などにおける昏睡時の脳波でα周期の律動がみられることがあり，alpha-coma[1]と呼ばれていたが，その後，心停止後の無酸素脳症，外傷，感電，薬物中毒などでもみられることが報告されている[2]．その振幅は20〜30 μVと低く，前頭部優位に観察されることが多い．α律動がさらに速くなり，β律動を示す例や，一方，θ律動を示す場合もある．

### 2. 臨床的意義

予後は一般に不良であり，Alvingら[3]によるとα-comaの30例のうち1例だけ生存したが，この例も重度の知的欠陥が残ったと報告している．

### 3. 発生機構

十分には解明されていない．しかし，Carrollら[2]は発症前のα波が後頭部優位であったのに対して，昏睡状態のα律動は前頭部優位の症例を報告している．また，Gurvitchら[4]によると，イヌの実験でα-comaに相当する10–11Hzの律動をつくり，それらは扁桃核が主な発生源であると報告している．さらに，Ganjiら[5]はこの律動は覚醒時のα波の変形ではなく，おそらく中脳の前方部分から生じた律動ではないかと考えている．

要するに，α-comaにおけるα律動は，通常のα波とは別なものと考えられている．

## B spindle coma（図2）

### 1. 定義

意識障害時に紡錘波が主体になる脳波である[6]．当初，中枢神経系の外傷によって観察されたが，外傷以外でも代謝障害，感染，低酸素症などによ

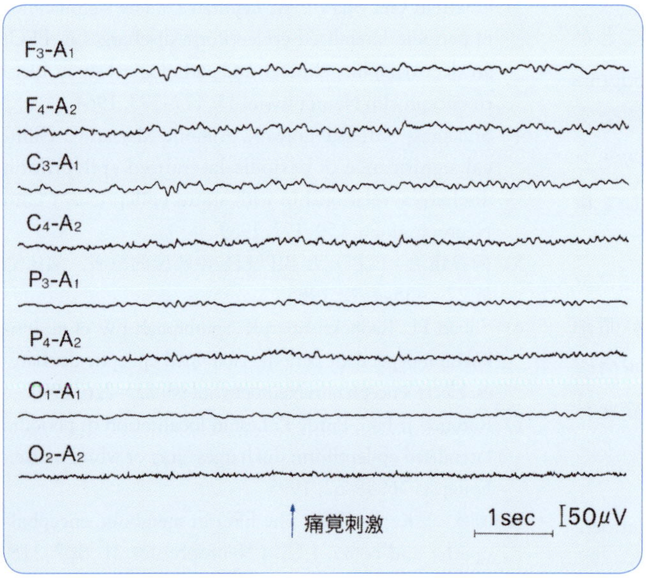


[図1] alpha-comaの脳波（73歳，男）
心筋梗塞を起こし，昏睡状態にある．α周期の律動がみられるが，痛覚刺激では全く反応しない（non-responsive alpha activity）．1週後に死亡した．

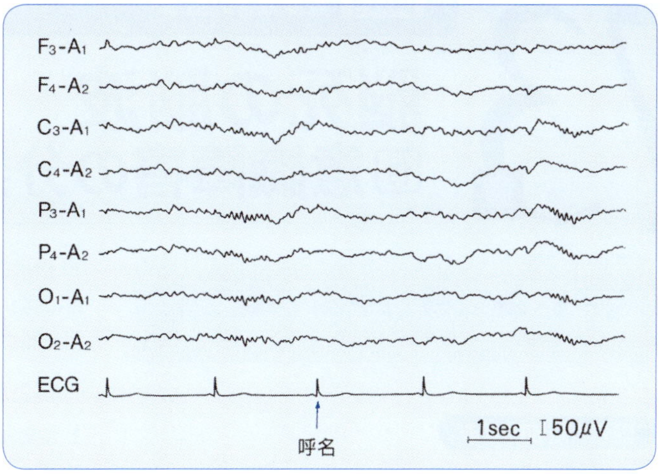


[図 2] spindle coma の脳波[8]（27 歳，男）
頭部外傷後 8 日目の記録で，中心—頭頂部優位に紡錘波がみられるが，呼名では反応がみられない．しかし，その 9 日後には意識が回復した．（症例は四宮滋子氏による）

る例が報告されている[7~9]．

## 2. 臨床的意義

spindle coma の脳波は概して予後が良いといわれるが，Mouradian ら[7]は，これまでの文献例を調査し，予後良好な例は意識障害のレベルが stuporous とか semicoma のものであることが多く，deep coma であった例の予後は必ずしも良くないことを報告し，結局は，患者の臨床条件によるのではないかと述べている．

## 3. 紡錘波の性状

頭部外傷例の場合，Rumple ら[6]によると予後が良かった例では紡錘波が 100% に観察されるのに対して，予後が悪かった例では紡錘波が少なかったり，紡錘波に左右差がみられたり，周期が 6–11Hz と不規則で遅かったりする例が多く，また昏睡が遷延する例は受傷後 3～12 日に紡錘波が減少する傾向がみられたことを報告している．また Okada ら[8]は紡錘波が前頭部に現れる例は，中心—頭頂部に現れる例より意識障害の程度は軽く，予後も良いことを報告し，紡錘波の出現部位による予後の違いに注目している．

## 4. 発生機構

本来，正常の睡眠時にみられる紡錘波が，意識障害例でもみられることの説明に一定の見解はない．Nogueira de Melo ら[9]は spindle coma とは本来の睡眠と昏睡とが結合したものであり，紡錘波の存在は脳機能が比較的に保たれていることを表しているのではないかと述べている．

とにかくこれらの脳波は，意識障害のレベルや予後の判定に役立つのではないかと考えられる．

### ❖文献

1) Westmoreland BF, Klass DW, Sharbrough F et al: Alpha coma. Electroencephalographic, clinical, pathologic and aetiologic correlations. Arch Neurol 32: 713–718, 1975
2) Carroll WM, Mastaglia FL: Alpha and beta coma in drug intoxication uncomplicated by cerebral hypoxia. Electroenceph clin Neurophysiol 46: 95–105, 1979
3) Alving J, Möller M, Sindrup E et al: 9 “Alpha pattern coma” following cerebral anoxia. Electroenceph clin Neurophysiol 47: 95–101, 1979
4) Gurvitch AM, Zarzhetsky YV, Trush VD et al: Experimental data on the nature of postresuscitation alpha frequency activity. Electroenceph clin Neurophysiol 58: 426–437, 1984
5) Ganji S, Peters G, Frazier E: Alpha-coma: clincal and evoked potential studies. Clin Electroencephalogr 18: 103–113, 1987
6) Rumple E, Prugger M, Bauer G et al: Incidence and prognostic value of spindle in post-traumatic coma. Electroenceph clin Neurophysiol 56: 420–429, 1983
7) Mouradian MD, Penovich PE: Spindle coma in benzodiazepine toxicity: case report. Clin Electroencephalogr 16: 213–218, 1985
8) Okada S, Inoue S: Frontal spindle activity that appears in conjunction with nontraumatic diffuse encephalopathy. Clin Electroencephalogr 23: 196–202, 1992
9) Nogueira de Melo A, Krauss GL, Niedermyer E: Spindle coma: observation and thoughts. Clin Electroencephalogr 21: 151–161, 1990

part 9 意識障害の脳波

# 73章 脳死の脳波 付 意識障害の分類

脳死の判定は臨床神経学的に行われるが，脳波検査も重要であり，旧日本脳波・筋電図学会や日本臨床神経生理学会による検査基準[1, 2]の抜粋を紹介する．

## 脳死の脳波検査法

**A．総則**（略）

**B．装置と設備**（略）

**C．導出法**

**C–1．電極位置と電極数**：標準の 10–20 法による 21 個の電極をすべて装着することが望ましい．しかし，状況に応じて「電極数を減じた電極配置」により記録することも許容される．このような場合の電極配置としては，大脳を広くカバーする意味から，少なくとも前頭極（$Fp_1$, $Fp_2$），中心部（$C_3$, $C_4$），後頭部（$O_1$, $O_2$），側頭部（$T_3$, $T_4$）の 8 導出部位および両耳垂（耳朶 $A_1$, $A_2$）に電極をおく．

［表 1］3–3–9 度方式による意識障害の分類（Japan Coma Scale）（参考）

I. 刺激しないでも覚醒している状態（1 桁で表現）
　(delirium, confusion, senselessness)
　1　だいたい意識清明だが，今一つはっきりしない
　2　見当識障害がある
　3　自分の名前，生年月日が言えない
II. 刺激すると覚醒する状態；刺激をやめると眠り込む（2 桁で表現）
　(stupor, lethargy, hypersomnia, somnolence, drowsiness)
　10　普通の呼びかけで容易に開眼する
　20　大きな声または体をゆさぶることにより開眼する
　30　痛み刺激を加えつつ呼びかけをくり返すと辛うじて開眼する
III. 刺激をしても覚醒しない状態（3 桁で表現）
　(deep coma, coma, semicoma)
　100　痛み刺激に対し，払いのけるような動作をする
　200　痛み刺激で少し手足を動かしたり，顔をしかめる
　300　痛み刺激に反応しない

註 標準の 10–20 法による電極配置により記録する場合には，いわゆる長距離導出によるモンタージュを用いるべきである．

**C–2．導出法と記録時間**：耳垂（耳朶）を基準とした基準導出および長距離双極導出につき，合わせて少なくとも 30 分の連続記録を行い，6 時間以上経過した後に同じ条件で記録を行うことが必要である．また，最低 4 導出の同時記録が必要である．

**C–3．電極接触抵抗**：電極接触インピーダンス（10 Hz）は 10 kΩ 以下であることが望ましい．

**D．記録の実施**

**D–1．記録実施者**：脳波活動の有無の判定に必要な，正しい雑音鑑別法および周辺医用装置の正しい作動状態を熟知した医師，検査技師，看護担当者が実施する．あるいはそれらの監督下に実施することが必要である．

**D–2．記録条件**：“平坦脳波”[註)]の記録に際しては，部分的には記録感度を 50 μV/20 mm にまで上げて記録することが必要である（**図**）．時定数は 0.3～0.4 秒であることが望ましく，高域遮断フィルタは 30 Hz（–3 dB）以上であることが望ましい．

脳波計に内蔵された 50 または 60 Hz のハムフィルタは有用であるが，用いた場合にはそのことを記載しておく．

紙送り速度は 30 mm/ 秒を標準とするが，雑音鑑別や徐波の強調などのために，記録速度を意図的に変化させることが望ましい．

註）ここで“平坦脳波”とは，測定装置の内部雑音レベル以上の脳波がまったく認められない状態をいう．用語としては無活動脳波 electrocerebral inactivity; ECI が適当である．

**D–3．記録中の処置**：検者は脳波記録中に，大声での呼名や音刺激のみならず，少なくとも 5～

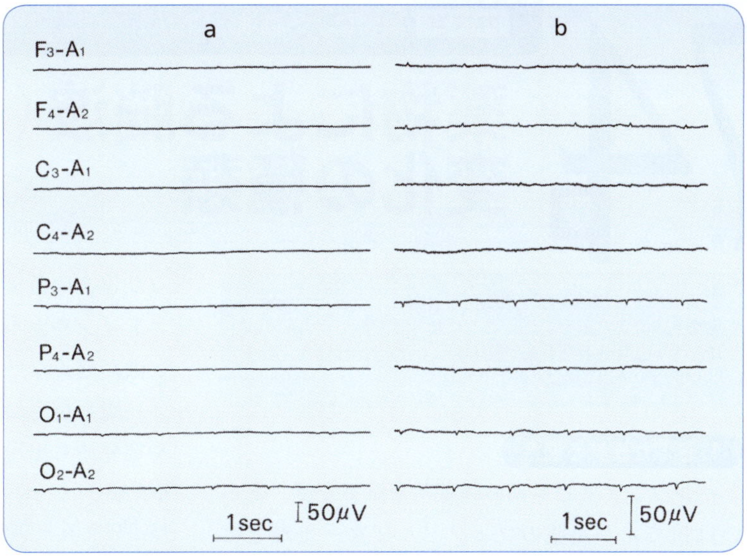


［図］無活動脳波 electrocerebral inactivity の脳波

a. 耳垂基準電極導出による通常の増幅度の記録. b. 増幅度を上げて記録されている（1 mm = 3 μV）.

［表 2］Glasgow Coma Scale（参考）

| 開眼 (eyes open) | E | 発語 (best verbal response) | V | 運動機能 (best motor response) | M |
|---|---|---|---|---|---|
| 自発的に（spontaneous） | 4 | 指南力良好（orientated） | 5 | 命令に従う（obey commands） | 6 |
| 音声により（to sound） | 3 | 会話混乱（confused conversation） | 4 | 疼痛部認識可能（localize pain） | 5 |
| 疼痛により（to pain） | 2 | 言語混乱（inappropriate words） | 3 | 四肢屈曲反応（flexion） | |
| 開眼せず（never） | 1 | 理解不明の声（incomprehensible sounds） | 2 | 逃避（withdrawal） | 4 |
| | | 発語せず（none） | 1 | 異常（abnormal） | 3 |
| | | | | 四肢伸展反応（extension） | 2 |
| | | | | まったく動かず（none） | 1 |

註1 E+V+M=3～15　E, V, M各項の評価点の総和をもって意識障害の重症度とする. すなわち, 最重症は3点, 最軽症は15点である.

註2 V, M項においてはくり返し検査したときの最良の反応とする.

6回の強い痛み刺激（たとえば, ピンなどで顔面を刺激する. 眼窩切痕部を強く圧迫するなど）を与え, 脳波上に現れる反応を観察する必要がある.

**D–4. 雑音の鑑別**：周辺機器によるアーチファクトには, 交流障害以外に, 生体由来の雑音と紛らわしいものがあり, とくに注意を要する.

状況が許せば主治医や担当看護師の協力を得て周辺機器の電源を止めて記録することが望ましい. なお, 室内介助者の動きにも十分注意を払う必要がある.

**D–5. 無呼吸テスト**：機能喪失の判定に際して自発呼吸の停止の確認のため, “無呼吸テスト” が必要とされる.

**E. 脳波記録の整理・保存**（略）

アメリカ脳波学会でもガイドライン[3]を出しているが, 基本的には上述と同様である. 最近, 脳死判定に関する総説的論文[4,5]が出ている.

❖文献

1）日本脳波・筋電図学会, 臨床脳波検査基準検討委員会：臨床脳波検査基準 1988. 脳波と筋電図 17：81–89, 1989

2）日本臨床神経生理学会：臨床脳波検査基準改訂委員会報告―改訂臨床脳波検査基準 2002（委員長：石山陽事）. 臨床神経生理学 31：221–242, 2003

3）American Clinical Neurophysiology Society: Guideline three: minimum technical standards for EEG recording in suspected cerebral death. J Clin Neurophysiol 23: 97–104, 2006

4）唐澤秀治：脳死判定の現状. 臨床神経生理学 30：341–348, 2002

5）園生雅弘：脳死. 臨床神経生理学 36：47–55, 2008

# 74章 薬物による脳波(1) 変化の種類

脳波検査では被検者が日常薬物を服用し，それらが脳波に影響を与えることがある．ことに精神科関係では各種の向精神薬が使用されている場合が多く，しばしば速波，徐波，突発波などがみられる．

## 1. 速波が現れる場合

ベンゾジアゼピン系の睡眠薬や抗不安薬，あるいは抗てんかん薬のフェノバルビタールなどによって，14–20 Hz あるいは 20–30 Hz の速波（$\beta$ 波）が広汎性，前頭部優位に出現する[1,3,4]（図 1）．

## 2. 徐波や突発波が現れる場合

クロルプロマジンなどフェノチアジン系，ハロペリドールなどブチロフェノン系などの抗精神病薬，さらにカルバマゼピンなど抗てんかん薬により，$\theta$ 波や $\delta$ 波が現れる（図 2）．さらに，棘徐波複合など突発波が生じる例があるので，そのような場合は臨床的にも注意を要する（図 3）．フェニトインやカルバマゼピン（抗てんかん薬）でも $\alpha$ 波が遅くなったり $\theta$ 波が現れたりする[2~4]．

三環系抗うつ薬では，速波が現れる一方，徐波や突発波も出現する（次章）．

❖文献


1) Florio V, Longo VG, Verdeaux G: EEG effects of antipsychotics, tranquilizers and antidepressants. In; Killam EK, Killam K (eds): Handbook of Electroencephalography and Clinical Neurophysiology. Vol 7–C, Elsevier, Amsterdam, pp40–50, 1977
2) Ambrosetto G, Lugares E: EEG effects of convulsants and anticonvulsants in man. ibid, pp78–87
3) 一條貞雄：精神疾患と脳波—薬物と脳波．臨床脳波 27：122–126，1985
4) 越野好文：向精神薬による脳波変化．精神科治療学 4：327–340，1989


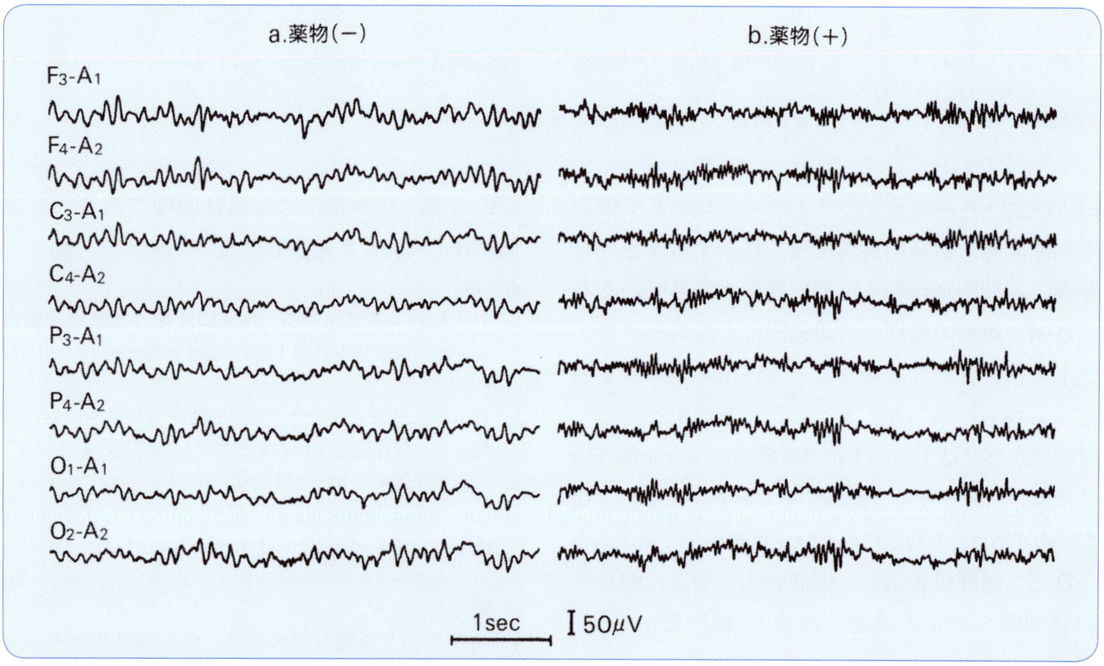


［図 1］睡眠薬による速波（統合失調症，26 歳，女性）

a は初診時に記録された脳波で正常である．しかし，今回の脳波（b）では広汎性に 25–30 Hz の速波が現れている．不眠のためにベンゾジアゼピン系薬剤のニトラゼパム 5 mg が処方されており，それによる速波と考えられる．

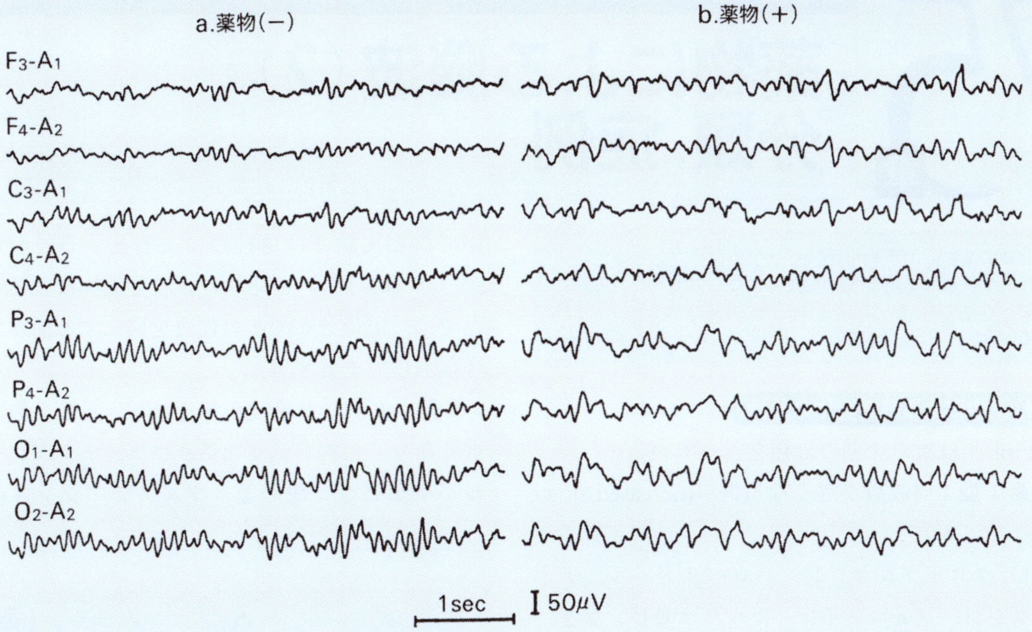


［図 2］抗精神病薬・抗てんかん薬による広汎性徐波（躁うつ病，36 歳，女性）

a. 入院当初の脳波で正常脳波である．b. 薬物療法 6 か月経過したときの脳波で，3–4 Hz の徐波がみられる．抗精神病薬のチオリダジン 100 mg，レボメプロマジン 50 mg，抗てんかん薬カルバマゼピン 600 mg が処方されており，これらによる徐波と考えられる．

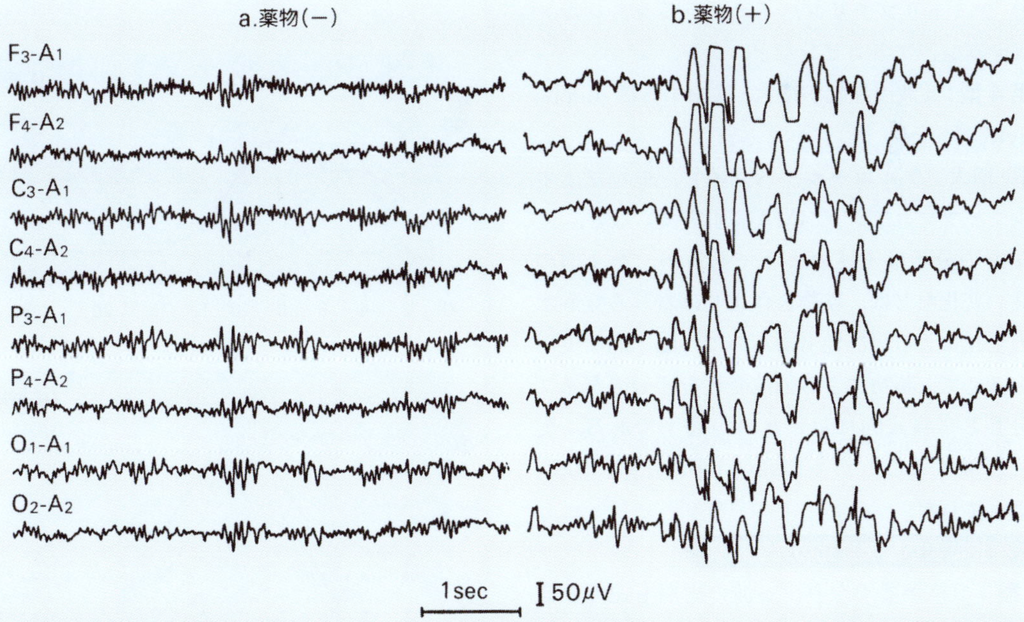


［図 3］抗精神病薬による両側性棘徐波複合（統合失調症，18 歳，女性）

a. 入院当初の脳波：睡眠薬のためと考えられる速波がみられている．b. 3 か月後の脳波．両側性棘徐波複合が出現している．レボメプロマジン 150～200 mg，ハロペリドール 6 mg などが処方されており，突発波はこれらによるものと考えられる．

# 75章 薬物による脳波(2) 分類，症例

脳波の薬物による変化はいくつかのタイプに分類されるが，それらの神経薬理学的機構については十分明らかになっていない．最近は脳電位分布の定量的解析が試みられている．

## 1. 薬物による脳波変化の分類

❶Fink[1] は次の4型の分類を行っている．

**第1型**：周波数が遅くなる群（increased slowing）

〈例〉クロルプロマジン，ハロペリドール，チオリダジン，フェニトイン，カルバマゼピンなど．

**第2型**：速波が現れる群（increased fast）

〈例〉ジアゼパム，クロルジアゼポキシド，フェノバルビタール，アンフェタミンなど．

**第3型**：徐波や速波が現れる群（increased slow and fast）．

〈例〉アミトリプチリン，イミプラミン，レボメプロマジン，アトロピンなど．

**第4型**：α波の振幅が増大・減少する群（alpha activity change）

〈例〉増大：アルコール，ヘロイン，モルフィネ．減少：イプロニアジド（MAO阻害薬）など．

❷Fink の分類は上述のようであるが，第4型のα波の変化などは，薬物自体よりはむしろ覚醒水準の変化による可能性もあるので，臨床的な実用性も考えて，薬物による脳波変化を3つのタイプに分類して模式的に示したのが**図1**である．実際に経験することが多い順にI型，II型，III型のようにした．

## 2. 薬物による脳波変化の発現機構

**I型**：β波が多くなり，α波の周期も速くなるタイプであり，α波の振幅は高くなることも低くなることもある．フェノバルビタールやニトラゼパムで生じる．これらの薬剤の脳に対する作用機構は十分には明らかでない[2]．β波の発生について動物実験では扁桃核によるとする説があるが（19章参照），自発性のβ波と薬物によるβ波とでは，電位分布やその性質を異にする面があり，今後も検討を要する[3]．

**II型**：θ波など徐波が多くなり，α波も周期が遅くなり，振幅も低くなる．フェノチアジンやカルバマゼピンで生じる．フェノチアジンは皮質，

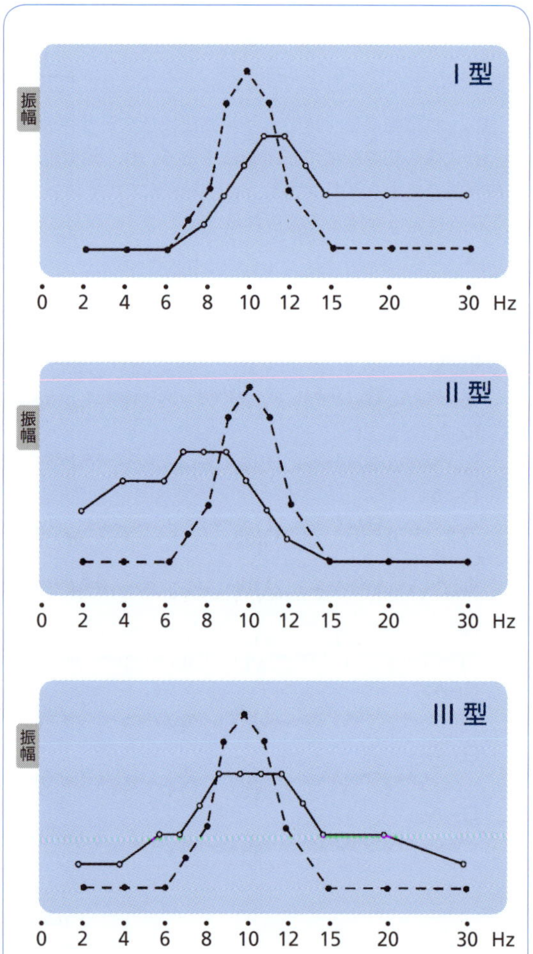


［図1］薬物による脳波変化の3タイプ（模式図）

周波数によるヒストグラム．破線（----）が薬物使用前の状態を，実線（—）が薬物による変化を表す．

脳幹，辺縁系と広い範囲で作用すると考えられている[2]．θ波は動物実験では海馬から生じることが報告されているが，ヒトの場合はまだ明らかでない（22章参照）．躁うつ病（気分障害）に使われるリチウムでも徐波が生じるといわれる[4]．

**III型**：β波の増加とθ波の増加などの両方向の変化が生じるタイプであり，三環系抗うつ薬で生じるといわれるが[1,4]，発現機構は明らかでない．薬物によるβ波やθ波などは，すでに存在していた本来のものが強調されたのか，それとは別に新たに生じたのかは明らかではないが，動物実験で，速波と徐波の両方が海馬から観察される場合のあることが報告されている[5]．

なお，本邦で用いられているスルピリドでは徐波が生じると考えられるが，確定されていない[6]．

その他に，てんかんにみられるような異常突発波（両側同期性の棘，多棘など）が，リチウム製剤，フェノチアジン，セロトニン，三環系抗うつ薬によって現れることがあり，また三相波がバルプロ酸による高アンモニア血症，リチウム，レボドーパ，ペントバルビタール，セロトニン症候群などで現れることがあるという[7]．しかし，これらの発現機構については，まだ十分解明されていない．

向精神薬で脳波異常を示すことがあるばかりか，臨床的にもけいれん発作を起こすことがある．脳波には徐波など異常所見が現れることがあるが，それが一過性の場合があるので経過をみることが必要である．

## 3. 薬物によって脳波異常を呈した臨床例

**症例1 カルバマゼピンでα波の徐化（slowing）が生じた例**

27歳，男性．統合失調症．知的障害がある．WAIS-RでIQ＝40以下．中学を中退する．父親は死亡．母親は再婚し，本人はおじの世話になっていた．家出をしたり，家では部屋で排尿したりする．独語，空笑がある．「悪口を言われる」と被害的になり，器物を破損したりするため精神科病院に入院していた．

やがて水を多量に飲んでは，嘔吐したり，けいれん・意識障害を起こすようになった．“水中毒”の診断で脳波を検査したところ，突発波はみられないが，脳波の律動が6–8 Hzと遅くなっていた（**図2-a**）．カルバマゼピン400 mg，ゾテピン200 mgが処方されていた．

カルバマゼピンで水中毒が起きることが報告されているので，同剤を減量・中止した．その後，多飲水行為は少なくなったが，衝動行為などがみられるため，リスペリドン3 mg，ゾテピン150 mg，ハロペリドール4.5 mgが処方された．比較的良好に経過していたため脳波検査を行ったところ（9か月後），脳波には10 Hzのα波が観察され，正常脳波を示していた（**図2-b**）．

α波の徐化slowingはカルバマゼピンによるものではないかと考えられた．しかし，その後も，多飲水の行為は時折観察されている．

［コメント］カルバマゼピンははじめ三叉神経痛治療薬として使用され，その後，てんかん，躁状態，統合失調症の興奮状態など，最近では比較的広くにも処方されており，症例によっては治療効果もあげている．しかし，一方，副作用として転倒があり，抗利尿ホルモン不適合分泌症候群が知られている．

ことに小児のてんかんで，欠神発作，ミオクロニー発作，良性部分てんかん（ローランドてんかん）では脳波異常が増悪することがあることが報告されている[8]．また小児では認知機能に影響を来すことがあるので，本剤を処方している場合には，α波に変化がみられないかを調べることを勧めるという研究もあり[9]，ことに小児に本剤を処方する場合には十分注意を要すると考えられる．

**症例2 内科薬，喘息の薬テオフィリンで異常高振幅徐波が現れた例．**

70歳，女性．統合失調症．30歳ごろから幻聴・被害妄想などがくり返し現れ，精神科病院に入院をくり返していた．今回，入院当時の処方はハロペリドール4.5 mg，クロルプロマジン37.5 mg程度であり，脳波は10 Hzのα波を示して“正常範囲within normal limits”であった（**図3-a**）．

入院して1〜2年経過した頃から，前かがみ姿勢で歩行したり，転倒したりするようになった．やがて記憶障害・見当識障害など認知症の症状や，困惑状態もみられるようになった．脳波検査したところ，律動が6–7 Hzと遅く，3–5 Hzの高振幅徐波や鋭波がみられ“中等度異常”の脳波であった（**図3-b**）．

脳波異常が薬物による影響と考えて，向精神薬を減量・中止したり，脳波に鋭波もみられるために，抗けいれん薬も処方してみたが脳波異常は持続した．頭部CTは正常で，肝機能などの生化学検査でも異常

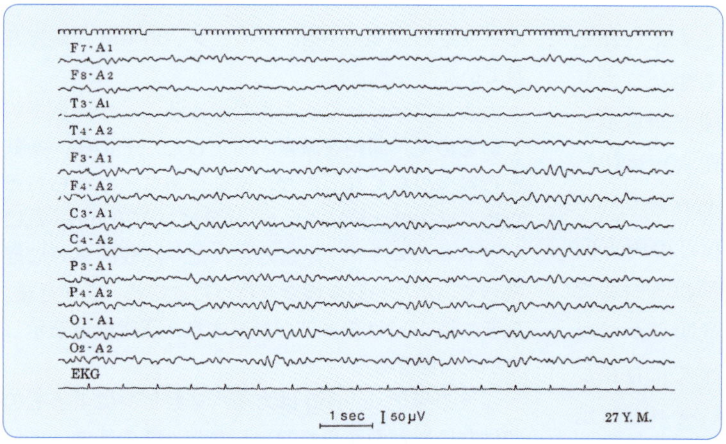


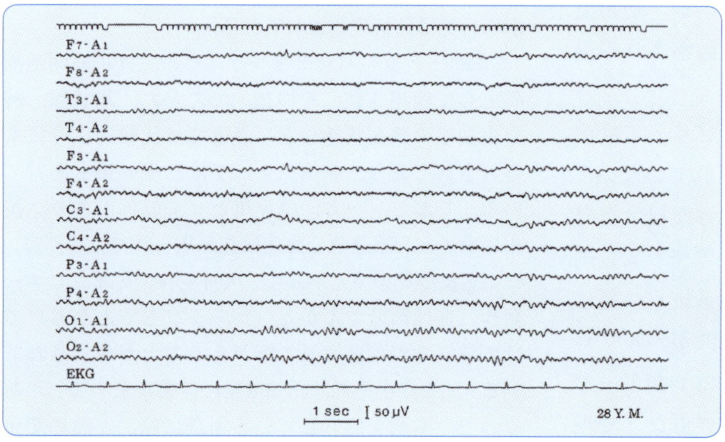


［図 2］症例 1 の脳波

**a.“多飲水”状態の脳波**：脳波の律動が 6～8 Hz と遅くなっている．カルバマゼピン服用中．

**b. 症状改善時の脳波**：脳波には 10 Hz の α 波が観察される．カルバマゼピンは中止した．

はみられなかった．

一方，喘息のために内科医により，1 年 6 か月ほど前からテオフィリン 400 mg が処方されていた．テオフィリンの副作用でけいれんや意識障害が起こることがある．最近では喘息発作も起こらないので，テオフィリンを減量・中止したところ精神症状は少しずつ改善した．本剤中止後 2 か月後には脳波は正常に回復し，認知症様の状態や脳波異常は薬物によると判断された（**図 3-c**）．

［コメント］向精神薬で脳波異常を来すことがあることはよく知られているが，喘息の薬で脳波異常を示すことはあまり報告がない．高齢者では薬物に対する反応は，通常の成人よりも過敏といえる．本例では入院時に脳波検査もしており，脳波が正常であったことがわかっていたが，もし検査していなければ，何らかの認知症と診断されていたかもしれない．

今日の高齢化社会にあっては，脳波は重要な検査といえる．

**❖文献**


1）Fink M: EEG and psychopharmacology. In; Cobb WA, Van Duijn H (eds): Contemporary Clinical Neurophysiology (EEG Suppl. No34). Elsevier, Amsterdam, pp 42–56, 1978
2）Goodman LS, Gilman A et al (eds): The Pharmacological Basis of Therapeutics, 5th ed. MacMillan Publishing Co, New York, 1975
3）一條貞雄：中高年者の脳波にみられる頭蓋頂正中部の速波．臨床脳波 39：290–295，1997
4）Glaze D: The effects of drugs on the electroencephalogram. In; Daly DD, Pedley TA (eds): Current Practice of Clinical Electroencephalography, 2nd ed. Raven Press, New York, pp 489–512, 1990
5）Stumpf CH: The fast component in the electrical activity of rabbit's hippocampus. Electroenceph clin Neurophysiol 18: 477–486, 1965
6）Hardman JG, Limbird LE et al (eds): Goodman & Gilman's The Pharmacological Basis of Therapeutics, 9th ed. McGraw-Hill, New York, 1996
7）Blume WT: Drug effects on EEG. J Clin Neurophysiol 23: 306–311, 2006
8）Perucca E, Gram L, Avanzini G, Dulac O: Antiepileptic as a cause of worsening seizures. Epilepsia 39: 5–17, 1998
9）Frost Jr JD, Hrachovy RA, Glaze DG, Rettig GM: Alpha rhythm slowing during initiation of carbamazepine therapy: implications for future cognitive performance. J Clin Neurophysiol 12: 57–63, 1995

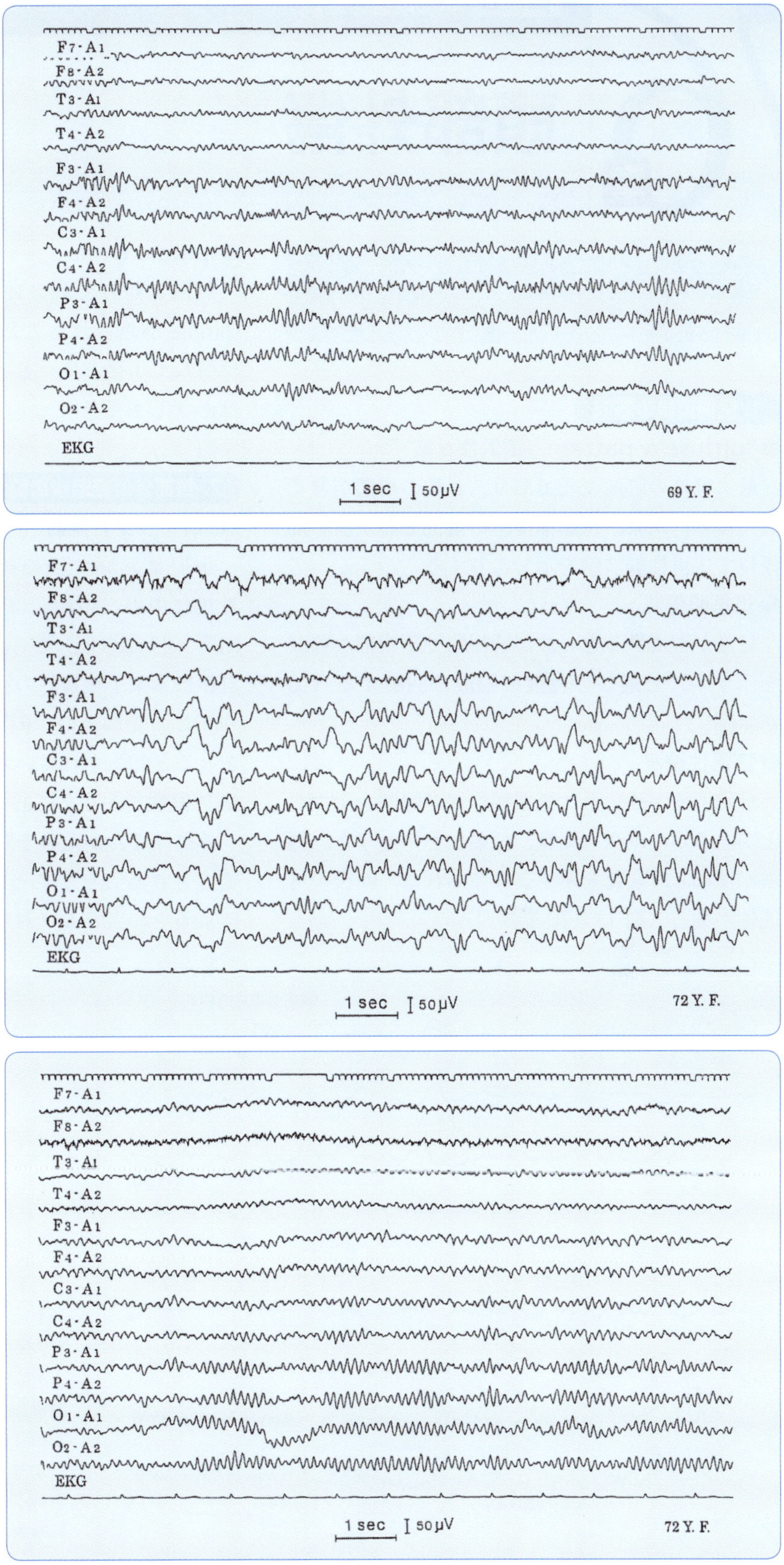


［図 3］症例 2 の脳波

**a. 入院当時の脳波**：10 Hz の α 波を示し正常脳波である．

**b. 転倒や認知症状態の脳波**：3–5 Hz の高振幅徐波や鋭波がみられる．テオフィリン 400 mg 処方．

**c. 症状改善時の脳波**：テオフィリンを中止し，脳波も正常に回復する．

# 76章 頭部外傷

頭部外傷の検査としては頭部 CT が最も一般的であるが，意識状態や受傷後の経過を観察するには脳波は不可欠といえよう．受傷後の経過により述べる．

## 1. 受傷直後の脳波

### ❶ “diffuse α pattern（広汎性α波）”

最も軽度の脳波変化であり，α波の周期が遅くなったり，本来，後頭部優位の電位分布が前頭部優位で広汎性脳波像を示したりする[1,2]．

### ❷ 低振幅脳波

意識が混濁するとα波が低振幅で不規則な脳波を示すが，普通この程度の脳波は回復する（20 章参照）[1]．

### ❸ 広汎性徐波

意識混濁が強いと，低振幅徐波の脳波を示すことがあるが，刺激（痛覚，呼名など）を与え，脳波が反応して変化を示すようであれば，回復の可能性がある（**図 1**）（70 章参照）．

### ❹ spindle coma

刺激に対して脳波に反応がみられず，紡錘波 spindle がみられることがある．このような脳波は概して予後が良いといわれたが，最近の研究では必ずしもそうでないという報告もある（72 章参照）．

## 2. 頭部外傷経過後の脳波

### ❶ “ローランド発射”

小児において受傷後 2，3 日から数週，数か月後に中心—中側頭部に棘（“ローランド発射：RD”、43 章参照）がみられることがある．“RD” 自体は本来予後良好の経過をとると考えられており，この受傷後の “RD” についても良好な経過をとると報告されている[3]．

### ❷ 外傷性てんかんにおける薬物と脳波

外傷性てんかんの予防のために抗てんかん薬が処方されることがあった．しかし，Temkin ら[4]によると，208 人（対象は 16 歳以上）について

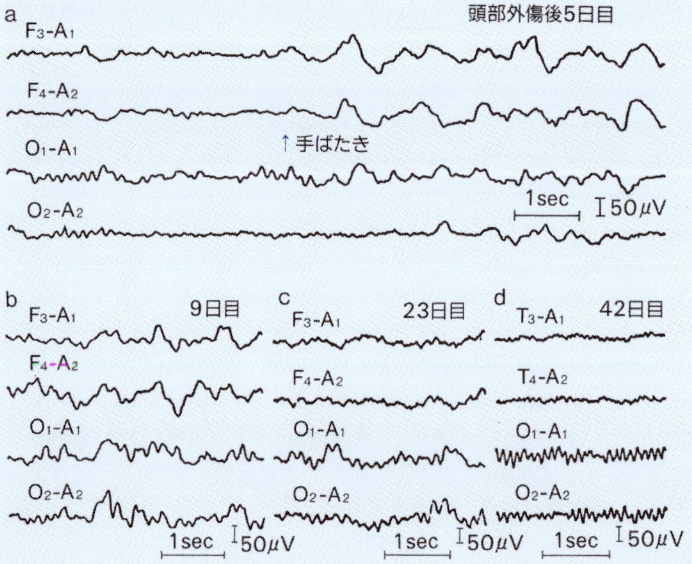


［図 1］頭部外傷後に意識回復した例
（20 歳，男性）
a は受傷後 5 日目の脳波で，意識は混濁しており，低振幅の θ 波を示していたが，検者の手ばたき（音刺激）により変化があり，高振幅の δ 波が現れている．その後 b，c，d のように脳波が改善した．

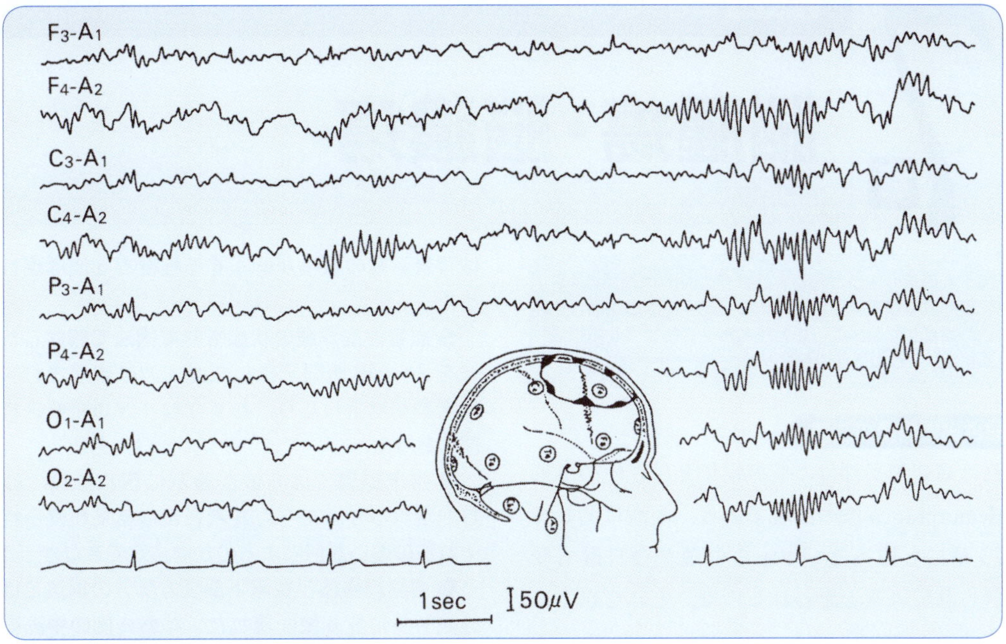


［図 2］breach rhythm（漏洩律動）
脳動脈瘤破裂のために開頭術を受けた例（57 歳，男性）であり，外傷例ではない．頭蓋骨に孔が開けられた右側に，睡眠紡錘波の振幅が増大しているが，病的所見ではなく，その部位の電気抵抗が低くなったためと解釈される．

フェニトインの予防効果を 2 年間観察し，対象群に比較して受傷後 1 週以内の使用では予防効果が認められたが，それ以上 2 年以内では効果が認められなかったと報告している[4]．もっとも，小児に関しては状況は異なり，Kieslich ら[5] によると，318 人の小児（1 か月〜17 歳）の観察結果では，広汎性徐波が何か月も何年も持続する例（31%）や脳損傷に合致する部位に棘がみられる例（60%）では発作の出現頻度が高く，発作予防の重要性を指摘している．

### ❸ 開頭術後の脳波

開頭術後の脳波に手術孔に相当した部位の振幅が増大したり，鋭波様の波形が現れたりすることがある．このような脳波は頭蓋骨に孔が開けられるために，電気抵抗が低くなったための結果であることが多く，“breach rhythm（漏洩律動）”と呼ばれ，ふつう病的所見ではないと考えられている[6〜8]（図 2）．

### ❖文献

1）Dawson RE, Webster JE, Gurdjian ES: Serial electroencephalography in acute head injuries. J Neurosurg 8: 613–630, 1951
2）堀　浩，内海庄三郎，寺田近義ほか：Diffuse alpha wave．臨床脳波 6（特別号）：96–119，1964
3）Wohlrab G, Schmitt B, Boltshauser E: Benign focal epileptiform discharges in children after severe head trauma: prognostic value and clinical course. Epilepsia 38: 275–278, 1997
4）Temkin NC, Dikmen SS, Wilensky AJ et al: A randomized, double-blind study of phenytoin for the prevention of post-traumatic seizures. N Eng J Med 323: 497–502, 1990
5）Kieslich M, Jacobi G: Incidence and risk factors of post-traumatic epilepsy in childhood. Lancet 345: 187, 1995
6）Cobb WA, Guiloff RJ, Cast J: Breach rhythm: the EEG related to skull defects. Electroenceph clin Neurophysiol 47: 251–271, 1979
7）Nuwer MR, Jordan SE: The centrifugal effect and other spatial artifacts of topographic EEG mapping. J Clin Neurophysiol 4: 321–326, 1987
8）一條貞雄：1．脳波・ポリグラフ．a）正常脳波．臨床精神医学 17：819–828，1988

# 77章 脳腫瘍・脳膿瘍

脳腫瘍や脳膿瘍のような脳占拠性病変の診断は頭部CTやMRIで行われるが，てんかん発作の脳波検査などに際して，これらの病変が問題になることがある．ここではその際に現れる徐波，ことにδ波の発生機構について考察する．

## 1. 脳占拠性病変の脳波

これは病変相当部位の低振幅化と局在性の多形性 polymorphic δ波の出現である．δ波に関しては，23章にも述べたGloorらの説が今日最も受け入れられていると思われるので，それを以下に紹介する．

［Gloorら[1]の論文抄録］

1）方法

ネコで大脳皮質，白質，中脳網様体，視床下部に熱凝固法による損傷 lesion と遊離皮質 isolated cortex をつくり，脳波を記録した．

2）結果

❶ 白質損傷と皮質損傷の電位活動に対する影響：まず白質損傷ではそれにかぶさる皮質において，局在性のδ波が生じた（図1）．このδ波は多形性で，振幅は最高500 μVほどであり，1–2 Hzの波に3–4 Hzの波が混入した電位であった．このようなδ波は損傷をつくった直後から現れ，3～6時間の記録中ほとんど変わらず持続した．一方，皮質だけの損傷では背景活動の振幅が低下する程度でδ波は現れなかった．

❷ 血管性脳浮腫の状態を熱凝固法で観察した．脳波を24～48時間記録したがδ波は観察されず，背景活動が低下したり，わずかなθ波が観察される程度であった．

❸ 視床損傷ではδ波が著明に現れたり，わずかしか現れなかったり，さまざまな結果が得られたが，それらの違いが何によるのかは決定できなかった．

❹ 中脳網様体と視床下部後方部分の損傷では，紡錘波や多形性δ波が現れた．なお一側の中脳網様体の損傷では脳波に変化は生じなかった．

❺ 遊離皮質では，はじめ20～30秒の活動静止の時期があり，やがて突然に速波（20～30 Hz）とそれに続くδ波が現れ，20～30秒後に突然消失した．この現象はすべての対象ネコに観察され，そのδ波の波形は皮質下損傷の場合と似たものであった．

3）結論

皮質損傷自体からδ波は生じなかった．そして白質・視床・視床下部・脳幹などの損傷による皮質への求心性入力 afferent input の遮断によって，多形性δ波が生じるという観察結果から考えると，皮質のδ波とは求心路遮断 deafferentation によって生じ，それは比較的に正常な皮質ニューロンから発生する

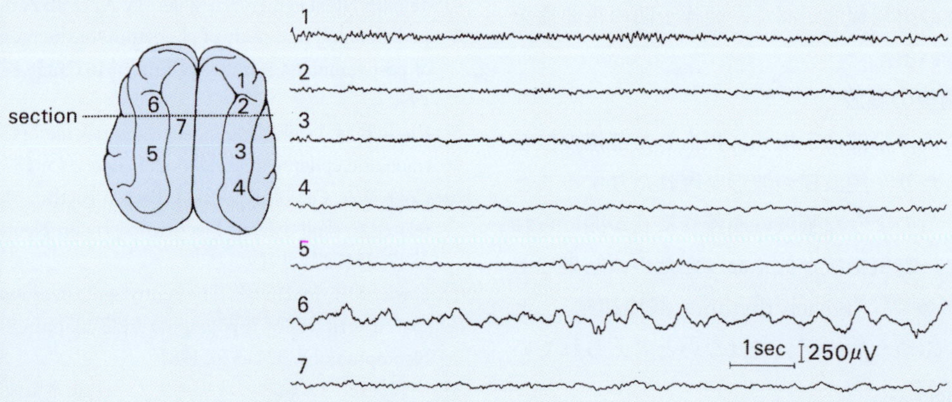


［図1］白質損傷にかぶさる皮質部位（電極6）から多形性δ波が記録されている．点線は損傷部位を確かめるために行った切断面の位置を示す[1]．

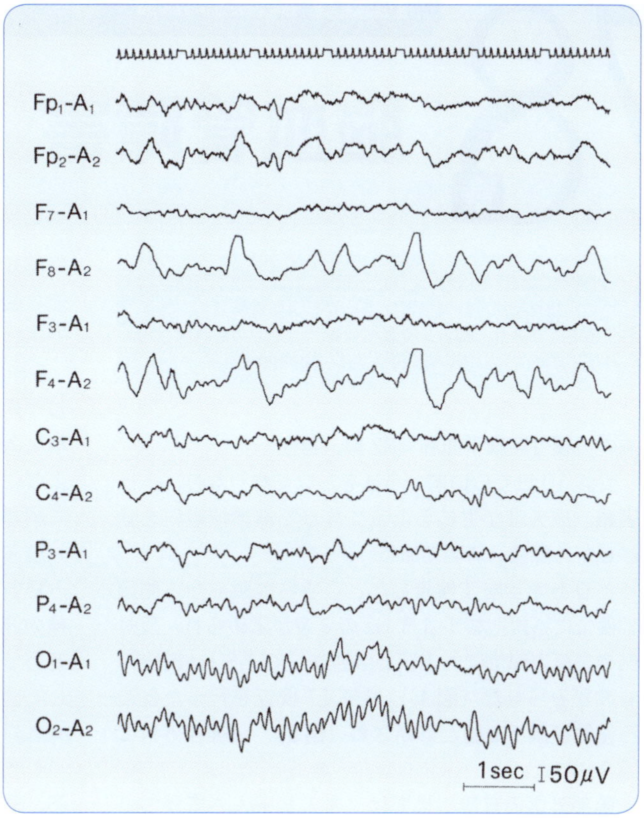


［図 2］脳膿瘍（5 歳，男児）

発病 6 か月前に右中耳炎に罹患したことがある．発病 18 日前に 40℃の発熱が 2 日間みられた．受診前日より嘔吐，前頭部の頭痛が反復した．初診時脳波では右前頭部，右前側頭部から右前頭極部に波及する 1.5–3 Hz の多形性 δ 波が連続して出現した．

のであろうと解釈された．

なお従来，δ 波が浮腫によるとの説があったが，白質の浮腫によってδ波は観察されなかった．脳浮腫が著しい場合には脳幹への圧迫や移動が生じたりするので，それらによってδ波が生じた可能性が考えられる．

以上が Gloor らの論文の要旨である．要するに，脳損傷にみられるδ波の発生は浮腫によるものではなく，比較的に正常な皮質に対する求心路遮断 “deafferentation” によるとする説である（23 章参照）．なお最近，動物実験で視床自体からも徐波が出ることが報告されている[2]．

## 2. 脳膿瘍の脳波症例

脳占拠性病変の脳波例を図 2，3 に示した．

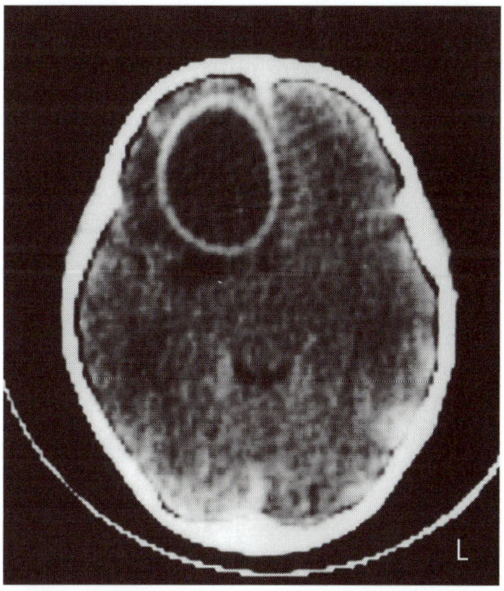


［図 3］造影剤使用の CT 検査で右前頭部から側頭部にかけて，特殊的な楕円形の donut lesion が認められた．脳腫瘍の診断で脳外科にて腫瘍切除術が施行された．

❖文献


1）Gloor P, Ball G, Schaul N: Brain lesions that produce delta waves in the EEG. Neurology 27: 326–333, 1977

2）Shaul N: The fundamental neural mechanisms of electroencephalography. Electroenceph clin Neurophysiol 108: 101–107, 1998

# 78章 脳血管障害

脳血管障害の診断はもっぱら頭部CT，MRI，脳血管撮影などで行われるが，脳波検査に際しても脳血管障害例に遭遇することがあり，脳波の発現機構を知る上でも興味がもたれる．本章では日常の代表的な症例を提示する．

**症例1 慢性硬膜下血腫**（82歳，男性）

受診10日くらい前から話をしなくなくなり，歩行困難，尿失禁が生じるようになって精神神経科を受診した．意識は清明である．

とりあえず脳波検査したところ右前頭部から側頭部優位に不規則な1–1.5 Hzのδ波が認められ，反対側の左後方部位にも上記とは独立して1.5 Hz前後のδ波がみられた（**図1**）．頭部CT検査を行ったところ慢性硬膜下血腫と診断され（**図2**），脳神経外科に紹介された．

頭部外傷の有無ついては，本人も家人も気がついてないが，脳波では左後方にもδ波が出現したのは“contre coup”によると考えるべきであろう．老年期認知症の疑いで精神神経科を受診したが，治療可能な脳器質病変が存在していた例である．

**症例2 脳出血**（51歳，女性）

6年前に夫が突然に死亡した．その後，高血圧が生じ，内科に通院していたが，最近，腰痛症で整形外科に入院した．さらに5日ほど前から頭痛を訴えるようになった．心因性の可能性も疑われ精神神経科に紹介された．

脳波検査では左側優位に低振幅の4–5 Hzのθ波がみられ，それがα波に重畳して振幅が増大し，鋭波様の波形を示していた（**図3**）．そこで頭部CT検査を行ったところ，脳室内および左視床に血腫が存在していたので，脳神経外科に紹介された（**図4**）．

**症例3 脳梗塞**（75歳，男性）

4か月前に発症した例で，左片麻痺，構音障害がある．最近，記憶力障害が目立ち，頭痛などの心気的訴えが多くなったため精神神経科に紹介された．

脳波では右側でα波を欠如し，4–5 Hzの低振幅の徐波がみられる（**図5**）．頭部CTでは右側の前方基底核部から半卵円中心にかけて広くLDA（低吸収域）がみられる（**図6**）．脳梗塞例によくみられるタイプの脳波である．

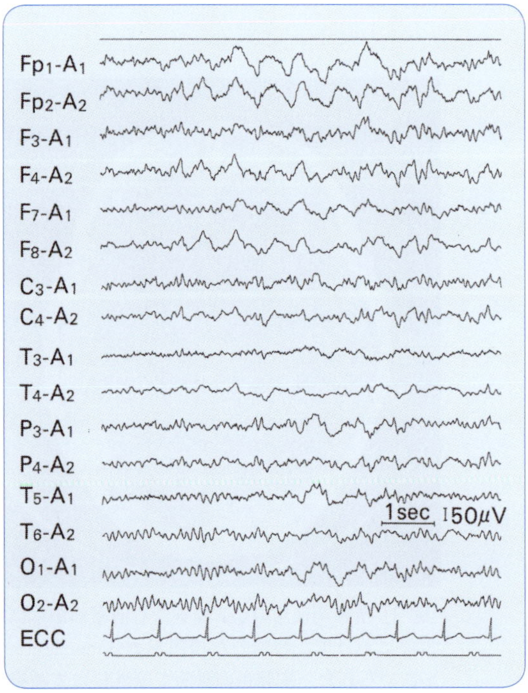


［図1］症例1．慢性硬膜下血腫の脳波

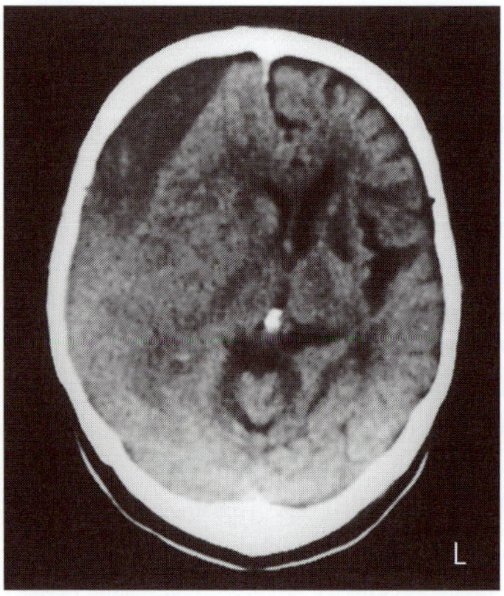


［図2］症例1の頭部CT

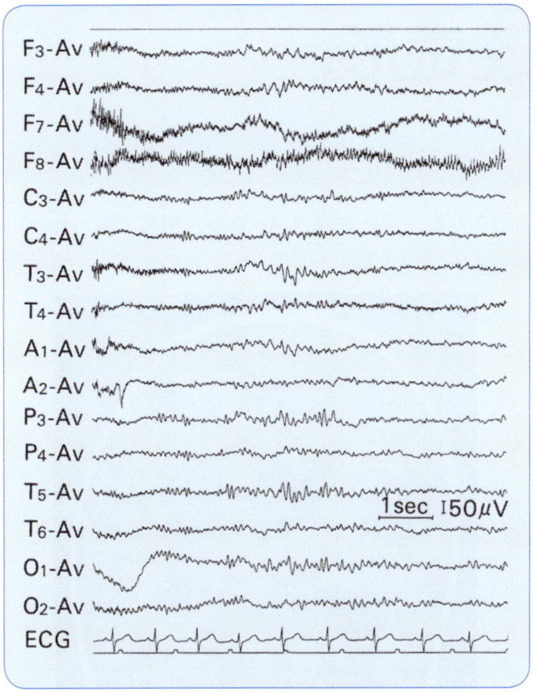


［図 3］症例 2．脳室穿破を伴う左視床出血の脳波
（Av: average）

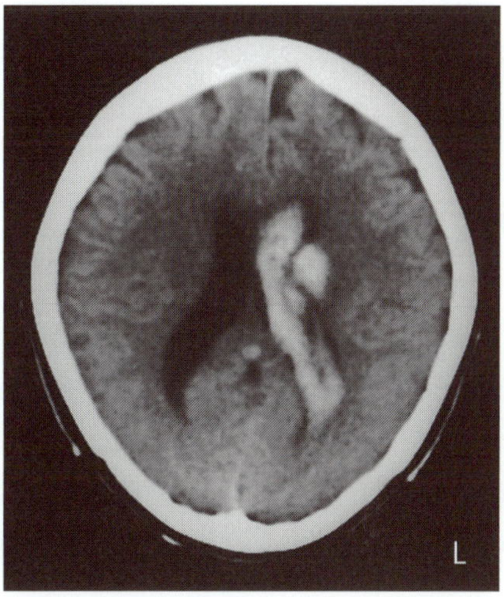


［図 4］症例 2 の頭部 CT

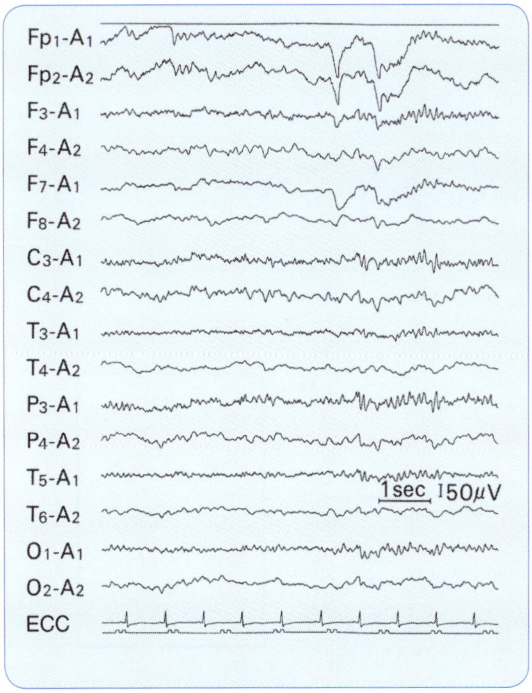


［図 5］症例 3．脳梗塞の脳波

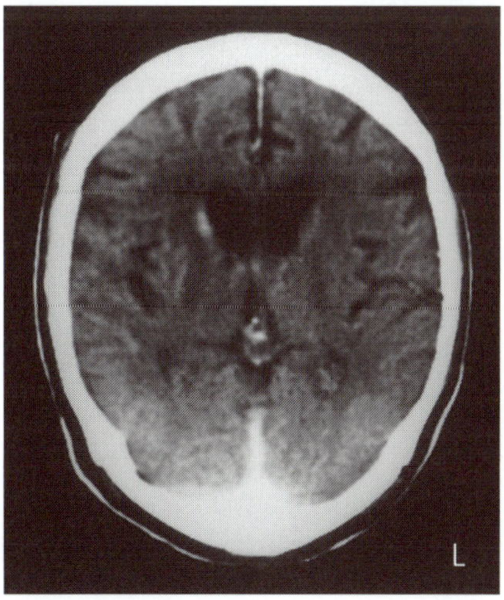


［図 6］症例 3 の頭部 CT

part 11 各種疾患の脳波

# 79章 大脳皮質発達奇形，メンケス病

各種疾患の脳波として，79〜84章ではその他のトピック性のある疾患とか，日常診療で問題となるような症例を取り上げる．

## A 大脳皮質発達奇形

画像診断の進歩により多くの脳奇形が見いだされるようになった[1]．このうち大脳皮質の奇形として cortical dysgenesis, dysplasia of the cerebral cortex（皮質形成不全）と呼ばれるものについて，Kuzniecky らは "malformations of cortical development"（皮質発達奇形）と呼ぶことを提唱している[2]．

**症例 1歳10か月，男児**

生後4か月で首の座りがみられず，左側半身，とくに左上肢に片麻痺，軽度の筋緊張低下が認められた．生後12か月で精神発達は10〜11か月，社会性が10か月，運動発達は8〜9か月相当であった．けいれん発作はみられていない．

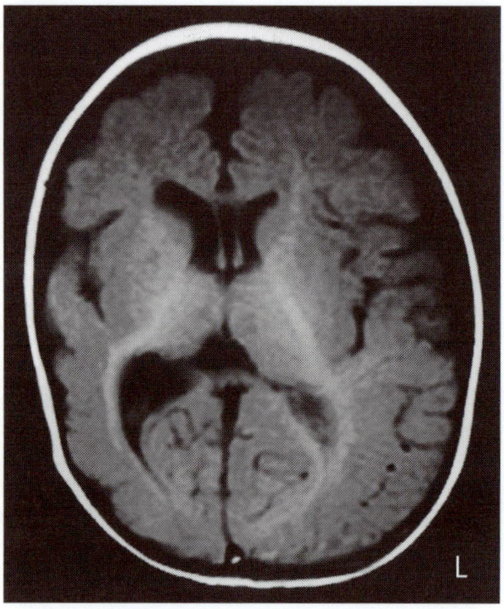


［図2］大脳皮質発達奇形の頭部 MRI

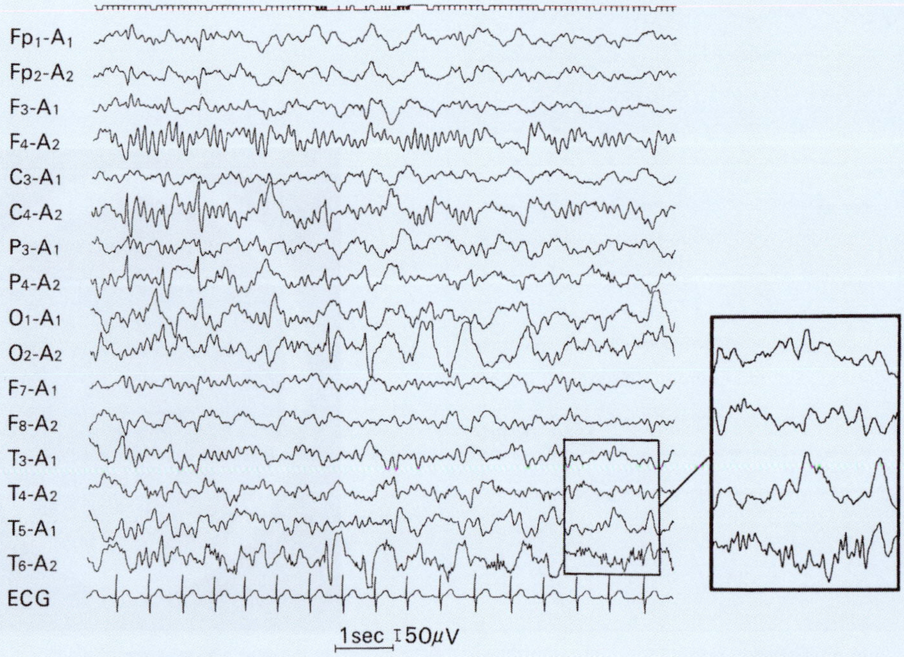


［図1］大脳皮質発達奇形の脳波

脳波（**図 1**）では右前頭−中心部から 6–7 Hz の $\theta$ 波が連続して出現し，右中心−頭頂部や右後頭部からは棘，鋭波，鋭徐波複合がみられる．さらに右後側頭部（$T_4$）から 20–25 Hz の速波が出現している．本症では速波が得られることが従来報告されており[3, 4]，この例ではそれが局在性に現れている．

頭部 MRI（**図 2**）では右大脳半球の低形成および脳回の形成不全が認められる（症例は新島新一氏による）．

❖文献


1）新島新一：脳奇形の診断．周産期医学 25：355–360，1995
2）Kuzniecky R, Barkovich AJ: Pathogenesis and pathology of focal malformations of cortical development and epilepsy. J Clin Neurophysiol 13: 468–480, 1996
3）Quirk JA, Kendall B, Kingsley DPE et al: EEG features of cortical dysplasia in children. Neuropediatrics 24: 193–199, 1993
4）Raymond AA, Fish DR, Boyd SG et al: Cortical dysgenesis: serial EEG findings in children and adults. Electroenceph clin Neurophysiol 94: 389–397, 1995


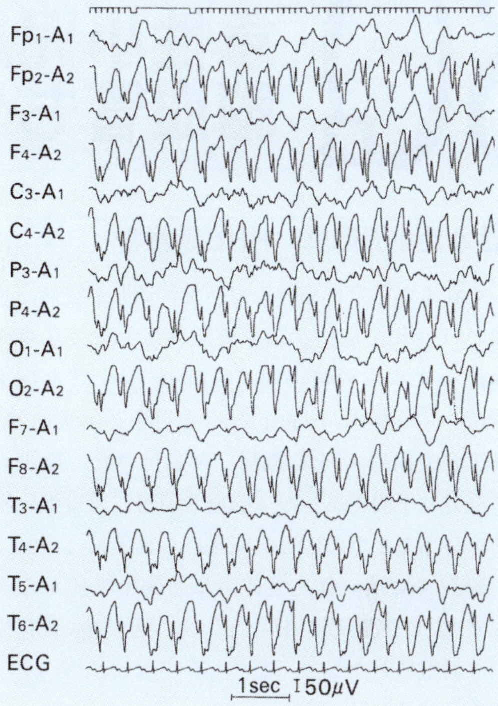


［図 3］メンケス病の脳波

## B メンケス病

メンケス病は Menkes により最初に報告された疾患であり，精神運動発達遅滞，けいれん，特徴ある毛髪を主症状とする．伴性劣勢遺伝形式をとり，のちに，血清銅の低値および腸管の銅吸収障害のあることが報告された．発病率は 3 万 5,000 人〜10 万人に 1 人というまれな疾患であり，脳波の報告も少ない．予後は不良であり，生後 6 か月〜3 歳（平均 19 か月）で死亡するといわれる[1〜3]．

**症例 生後 3 か月，男児**

満期正常分娩で出生した．新生児期に一過性の低体温の状態になったことがある．毛髪の異常（捻転毛，連珠状，色が薄く，希薄で短くかたい），体重増加不良，筋緊張低下があり，これらの症状と血液生化学検査からメンケス病と診断された．

精神運動発達遅滞があり，DQ は 60 であった．低体温，小奇形，高口蓋，耳介変形，小顎症，漏斗胸，停留精巣がみられた．生後 4 か月から全身性のけいれん発作が生じるようになり，2 歳 11 か月まで経過が観察されている．

図 3 は生後 3 か月の脳波である．右側広汎性に約 2 Hz の棘徐波複合が連続して出現しており，著明な左右差を示しているが，臨床神経学的には左右差はみられない．生後 7 か月で棘徐波が両側性となり，その後，低振幅脳波に移行した．（症例は中澤友幸氏による）

❖文献


1）佐藤芙美江，志村圭子，横田淳子ほか：Menkes kinky hair disease—本邦第 1 例の症例報告と文献展望．脳と発達 7：132–145，1975
2）青木継稔：Menkes 病．小児医学 21：982–991，1988
3）青木継稔，山口之利，鈴木真理子ほか：Menkes 病から occipital horn 症候群の臨床病型と遺伝型—phenotype と genotype．小児科 38：247–258，1997

part 11 各種疾患の脳波

# 80章 急性小児片麻痺，脳血管もやもや病

## A 急性小児麻痺（HHE 症候群）

それまで正常に発育していた乳幼児が突然，片側のけいれん重積状態や昏睡状態となり，半身麻痺を来すものである．Gastaut ら[1]は本症を hemiconvulsion-hemiplegia-epilepsy syndrome（HHE 症候群，53 章参照）と名付けた．原因の大部分は不明であるが，脳血管障害，感染症，脳動脈奇形などが原因として挙げられる[2,3]．

脳波ではけいれん発作時に患側半球側から棘，鋭波などの突発波が出現するが，発作消失後に患側は低電位となる．

**症例 2 歳 7 か月，男児**

在胎 40 週，正常分娩，2 歳 6 か月までの発達は正常であった．発病前日に感冒症状がみられた．発症は突然に高熱を伴い全身けいれんで始まり，次いで左半身のけいれん重積状態になり，昏睡状態となった．

脳波（図 1a）では左半球に 1–3 Hz 高振幅 δ 波と 4–6 Hz 高振幅 θ 波が出現し，右側は低振幅である．頭部 CT（図 2a）では右半球が全体的に低吸収域であり，右側脳室はみられず，正中線が右から左へ変位している．

6 か月後には歩行は可能となったが，精神発達の遅れと，左半身のけいれん発作や複雑部分発作が頻発している．脳波（図 1b）は右側の低振幅化と後頭部に鋭波が出現し，CT（図 2b）では右半球の低吸収域と著明な萎縮がみられた．


❖文献

1）Gastaut H, Poirier F, Payan H et al: H.H.E. syndrome: hemiconvulsions, hemiplegia, epilepsy. Epilepsia 1: 418–447, 1959/1960

2）神尾守房，杉田隆博ほか：急性小児片麻痺症候群の臨床と脳波．臨床脳波 17：476–482，1975

3）奥野武彦：急性小児片麻痺．小児内科 27（増刊号）：386–391，1995


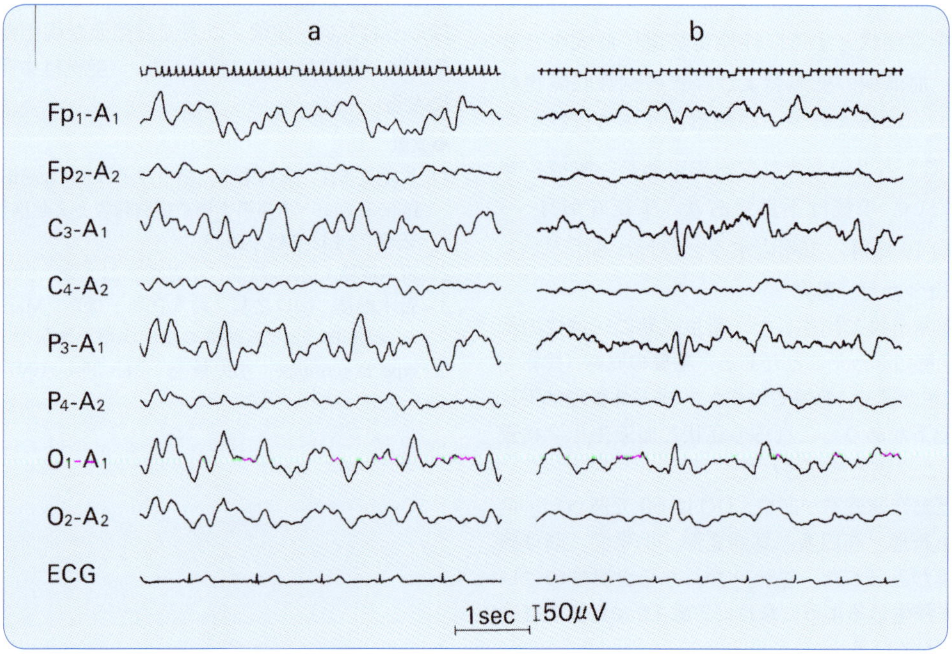


［図 1］急性小児片麻痺の脳波

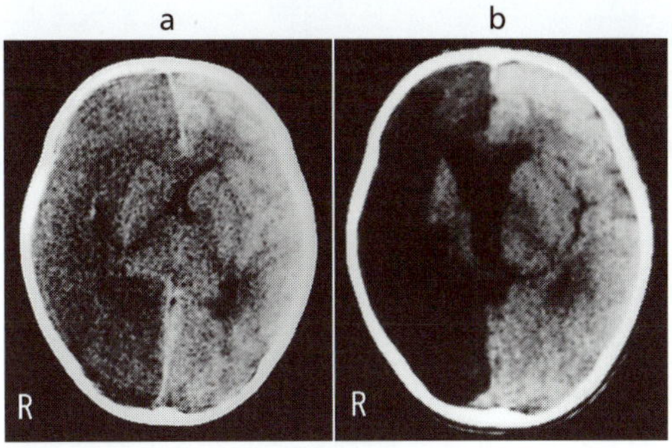


［図 2］急性小児片麻痺の頭部 CT

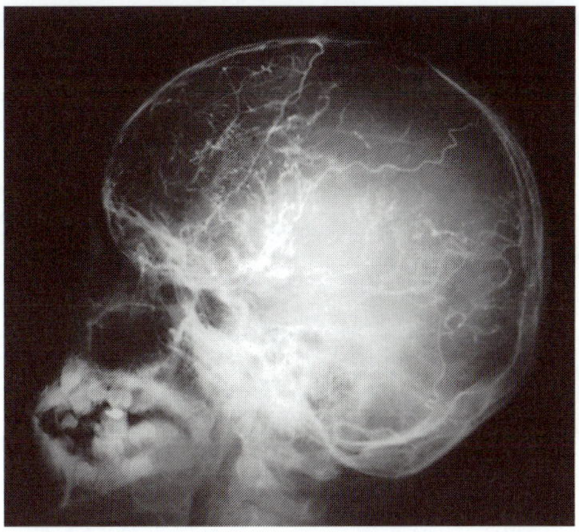

［図 4］脳血管もやもや病の脳血管写像

## B 脳血管もやもや病

内頸動脈の遠位端部から前・中大脳動脈起始部に狭窄または閉塞が起こり，X 線上で脳底部あるいはその上部に網目状の異常血管像が生じる疾患である．小児期にみられることが多い．病因は明らかではない．

脳血管もやもや病では過呼吸を行うと，徐波に左右差がみられたり[1]，過呼吸で現れた徐波（build-up）が，過呼吸終了後いったん消失したあとに，再び徐波が出現することがある（“re-build-up”）[2,3]（86 章参照）．

**症例 9 歳，男児**

4 歳時，かぜを引いたあとに右足を引きずって歩くことがあった．6 歳から右上下肢に脱力発作が起きるようになり，10 分ほどで回復したが，それが 1〜3 か月に 1 回くらい起きるようになり，さらに頭痛が生じるようになった．脳神経外科で脳血管もやもや病と診断された．

脳波（**図 3**）では左側優位に 1–2 Hz の δ 波が持続的に出現している（過呼吸は行っていない）．脳血管撮影（左内頸動脈）（**図 4**）で，前・中大脳動脈相当部位に網目状の異常血管像が認められる．

❖文献

1）Yamashiro Y, Takahashi H, Takahashi K: Cerebrovascular moyamoya disease. Eur J Pediatr 142: 44–50, 1984
2）Aoki Y, Hiraga H, Ichijo S: EEG of Moyamoya disease. Electroenceph clin Neurophysiol 43: 490, 1977
3）Sunder TR, Erwin CW, Dubois PJ: Hyperventilation induced abnormalities in the electroencephalogram of children with Moyamoya disease. Electroenceph clin Neurophysiol 49: 414–420, 1980

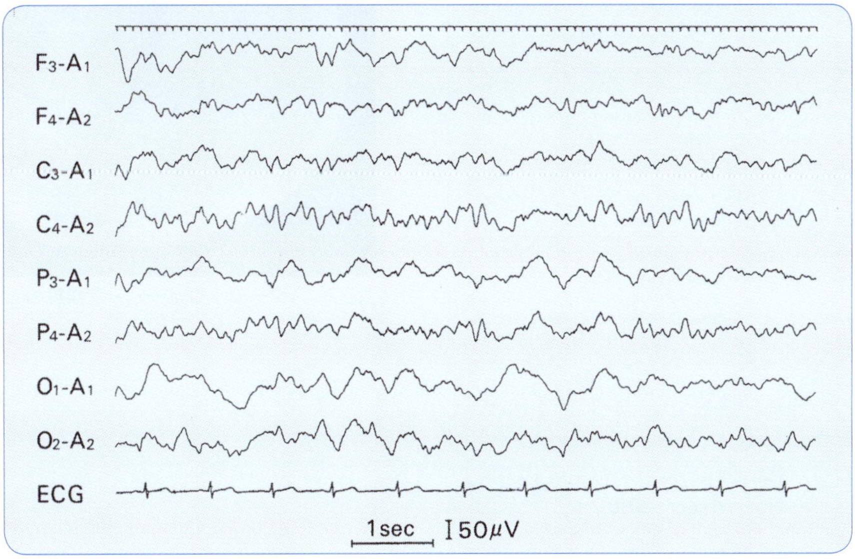


［図 3］脳血管もやもや病の脳波

# 81章 スタージ-ウェーバー症候群，ライ症候群

## A スタージ-ウェーバー（Sturge-Weber）症候群

この疾患は母斑症の1つであり，顔面の血管腫と同時に，血管腫と同側の大脳半球に石灰化を伴った脳軟膜血管腫が存在する．血管腫は出生時からみられるが，石灰化については出生時や乳児期早期には認められないこともある．しかし，加齢とともに石灰化像や脳萎縮が明らかになる．脳萎縮は局在性に，頭頂部から後頭部にかけてみられることが多い．けいれん発作がほぼ全例にみられ，脳波では局在性異常がみられる．

**症例** 5か月，男児

正常分娩．周産期には異常を認めなかった．生後1か月から上肢の強直発作が出現し，生後2か月からは点頭てんかん様の発作が出現するようになった．γ-グロブリン大量療法を施行したが，けいれん発作の抑制はできず，バルプロ酸で発作回数が減少したが完全な抑制はできなかった．生後5か月で右半身の不全麻痺が認められた．運動発達は4か月相当，精神発達は4～5か月相当であった．

脳波は睡眠時記録であり，左頭頂部，後頭部，後側頭部から棘やδ波がみられる（**図1**）．

頭部CTでは左頭頂葉の脳表に30 mm大の石灰化がみられ，左頭頂葉・側頭葉・両側前頭葉の硬膜下腔の拡大が目立ち，大脳皮質の萎縮を伴っている（**図2**）．

❖文献

1）高橋系一，新島新一：Sturge-Weber病．小児内科 27：283–285，1995

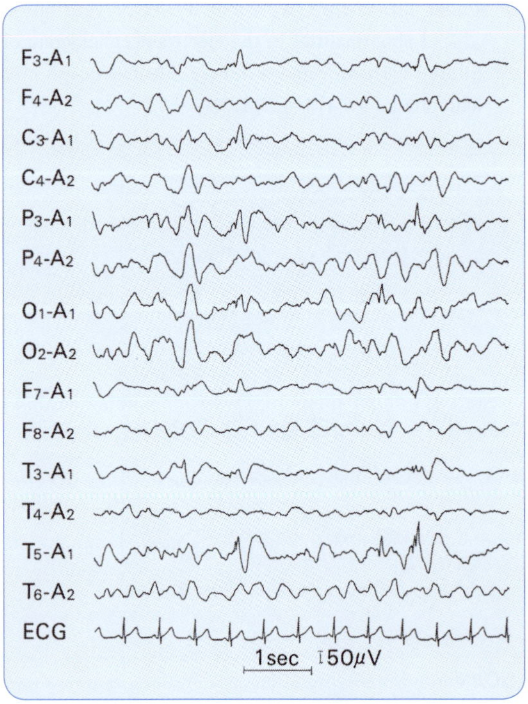


［図1］スタージ－ウェーバー症候群の脳波

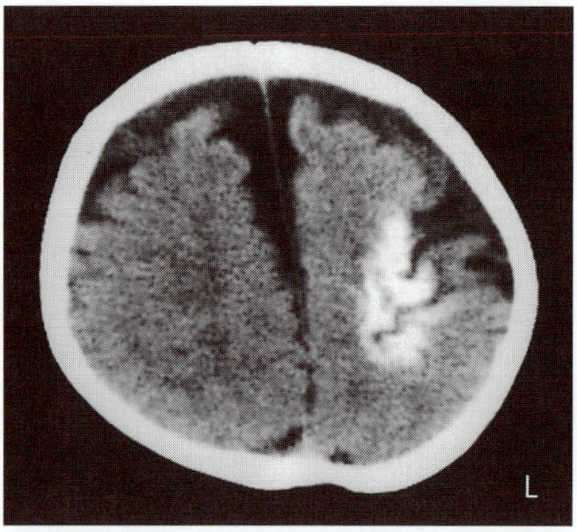


［図2］スタージ－ウェーバー症候群のCT

## B ライ（Reye）症候群

ライ症候群は主に乳児にみられ，脳症と肝臓に脂肪変性を示す原因不明の症候群である．突然に発症し，その半数が死亡するという急激な経過を示すが[1]，その予後判定に脳波が役立つと考えられる．脳波は Aoki ら[2]によると θ 波や δ 波などの広汎性の徐波を示す例が多い．予後との関係をみると，意識が昏睡状態にあり，高振幅あるいは低振幅（50 μV 以下）の広汎性 δ 波を示したり，“suppression-burst” を示すような例は予後が不良であったと報告されている．経過の極期にけいれん発作がみられることがあり，突発性異常がみられる例も存在するが，その場合の予後はさまざまであったという（図 3）．

❖文献

1）Reye RDK, Morgan G, Barel J: Encephalopathy and fatty degeneration of the viscera. A disease entity in children. Lancet 2: 749–752, 1963
2）Aoki Y, Lombroso CT: Prognostic value of electroencephalography in Reye's syndrome. Neurology 23: 333–343, 1973

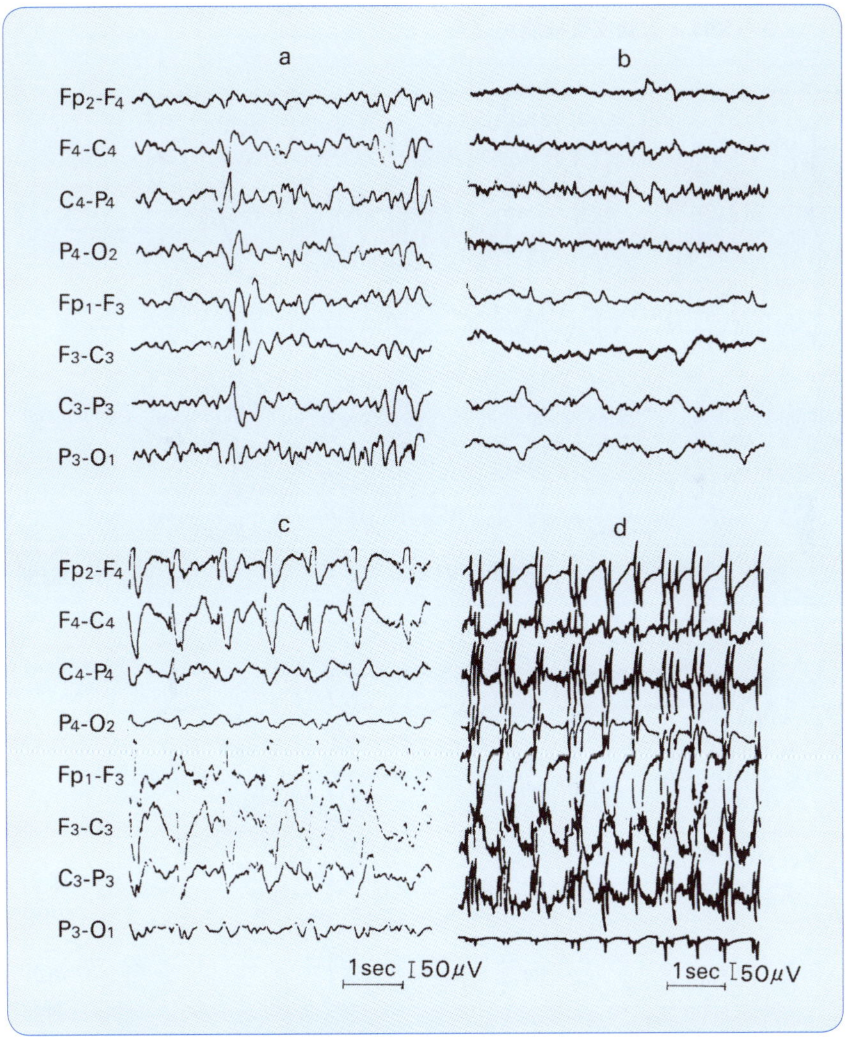


［図 3］突発波を示したライ症候群の脳波[2]

a では発作はないが，b は両側性のけいれん発作があり，遷延性昏睡状態にある．c は両側性けいれんがあったが回復した例で，d は両側性けいれんがあり死亡した．（図は青木恭規氏による）

# 82章 亜急性硬化性全脳炎(SSPE), 単純ヘルペス脳炎

## A 亜急性硬化性全脳炎 subacute sclerosing panencephalitis (SSPE)

麻疹ウイルスの中枢神経組織への感染と考えられ，小児期から思春期に発症する．平均7年程度の潜伏期の後に発病し，ミオクロニー発作や精神神経症状を伴い，さらには，大脳皮質機能が完全に失われた状態に至り，予後は悪い．脳波で周期性の高振幅徐波群発（1～数秒持続の発射が数秒間隔でくり返すもの，"suppression-burst"）がみられ，診断的に有用である[1~3]．

SSPEには麻疹ワクチンによって発症した例が報告されており，そのような症例を提示する．

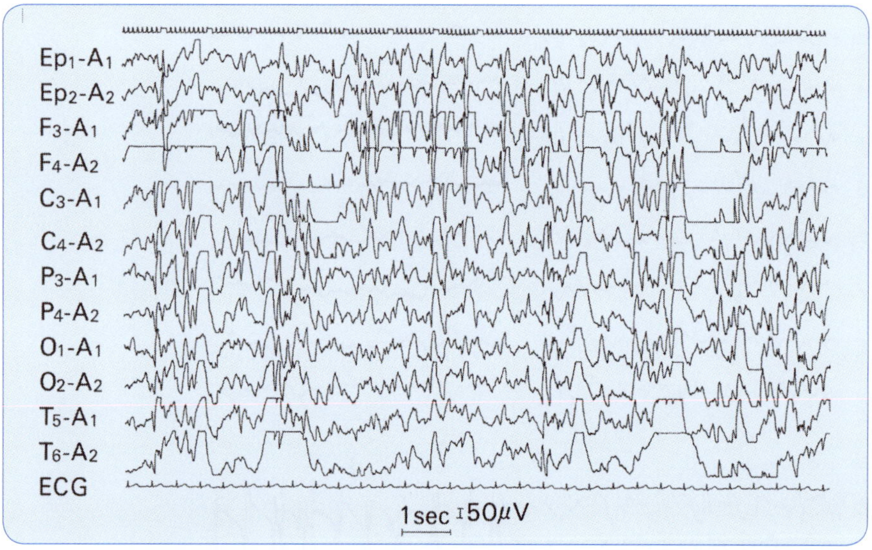


［図1］SSPE発症初期の脳波

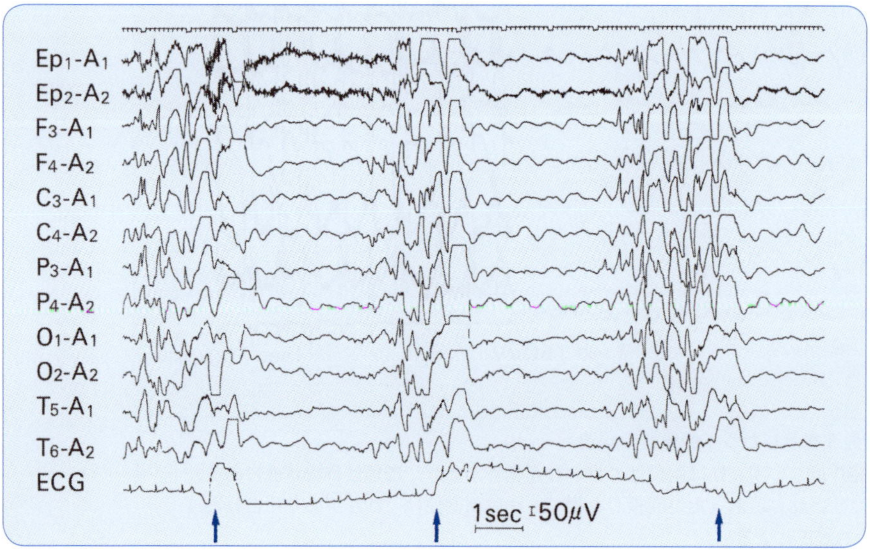


［図2］周期性群発，"suppression-burst"とミオクロニー発作（矢印）

群発に続いてミオクロニーが生じている（心電図素子に体動のアーチファクトがみられる）．

**症例** **5 歳，女児**

乳幼児期の精神運動発達は正常であった．1 歳 7 か月にて麻疹生ワクチン接種を受けたことがあるが，麻疹に罹患したことはない．

4 歳 8 か月に失立発作が 1 日 10 回位反復出現するようになり，脳波では広汎性に 2–3Hz の高振幅徐波，棘徐波複合が出現した（**図 1**）．クロナゼパム使用で発作回数は一旦減少したが，5 歳 0 か月から再び発作頻度が増加するようになり，5 歳 7 か月からは覚醒時にミオクロニー発作が出現するようになり，起座も不能となった．脳波では 5～6 秒間隔で周期性に反復する高振幅徐波・鋭徐波複合の群発と，低振幅の背景活動からなる “suppression-burst”[註] がみられた（**図 2**）．麻疹の抗体価（NT）が血清で 12,288 倍，髄液で 192 倍を示し，自然麻疹の既往のないことから，麻疹ワクチンによる SSPE と診断された．

註）“suppression-burst” の発現機構については明らかではないが，Gloor ら[1] は大脳の皮質および皮質下灰白質の両者に存在する神経脱落や広い損傷が，皮質―皮質下の相互作用に障害を来して生じるのではないかと考えている．

❖文献

1）Gloor P, Kalabay O, Giard N: The electroencephalogram in diffuse encephalopathies: electroencephalographic correlates of gray and white matter lesions. Brain 91: 779–802, 1968

2）高橋系一，益田豊，大塚親哉ほか：亜急性硬化性全脳炎（SSPE）の 1 例．脳と発達 5：102–109，1973

3）三宅　進，吉田治美，井上英雄ほか：亜急性硬化性全脳炎の臨床脳波学的検討．脳と発達 17：29–36，1985

## B 単純ヘルペス脳炎

ヘルペスウイルスによる感染症で，すべての年齢層にみられる．臨床的にけいれん発作があると，脳波で周期性の徐波や鋭波が観察されることがある[1,2]．

**症例** **1 歳 7 か月，男児**

1 歳 7 か月までの発達は正常であった．感冒様症状の後に高熱がみられ，突然の全身強直けいれんが持続するようになった．

脳波では 2～3 秒間隔の周期で高振幅徐波や鋭波が全般性右側優位に出現した（**図 3**）．単純ヘルペスの抗体価（CF）は 64 倍から 256 倍と上昇し，診断が確定した．

❖文献

1）畑　隆志，杉山　一，吉本紅子：単純ヘルペス脳炎の脳波所見．臨床脳波 32：778–788，1990

2）Lai C, Gragasin ME: Electroencephalography in herpes simplex encecephalitis. J Clin Neurophysiol 5: 87–103, 1988

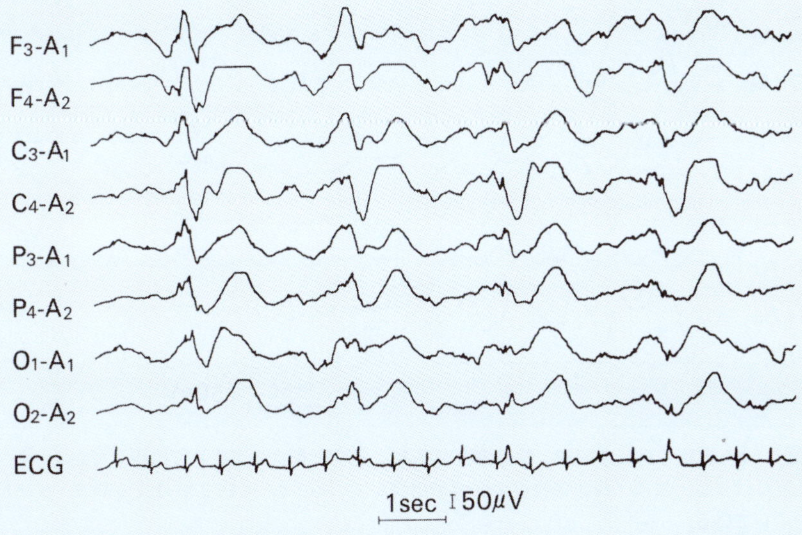


［図 3］単純ヘルペス脳炎の脳波

part 11 各種疾患の脳波

# 83章 溶血性尿毒症症候群（HUS），甲状腺機能低下症

## A 溶血性尿毒症症候群（HUS）

HUS（hemolytic uremic syndrome）は赤血球が破壊されることによる溶血性貧血，急性の腎機能低下による尿毒症症状，血小板破壊による出血が3主徴である．頻回の水様便，激しい腹痛，血便を示す病原大腸菌O–157などによる典型的な出血性大腸炎の5～10%がHUSに移行する．30%に中枢神経症状がみられ，嗜眠傾向，振戦，けいれん，昏睡，片麻痺などの症状を呈し，4%が死亡するとされる[1]．大腸菌O–157による例は多数報告されているが，ここではO–165による症例を提示する．

**症例** 2歳1か月，女児

4日前から下痢が始まり，翌日からそれが頻回になり，血性下痢も伴い入院治療を受けた．入院3日後から尿量減少，顔色不良，食欲低下，嘔吐，発熱が出現し，4日後からは血尿，眼瞼浮腫を認めるようになった．

入院時，血色素10.2 g/dl，血小板1.5 × $10^4$，尿素窒素36.0 mg/dl, LDH 3,013 IU/L，アンモニア148 $\mu$g/dl，クレアチニン1.1 mg/dl，尿蛋白1,490 mg/dl，沈渣：赤血球は無数 / 各視野であった．

病原大腸菌O–165に対するIgM抗体が陽性であり，それによる溶血性尿毒症症候群と診断された．血漿交換5日間，腹膜透析10日間施行し，入院後約1か月で退院した．

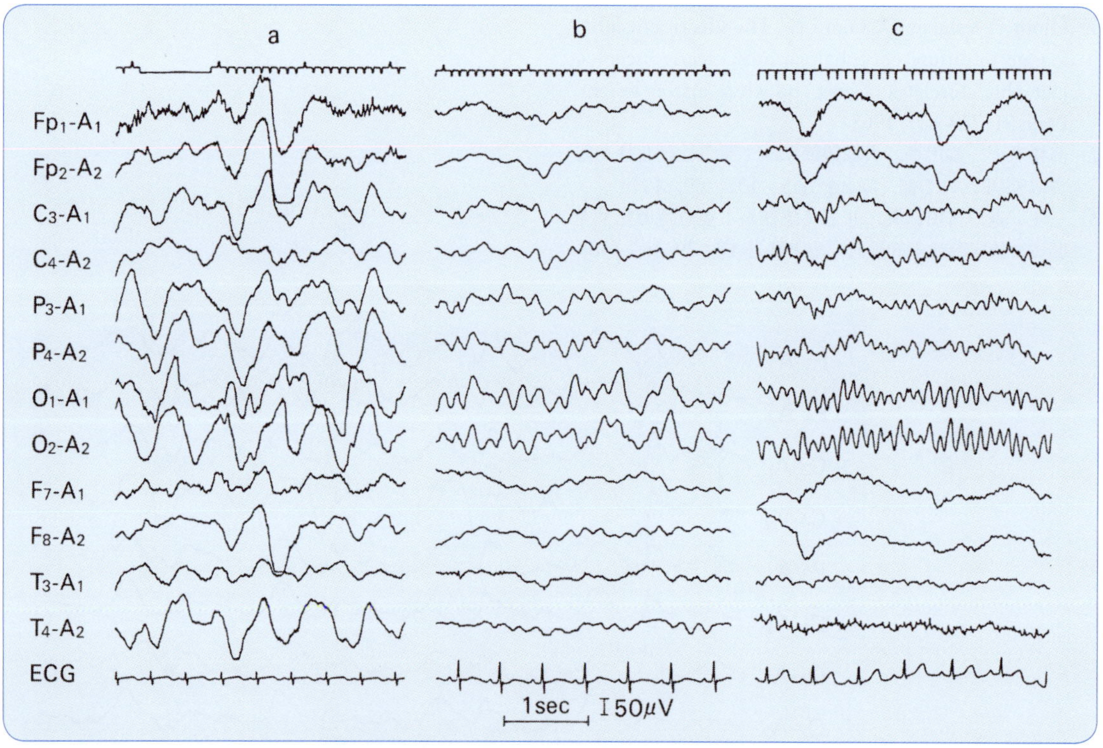


［図1］a．入院4日目の脳波．意識障害があり，全般性δ波が連続して出現している．b．入院10日目の脳波．脳波所見は改善し，頭頂・後頭部優位にθ波が出現している．c．発病2か月後の脳波．8–9 Hzのα波がみられ正常脳波を示している．

❖文献

1）赤塚俊二，城　宏輔，辻　敦敏ほか：浦和市における病原大腸菌による出血性大腸炎の臨床像．日児誌 95：2607–2615，1991

## B 甲状腺機能低下症

甲状腺機能亢進や機能低下でα波の周波数が増加したり，減少したりすることが報告されている．しかし，甲状腺機能亢進症では不安・緊張など精神症状のために抗不安薬が使用されたりしていることが多く，薬物による影響の場合もあると考えられる．そこで，ここでは甲状腺ホルモン剤以外の薬物は使用されていない機能低下症の症例を述べる．

**症例 37 歳，男性**

自動車整備工をしている．中学 2 年生の時に甲状腺機能低下を指摘され，甲状腺ホルモンの補充療法を受けていたが，高校 2 年から中断していた．とくに治療もなく就労していたが，最近，易疲労感と全身の浮腫が生じるようになり受診，若年性甲状腺機能低下症として精査加療のため内科に入院した．身長は 152 cm と低く，体重は全身浮腫のために 63 kg であった．知能は正常下限と考えられた．

脳波検査（**図 2a**）ではα波が 8 Hz と周期の遅い律動を示していた．しかし，補充療法を受けて 6 か月後には検査結果も改善し，体重は 49 kg で，浮腫もなくなった．脳波（**図 2b**）は 10 Hz 前後のα波を示し正常化していた．（症例は石井一氏による）

❖文献

1）Cadilhac J: The EEG in thyroid disfunction. In; Rémond A (ed): Handbook of Electroencephalography and Clinical Neurophysiology. Vol 15C, Elsevier, Amsterdam, pp70–76, 1976

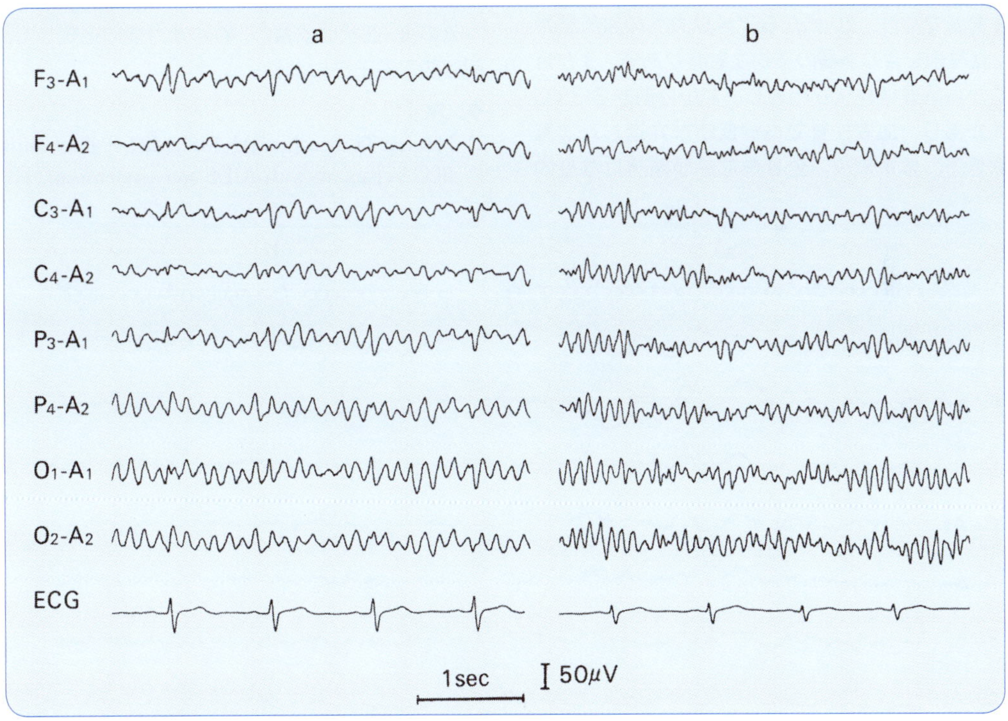


［図 2］a．甲状腺機能低下時（治療開始前）の脳波．検査値—$T_3$：0.68 ng/ml（正常値 0.96〜2.0 ng/ml），$T_4$：1.16 μg/dl（5.03〜12.8 μg/dl），TSH：180 μU/ml（0.5〜5.5 μU/ml）．

α波が 8 Hz と遅い．心電図のアーチファクトがみられ，全身浮腫のために心臓の電気軸がより水平に傾いているためと考えられる．

b．甲状腺機能検査値が安定した時期（治療後約 6 か月）の脳波．検査値—$T_3$：1.69 ng/ml, $T_4$：8.19 μg/dl, TSH：1.23 μU/ml.

# 84章 エイズ，クロイツフェルト－ヤコブ病

## A エイズ（AIDS）

AIDS すなわち有症状 HIV 感染症における脳波異常の発現率は 23〜55% と報告されている[1]. HIV 感染初期には間欠性の徐波が観察される程度であるが，AIDS 末期には局在性の突発波や全般性徐波がみられると報告されている[2].

AIDS の治療方針に関しては国際委員会勧告が出されているが[3]，治療効果の判定には困難な面がある．そこで，以下の症例にみるように，脳波検査がその一助になるのではないかと考えられる．

症例 47 歳，男性

同性愛者であり，20 代からアメリカへの渡航歴が多く，覚醒剤を含む多種の薬物注射歴がある．3 か月ほど前から感冒様症状が出現し，1 か月前から 39℃の発熱があり，血液検査で炎症反応が亢進し，次第に食欲低下，体重減少，全身倦怠感が顕著になり内科に入院した．胸部 X 線で両側びまん性粒状陰影がみられた．髄液で細胞数が 2,848/3 であり，血清は HIV–1（＋）であった．記憶力や見当識（時間，場所）が低下していた．

**図 1a** は入院 2 日目の脳波であり，α 波を欠如し，2 Hz ほどの δ 波が両側性前頭部優位に現れている．

治療として，セフトリアキソン（抗菌剤），INH，RFP（リファンピシン），ST 合剤（スルファメトキサゾールとトリメトプリム），アロプリノール（尿酸生成抑制剤），フルコナゾール（抗真菌剤）などの薬物療法が行われた．

**図 1b** は入院 9 日後の脳波である．臨床的には応答なども明瞭になり，脳波でも α 波がみられ改善がみられる．

その後，症状は改善し，約 4 か月後に退院した．（症例は四宮滋子氏による）

❖文献

1）Newton TF, Leuchter AF, Miller EN et al: Quantitative EEG in patients with AIDS and asymptomatic HIV in-

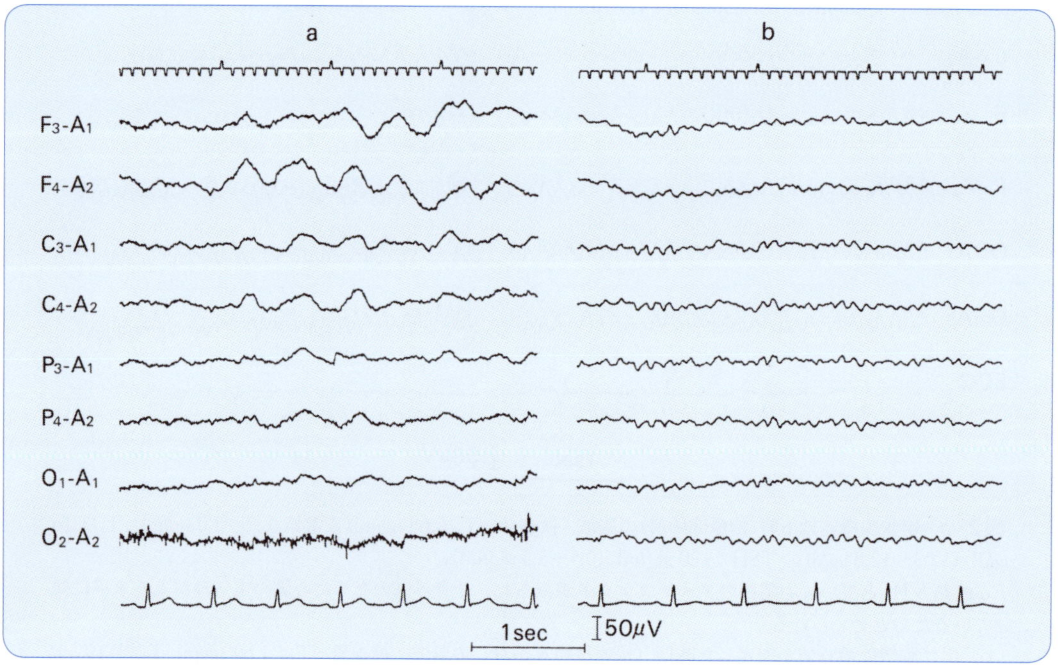


［図 1］エイズの脳波

fection. Clin Electroencephalogr 25: 18–25, 1994
2) Riedel R-R, Alper K, Bülau P et al: QEEG in hemophiliacs with HIV infection. Clin Electroencephalogr 26: 84–91, 1995
3) HIV 感染症に対する抗ウイルス療法に関する国際委員会勧告（Antiretroviral Therapy for HIV Infection in 1996）．JAMA（日本語版）18（3）：97–109，1997

## B クロイツフェルト－ヤコブ（Creutzfeldt-Jakob）病

かつて初老期認知症の 1 型と考えられたが，1987 年以来，プリオンによる感染症，プリオン病といわれている[1]．臨床症状は急速に進行する認知症とそれに伴う多彩な神経症状であり，脳波で周期性の発射がみられるのが特徴である[2,3]．

**症例 72 歳，男性**

記銘力低下・語健忘・計算力低下が生じるようになり，大学病院神経内科に入院した．その後右上肢・口唇・両側下肢にミオクローヌス様の不随意運動がみられ，発症約 1 年 4 か月後に死亡した．

病理解剖では大脳皮質の神経細胞が全般性に脱落していた．局在性は明瞭ではなかった．

脳波では両側性の鋭波が約 0.7 秒くらいの間隔で周期性に出現し，いわゆる周期性同期性発射 periodic synchronous discharges（PSD）[4] の脳波像を示している（**図 2**）．その後，PSD の間隔は疾病の進行増悪とともに延長し，振幅も低下するようになった．

註 クロイツフェルト－ヤコブ病にみられる周期性発射 PSD は，波形的に“三相波”（71 章）であり，PLEDs や SSPE，単純ヘルペス脳炎にみられる発射とは，その時間間隔の上でも区別される[2,3]．なお“三相波”は肝性脳症など脳代謝障害で観察されるが，最近，老年期認知症にもみられることが報告されている[5]（71 章参照）

❖文献

1) Prusiner SB: Prion and neurodegenerative disease. N Eng J Med 317: 1571–1581, 1987
2) 一條貞雄，渡辺浩崇，力丸庄蔵ほか：“周期性発作性発射”の時間間隔の検討．脳神経 30：91–97，1978
3) Brenner RP, Schaul N: Periodic EEG patterns: classification, clinical correlation, and pathophysiology. J Clin Neurophysiol 7: 249–267, 1990
4) Lesse S, Harper PFA, Austin JH: The electroencephalogram in diffuse encephalopathies. Significance of periodic synchronous discharges. Arch Neurol Psychiat 79: 359–375, 1958
5) Blatt I, Brenner RP: Triphasic waves in a psychiatric population: a retrospective study. J Clin Neurophysiol 13: 324–329, 1996

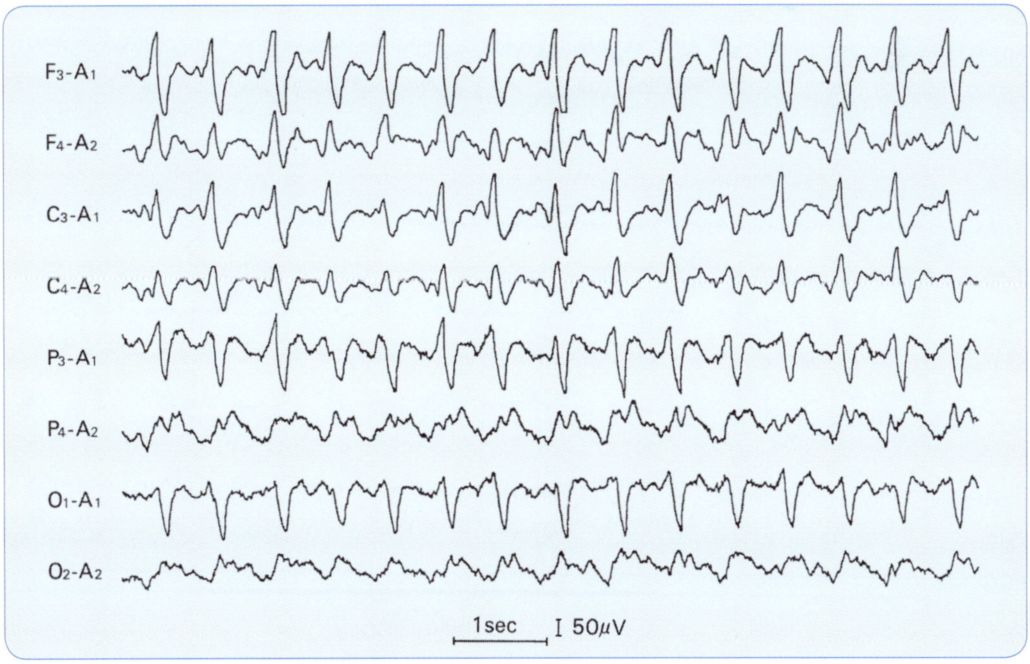


［図 2］クロイツフェルト－ヤコブ病の脳波

# 85章 開閉眼

開眼することにより，α波ばかりでなく後頭部の徐波や突発波が抑制されるが，さらに閉眼 eye closure した時に広汎性棘徐波複合などが誘発されることがある．

## 1. 方法

通常の開閉眼で，α波やミュー律動の観察に合わせて突発波についても観察を行う．開眼は少なくも7〜8秒以上行い，その間どこか一点を凝視させるのが効果的であり，その後閉眼させる．導出モンタージュごとに2〜3回くり返し，閉眼時に突発波などが誘発されれば，脳波室を暗くして同様の観察をするとよい．

## 2. 脳波の変化

### ❶ α blocking

α波は閉眼時に観察されるが，開眼によって抑制され，α blocking とかα attenuation と呼ばれている．しかし，開眼のままでいると振幅は低いが再びα波が現れてくることがある．内海ら[1]によると正常では20〜60秒でα波が現れ，中には閉眼時と同様の振幅のα波を示す例もあるという（20%）．ことに眠気があると開眼中にもα波が持続して現れる（70章参照）．なお，α波が開眼により抑制されることについて，その機構は今日でも明らかでない[2,3]．また，α波の周波数が閉眼直後に0.5–1 Hz ほど速くなって現れることがある（例，17章，図1）（“alpha-squeak”，α波の悲鳴）[4]．

### ❷ 局在性の異常

局在性の突発波は開眼によって通常は変化しないが，後頭部の棘徐波については開眼によって抑制されることがある（**図1**）（47章参照）．

小児期，思春期のてんかんの例などで，後頭部

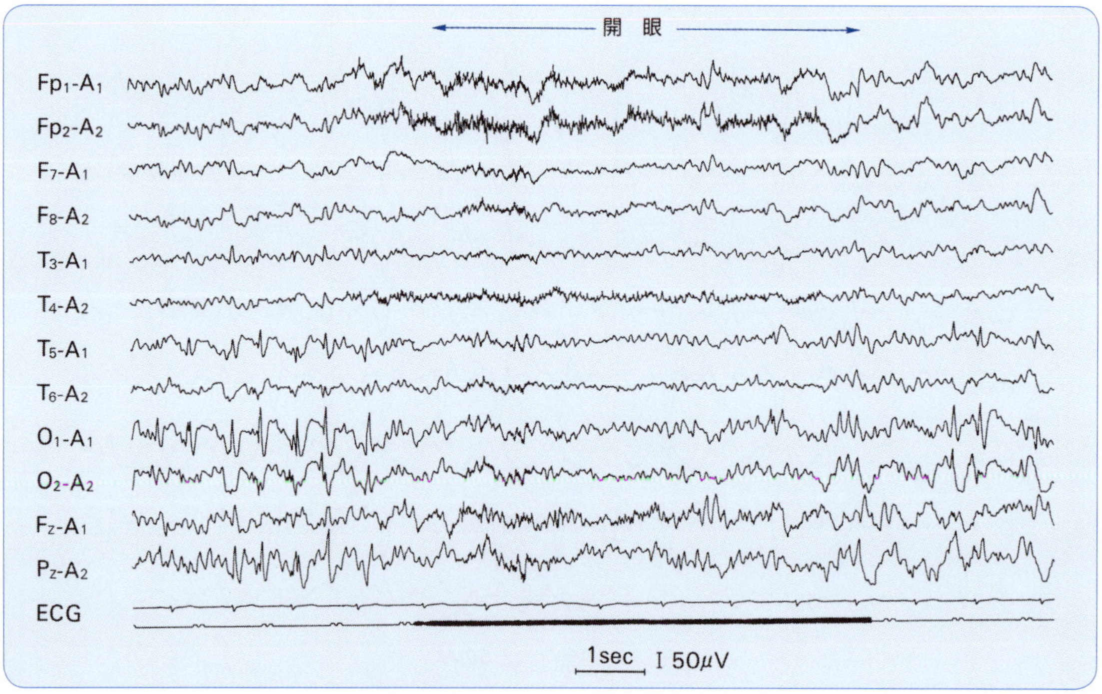


［図1］後頭部優位の棘が開眼によって抑制された脳波　（てんかん，22歳，女性）

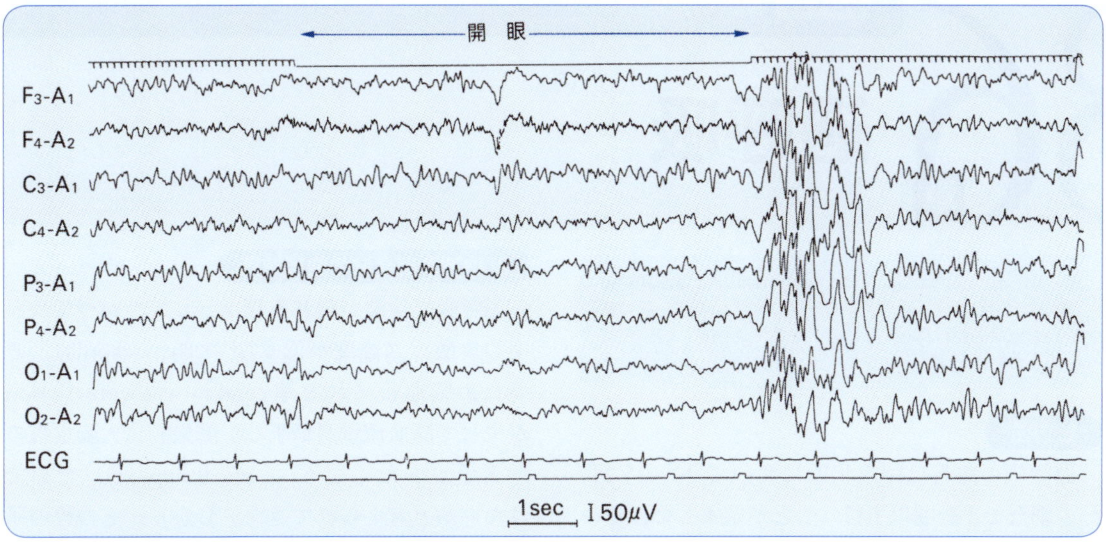


［図 2］暗室で誘発された開閉眼による棘徐波複合
明室で，開眼後の閉眼時に全般性棘徐波複合が誘発されたが，暗室でも同様所見が得られた例（てんかん，12 歳，女児）．

優位の 3–4 Hz 徐波群発が閉眼直後（およそ 2 秒以内）に現れることがあり，一般的に用いられる名称ではないがパイ（π）律動 phi rhythm と呼ばれることがある[5]．66 章に述べた Angelman 症候群においても後頭部優位の突発性徐波群発が閉眼時に生じることが報告されており，その発生機構を考える上でも興味が持たれている[6,7]．

### ❸ 全般性棘徐波複合

全般性棘徐波複合は開眼によって抑制されるが，まれに開眼したあとの閉眼直後に誘発されることがある．その発生機構は十分明らかではないが，それが暗室でも観察されることから（**図 2**）[8〜10]，視覚刺激というより外眼筋 orbicularis oculi muscles の収縮による，求心性感覚性刺激によるのではないかとする報告もある[10]．その発生機構については今後もさらに検討を要するであろう．

アメリカ臨床神経生理学会（ACNP）では，前回（1986）も今回（2006）も，脳波検査のガイドラインで開閉眼の重要性を強調している[11,12]．

### ❖文献

1）内海庄三郎，水野　巧，堀　浩：開眼脳波におけるαリズムの再現と復元．臨床脳波 18：734–742，1976
2）辰濃治郎：自乗加算法によるアルファブロッキング曲線．臨床脳波 18：743–750，1976
3）井上　健，篠崎和弘：アルファ波（III）．臨床脳波 33：52–58，1991
4）Storm van Leeuwen W, Bekkering DH: Some results obtained with the EEG-spectrograph. Electroencep clin Neurophysiol 10: 563–570, 1958
5）Silbert PL, Radhakrishnan K, Johnson J et al: The significance of the phi rhythm. Electroenceph clin Neurophysiol 95: 71–76, 1995
6）Rubin DI, Patterson MC, Westmoreland BF et al: Angelman's syndrome: clinical and electroencephalographic findings. Electroenceph clin Neurophysiol 102: 299–302, 1997
7）Laan LAEM, Renier WO, Arts WFM et al: Evolution of epilepsy and EEG findings in Angelman syndrome. Epilepsia 38: 195–199, 1997
8）Green JB: Seizures on closing the eyes. Neurology 18: 391: 396, 1968
9）Lewis JA: Eye closure as a motor trigger for seizure. Neurology 22: 1145–1150, 1972
10）Vignaendra V, Loh TG, Lim CL et al: Epileptic discharges triggered by blinking and eye closure. Electroenceph clin Neurophysiol 40: 491–498, 1976
11）Epstein CM (Chair): ACNS Guidelines. J Clin Neurophysiol 23: 85–207, 2006
12）一條貞雄：成人の脳波—アメリカ臨床神経生理学会指針（2006）．臨床脳波 49：265–270，2007

# 86章 過呼吸

過呼吸 hyperventilation（HV），overbreathing は比較的安全な賦活法であり，その効果も有効な方法なので脳波検査で最も普通に行われる．しかし，その賦活機構については必ずしも十分には明らかではない．

## 1. 方法 [1)]

過呼吸の施行は閉眼状態において 20～25 回 / 分の割合で 3 分間以上行うことが望ましい．その際賦活効果の判定のため，過呼吸開始前に少なくとも 1 分間は，同一モンタージュで安静記録を行うようにする．過呼吸中は脳波記録を持続して行うとともに，被検者の状態を観察する．過呼吸終了後はその効果判定のために少なくとも 2 分間はそのまま記録を続ける．なお，重篤な心疾患，急性期の脳血管障害，呼吸不全，もやもや病の患者に対しては，過呼吸を実施すべきでない[1)]．

## 2. 脳波変化

### ❶ 広汎性および局在性徐波

とくに小児（8～12 歳くらい）で，前頭部あるいは後頭部優位に広汎性の $\theta$ 波や $\delta$ 波が誘発され，“build-up” と呼ばれたりする．また徐波が片側性，局在性に現れることもある．

過呼吸終了後に徐波が持続したり（prolongation），徐波が一旦消失した後に再び徐波が現れることがある（“re-build-up”）（**図**）．

両側広汎性の徐波は小児ではふつう生理的と見なされる．しかし，明らかな局在性を示したり，過呼吸終了後に徐波が 1 分以上持続したり，“re-build-up” を示すものは異常脳波の疑いがある．

### ❷ 両側全般性棘徐波複合

代表的なものが 3Hz 棘徐波複合である．過呼吸により賦活されるのは通常，両側全般性棘徐波複合であり，局在性焦点性の棘などが賦活されることはあまりない．

## 3. 徐波や突発波の発現機構

過呼吸で徐波が現れる理由として，かつては血中の炭酸ガス濃度が低くなり（hypocapnia），そのため脳血管にれん縮 cerebral vasoconstriction が生じて脳血流量が低下し，結果的に大脳皮質の酸素量が少なくなる（cortical hypoxia）ためではないかと考えられてきた．しかし，その後の研究では，血中炭酸ガス濃度の低下の影響を受けるのは視床などの皮質下領域であり，皮質では視床からの非特殊投射系による二次的な影響で徐波が生じるのではないかと考えられている[2, 3)]．

## 4. “re-build-up” の発現機構

過呼吸時の徐波発現については，睡眠─覚醒の場合と類似の機構（23, 27 章）が想定される．実際，過呼吸時には傾眠状態や睡眠に移行する例がしばしば経験される[4)]．脳血管もやもや病（80 章）などにみられる “re-build-up” の徐波発現について考えると，過呼吸後には呼吸が抑制されるが[5)]，それに加えて傾眠状態になり，大脳皮質に対する求心性の活動が低下して，異常徐波が誘発されるのではないかと考えられる（77 章参照）．

### ❖文献


1）日本臨床神経生理学会：臨床脳波検査基準改訂委員会報告─改訂臨床脳波検査基準 2002（委員長：石山陽事）．臨床神経生理学 31：221–242，2003
2）Patel VM,Maulsby RL: How hyperventilation alters the electroencephalogram: a review of controversial viewpoints emphasizing neurophysiological mechanisms. J Clin Neurophysiol 4: 101–120, 1987
3）Sherwin I: Hyperventilation: mode of action and application in electroencephalography. Am J EEG Technology 24: 201–211, 1984
4）Niedermeyer E: Primary (idiopathic) generalized epilepsy and underlying mechanisms. Clin Electroencephalogr 27: 1–21, 1996
5）一條貞雄：過呼吸の脳波で “re-build-up” を示した 2 症例．臨床脳波 27：814–817，1985

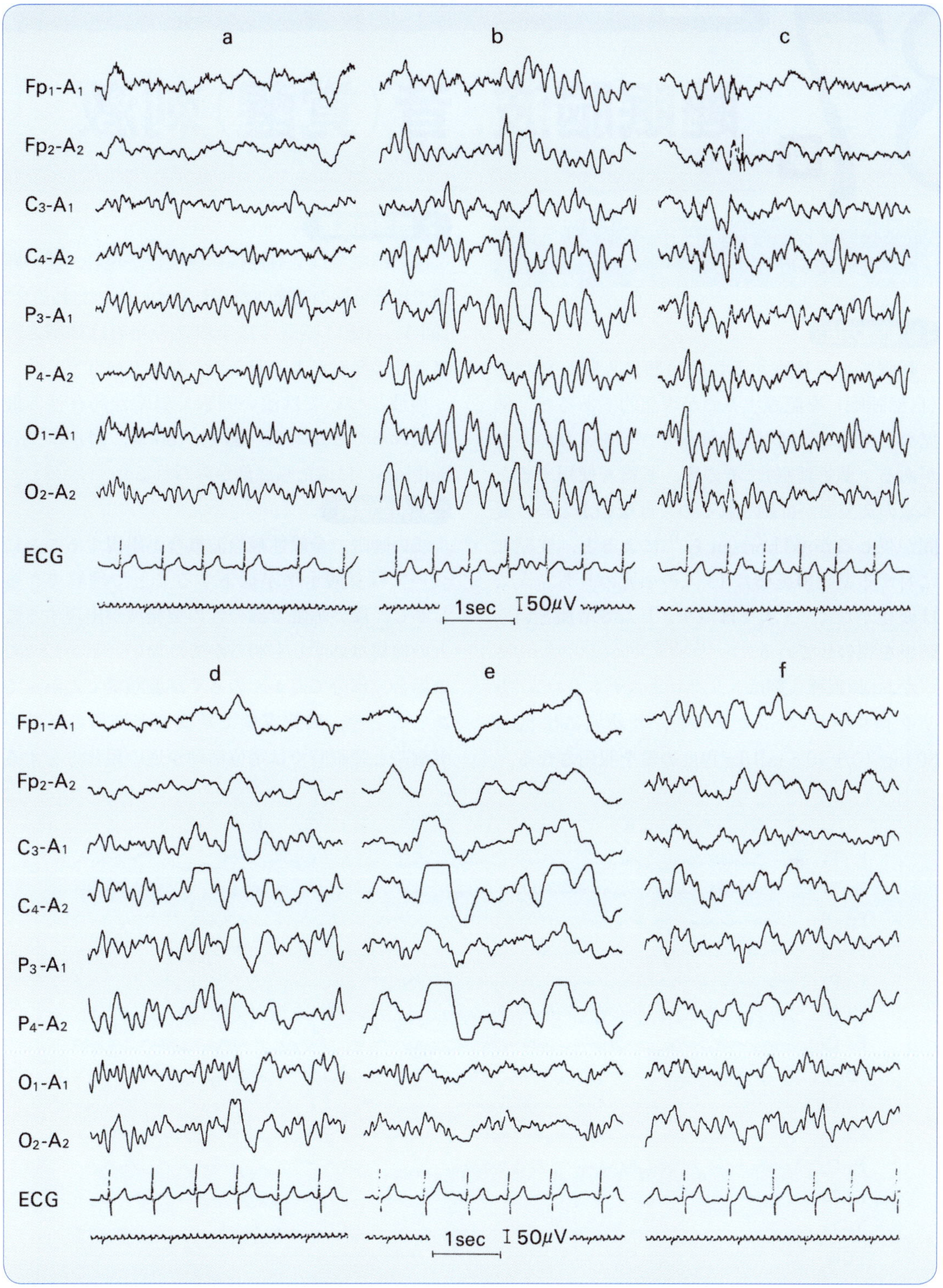


［図］過呼吸による脳波変化　（脳血管もやもや病，6 歳，女児）

a．過呼吸前（正常範囲内），b．過呼吸 2 分後．2–4 Hz 徐波が後頭部優位に出現している（“build-up”），c．過呼吸（3 分間）終了 10 秒後，d．過呼吸終了 1 分 10 秒後．再び徐波が現れている（“re-build-up” の始まり），e．2 分後．前頭部，右側優位の δ 波，f．6 分後．正常に回復しつつあるが徐波はまだ残っている．

# 87章 睡眠脳波，音（覚醒）刺激

睡眠脳波 sleep EEG を記録するには時間を要するが，突発波の誘発やその性質を知る上で重要である．

## 1. 記録方法

睡眠脳波を検査するには自然に入眠した状態（自然睡眠）を記録するのが理想的であるが，幼児など睡眠導入剤などを使用せざるをえないことがある（薬物睡眠）．その際，薬物を使用すると，本来の突発波が抑制されるのではないかという疑問が生じるが，Thoresen ら[1)] によると，突発波に対する薬物の影響は 13 人の小児のうち 9 人では変化がなく，3 人では減少，1 人で増加という結果を報告している．

なお，睡眠導入剤はトリクロホスナトリウム（トリクロリール®）シロップを，乳幼児には 50～80 mg（0.5～0.8 ml）/kg 程度の量を服用させる．

## 2. 臨床的意義

浅い睡眠では全般性棘徐波複合が現れ，深い睡眠では部分性の突発波が現れやすいといわれる[2, 3)]（図 1）．REM 睡眠では全般性の発射は抑制され，焦点性の発射がより明らかになるという[2)]．

徐波については浅い睡眠で異常な局在性 δ 波が現れることがある（図 2）（86 章，図 e の "re-build-up" に似た脳波像がみられる）．

## 3. 発生機構

浅い睡眠で全般性棘徐波複合が出現することについては覚醒水準が低下することで理解できる．しかし，深い睡眠で部分性の突発波が出現することの機構は必ずしも明らかではない．しかし，この場合，部分てんかんの多くが側頭葉てんかんであることや，動物実験で新皮質と海馬の活動が，覚醒時と睡眠時では電位活動が逆の現れ方をする

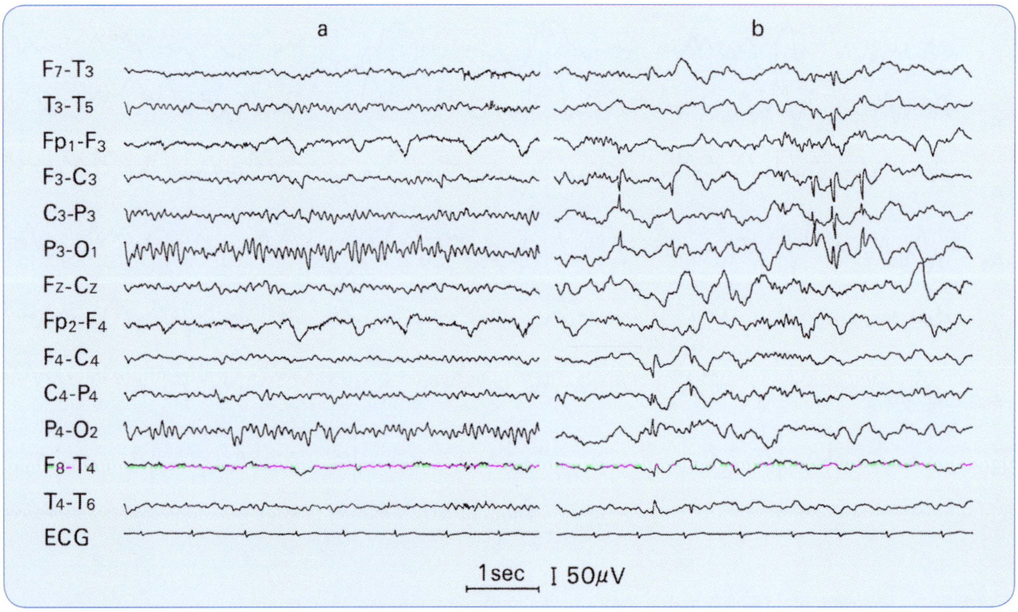


［図 1］睡眠時脳波に現れた局在性の棘波（9 歳，女児）

5 歳時に熱性けいれんがあった．a．覚醒時脳波．b．睡眠時に左あるいは右の中心—中側頭部から棘（"ローランド発射"，43，44 章）が出現している．

ことから考えて[4]，深い睡眠では海馬など大脳辺縁系からの活動を観察しているのではないかと考えている．

## 2. 音（覚醒）刺激

睡眠時記録が終了して覚醒させる場合，拍手をしたり，名前を呼んだり（呼名）して覚醒させようとすると，ことに小児では覚醒反応（29 章）や突発波が観察されることがある（**図 3**）．

こうして脳波検査は，覚醒安静時→過呼吸→睡眠→音刺激，さらに光刺激の順序で検査を進めるのが効果的と考える．


❖文献

1）Thoresen M, Henriksen O, Wannag E et al: Does a sedative dose of chloral hydrate modify the EEG of children with epilepsy? Electroenceph clin Neurophysiol 102: 152–157, 1997

2）Montplaisir J, Laverdière M, Saint-Hillaire J-M et al: Nocturnal sleep recording in partial epilepsy: a study with depth electrodes. J Clin Neurophysiol 4: 383–388, 1987

3）Malow BA, Kushwaha R, Lin X et al: Relationship of interictal epileptiform discharges to sleep depth in partial epilepsy. Electroenceph clin Neurophysiol 102: 20–26, 1997

4）Green JD, Arduini AA: Hippocampal electical activity in arousal. J Neurophysiol 17: 533–557, 1954


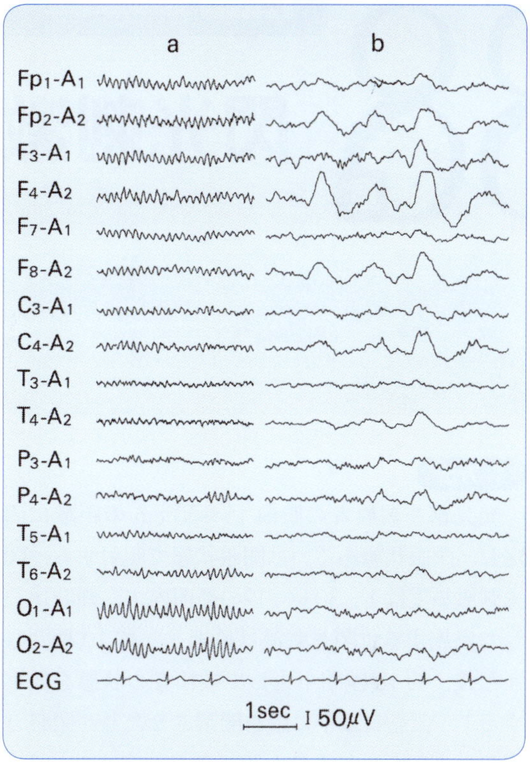


［図 2］睡眠時脳波に現れた局在性の δ 波（48 歳，男性）
脳動脈瘤術後．a．覚醒時．b．睡眠時に右前頭部優位に δ 波が出現している．

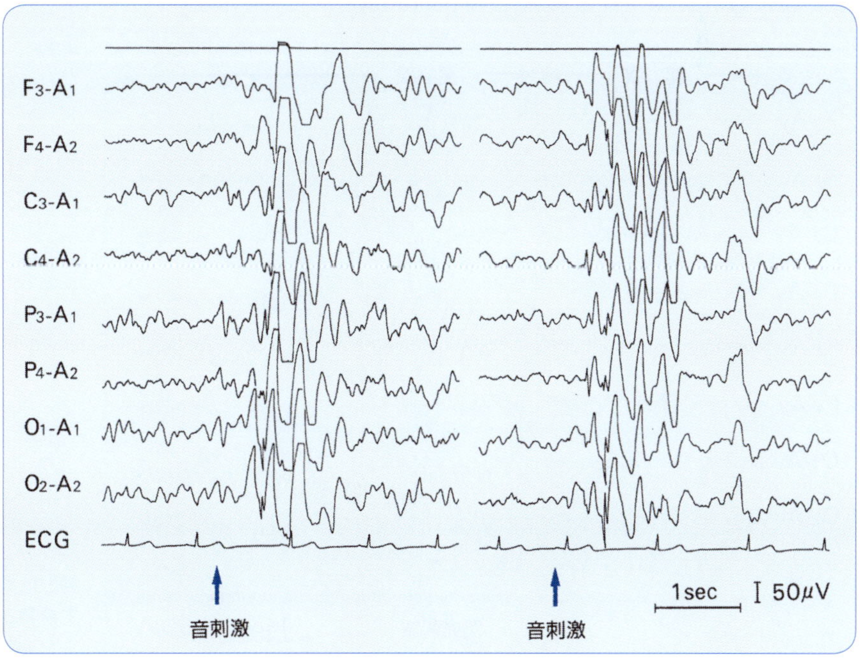


［図 3］睡眠時に音刺激（拍手）により全般性棘徐波複合が出現した例
（9 歳，女児，てんかん）

# 88章 閃光刺激，光駆動

閃光刺激法 photic stimulation により種々の脳波変化が生じるが，それらの臨床的意義については必ずしも確定していない．1993 年，英国の少年がテレビゲームの際にてんかん発作を起こし，死亡した例が報告されて以来，光過敏性についての調査が行われている．

## 1. 方法

発光部を被検者の眼前 15〜30 cm の距離に固定し，閉眼状態あるいは開眼状態で照射する．閃光刺激頻度は 1〜30 回 / 秒の範囲内で，随時選択して実施する．閃光刺激は原則として 10 秒間与えた後，約 10 秒間中止して被検者の状態を観察する[1]．閃光刺激中に眼を開閉させたり，閉眼と同時に光刺激を与えると賦活効果が高められる[2]（**図 1**）．刺激頻度は 10〜15 回 / 秒（Hz）程度が突発波の誘発に有効である．

## 2. 突発波

### ❶ 分類

これには，従来，ⓐ光筋原応答 photo-myogenic response，光ミオクローヌス応答 photomyoclonic response（刺激に対応した筋電図が生じるもの，**図 2a**）とⓑ光突発性応答 photoparoxysmal response，光けいれん応答 photoconvulsive response（刺激により突発波が誘発され，刺激終了後もそれが持続するもの，**図 2b**）に大別されるが，両者間には中間型が存在する[3]．

### ❷ 発現頻度

1993 年，英国で 118 の脳波検査施設で調査した結果，光過敏性があったものはてんかん初診患者の約 2% であり，その中でテレビゲームをよくする 7〜19 歳に限ってみると，約 10% であったと報告している．男女比は 1：1.6 と，女性にやや多かったという[4]（36 章参照）．

### ❸ 発現機構

光筋原応答は筋原性のものと考えられるが，光突発性応答については，その発現機構は十分明らかではない．

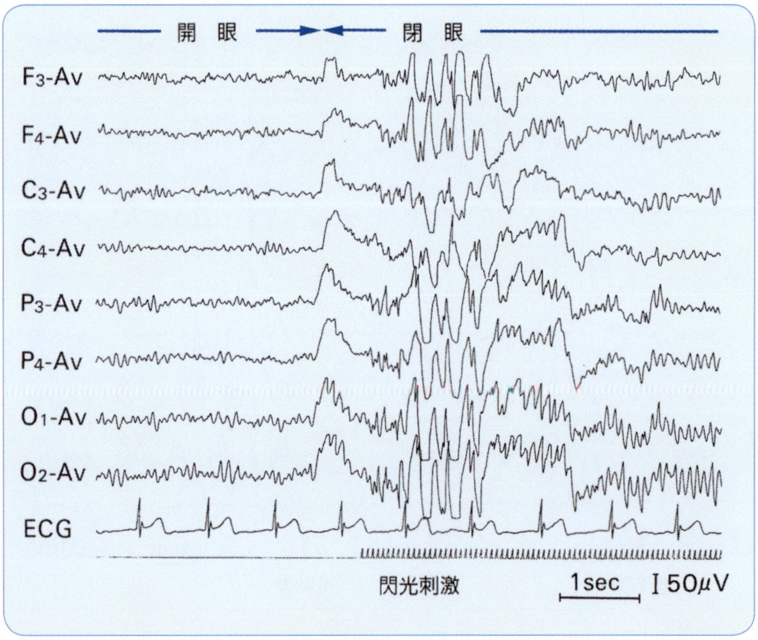


［図 1］閉眼直後の閃光刺激によって誘発された棘徐波複合
（17 歳，女性，てんかん）

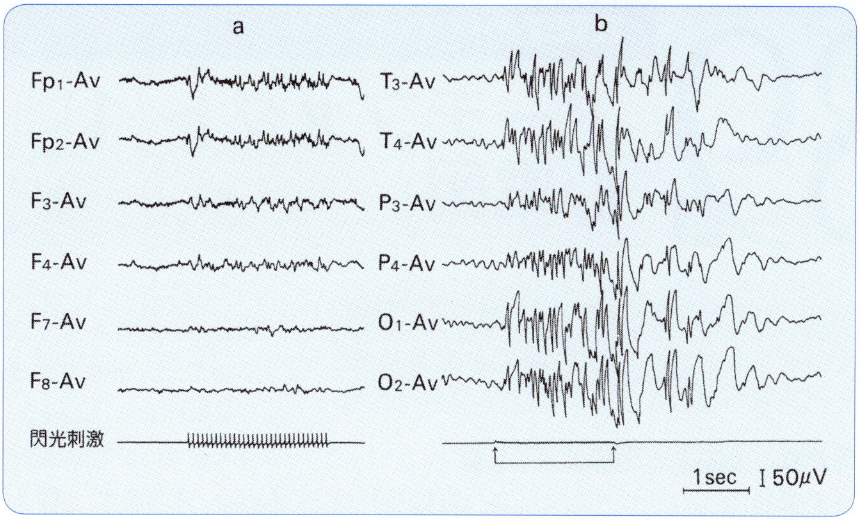


［図 2］a. 光筋原応答（光ミオクーヌス応答），b. 光突発性応答（光けいれん応答）

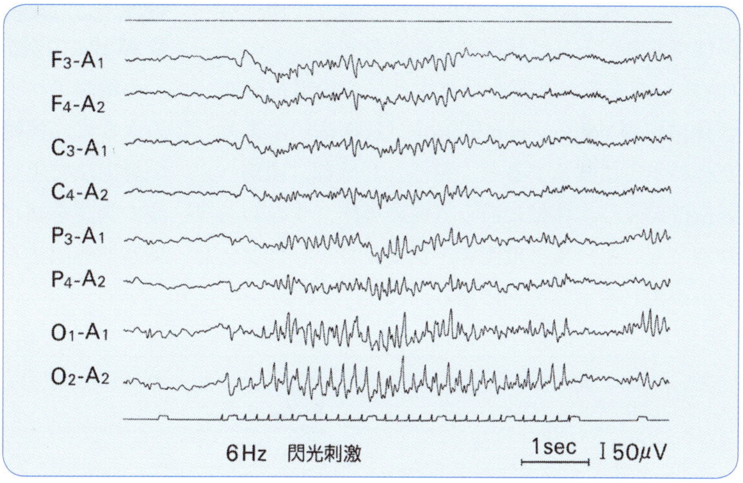


［図 3］光駆動

## 3. 光駆動 photic driving

### ❶ 性質

閃光刺激の周期に対応した電位が後頭部に生じるものをいい，まれに高振幅に現れることがある（**図 3**）．α波などの基礎律動との関係は，振幅についてはむしろ逆相関する[5]．経過により変動がみられたり，左右差を示す例がある[6]．

### ❷ 発現機構

光刺激に対する感受性を反映した，多くは生理的な現象と考えられる．その発現には網膜電位や眼周囲の筋原性の要素も含まれていると思われるが，十分には明らかでない．

❖文献

1）日本脳波・筋電図学会，臨床脳波検査基準検討委員会：臨床脳波検査基準 1988．脳波と筋電図 17：81–89，1989
2）佐藤時治郎，一條貞雄：てんかん患者における眼開閉を併用した閃光刺激法．臨床脳波 6：147–156，1964
3）Waltz S, Christen H-J, Doose H: The different patterns of photoparoxysmal response: genetic study. Electroenceph clin Neurophysiol 83: 138–145, 1992
4）Quirk JA, Fish DR, Smith SJM et al: Incidence of photosensitive epilepsy: a prospective national study. Electroenceph clin Neurophysiol 95: 260–267, 1995
5）一條貞雄：周波数分析器による光駆動脳波の研究．精神経誌 68：933–943，1966
6）一條貞雄：周波数分析器による光駆動脳波の研究（続報）―レスポンドグラムによる継時的観察．精神経誌 70：11–27，1968
参考）Takahashi T: Photic Driving Response, Elicited by Low-Luminance Visual Stimulation: An Atlas. Tohoku University Press, Sendai, 2005（図説）
参考）Takahashi T: EEG Atlas of Photosensitive Epilepsy. Tohoku University Press, Sendai, 2008（図説）

# 89章 アーチファクト(1) 心電図

脳波以外の電位（雑音）はアーチファクト artifact と呼ばれ，脳波の判読の妨げになる．心電図波形は脳波の棘 spike に波形が似ているため鑑別が必要になるが，一方，体積伝導による電位分布を理解する上で参考になる．

## 1. 心電図アーチファクトの発生機構

心電図アーチファクトで目立つ電位成分はQRSである．このうちのR成分の電気的極性は陽性であり，それは胸部の左側に分布し，その逆（陰性）の成分が右側に分布する．この電位分布が体積伝導 volume conduction（100章）により身体の上方に波及すると，頸部，耳垂部，頭部へと電位が及び，体軸に沿う方向の導出，すなわち耳垂（$A_1$, $A_2$）基準電極導出法などでアーチファクトが生じやすいことになる．

ここで左耳垂 $A_1$ には胸部左側からの陽性電位R成分が，右耳垂 $A_2$ には右側の陰性電位が波及するので，耳垂基準で導出すると，左耳垂側導出では陽性電位（R成分）が上向きの波形として，右耳垂側導出では陰性電位は下向きの波形として現れる（4章参照）（**図1**）．

## 2. 心電図アーチファクトの除去法

### ❶ 導出法の選択

心電図アーチファクトはたとえば耳垂基準導出のように，体軸に沿った，ことに電極間距離の長い導出法で生じやすいので，アーチファクトで脳波の判読を妨げるような場合には双極導出法や平均基準導出法を用いるとよい．

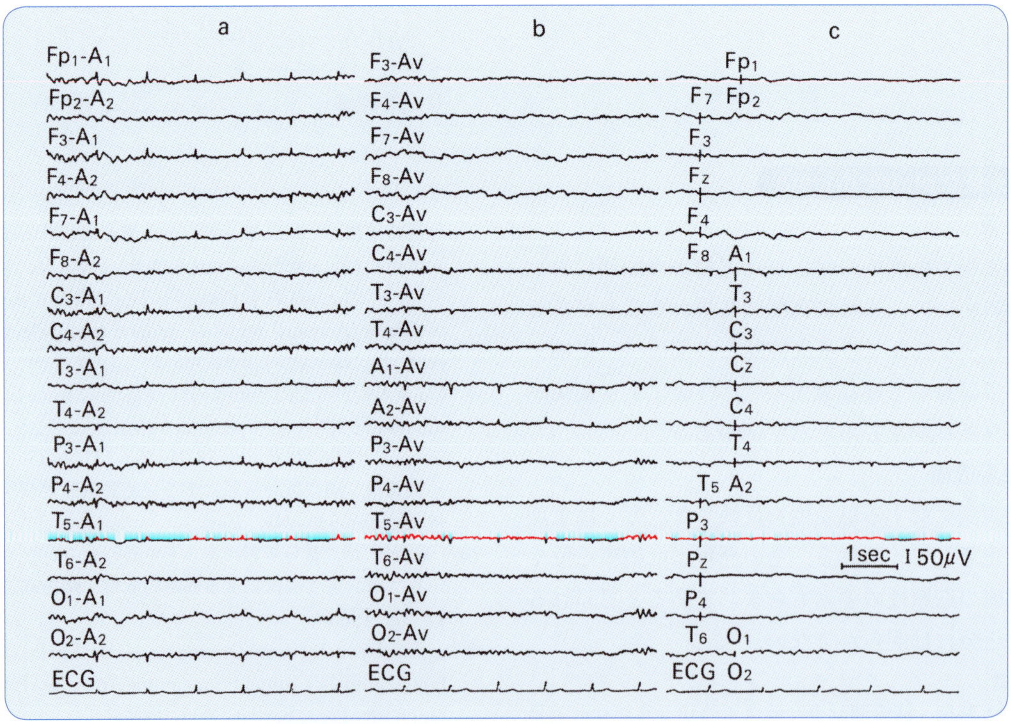


[図1] 心電図アーチファクトの電位分布

a. 耳垂基準電極法，b. 平均基準導出法，c. 左右方向の双極導出法．

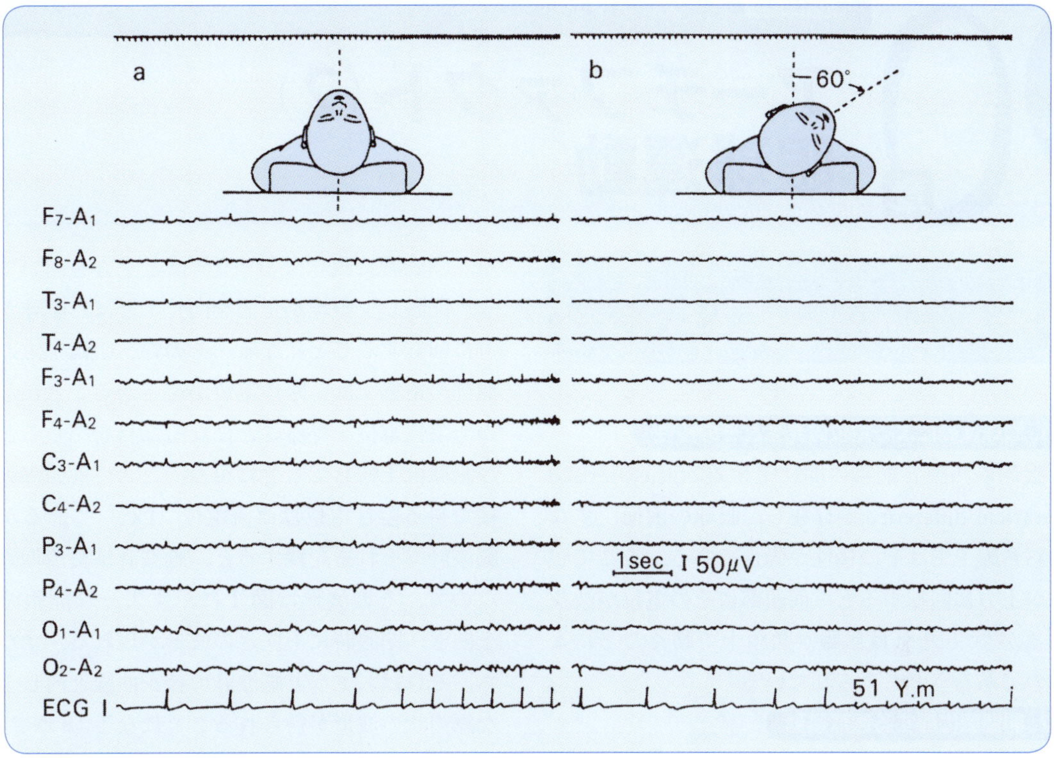


［図 2］頭部右方回転法による心電図アーチファクト除去法

a のように頭部が正面を向いていたときに現れていた心電図アーチファクトが，b のように右方に約 60°回転することにより，減少・消失する．

### ❷ 両耳垂連結法

耳垂基準電極導出法では左耳垂に陽性電位（e）が，右耳垂で陰性電位（−e）が波及しているので，両耳垂を連結すると基準電位は零になり[註]，アーチファクトが除去されることになる．ただし脳波が耳垂に波及している場合には，脳波の分布にも影響を与えることになる（5 章参照）．

註）両耳垂を連結すると，両者の電位の平均値が基準電位ということになり，その電位 E は左耳垂の電位を e，右耳垂の電位を −e とすると以下のように 0 になる．

$$E = \frac{e + (-e)}{2} = 0$$

### ❸ 頭部右方回転法

心電図の陽性電位が胸部左側に，陰性電位が右側に分布しており，頭部上方からみるとその零電位線は左前方から右後方に約 30°ほど斜めになっている．そこで耳垂基準電極導出法の場合，両耳垂をその零電位線に合わせて，頭部を右方に約 60°ほど回転させると，耳垂に波及する電位が小さくなりアーチファクトが減少する．筋電図が混入したり，必ずしも実用的な方法ではないが，体積伝導による電位分布のモデルを理解するのに役立つと考える（**図 2**）．

❖文献

1）一條貞雄：頭部の右方回転による心電図アーチファクト除去法．臨床脳波 5：341–346，1982
2）Ichijo S: Reducing ECG artifacts in EEG recordings by turning the head to the right. Electroenceph clin Neurophysiol 47: 10, 1979

# 90章 アーチファクト(2) 眼球運動

眼球運動のアーチファクトが前頭部優位に現れることがあり，脳波と眼球運動の鑑別は脳波判読にはとくに重要である．

## 1. 眼球運動による電位の発生とその極性

眼球の角膜と網膜の間に電位差 corneo-retinal electrical difference が存在し，眼球の前面，すなわち角膜上ではその極性が陽性である．そこで眼球が上方に回転すると，前頭部にその電位が波及するが[1, 2]，それは眼瞼が角膜上で動くことによるのであろうと考えられている[3]．

## 2. 開閉眼に際する眼球運動

眼球の電位は上述したように角膜上で陽性である．閉眼時に眼球は10～15°ほど上方を向いており，開眼して眼球が正面を向くことは，眼球が下方に回転することになる．その際，眼窩上方の前頭部の電極では，陽性電位が遠ざかることになるので陰性電位を得ることになる．目を閉じると再び眼球は上転してもとに戻る．ここで前頭部の電極で得る陰性電位は直流電位（DC）であるから，脳波計でそれを記録すると，脳波計は交流増幅器なので，その波形は**図1**に示すような開眼時に上向き，閉眼時に下向きの波形が現れる．すなわち，それはちょうど脳波計の較正曲線と同じような鋸歯状の波形が得られることになる（8章参照）．

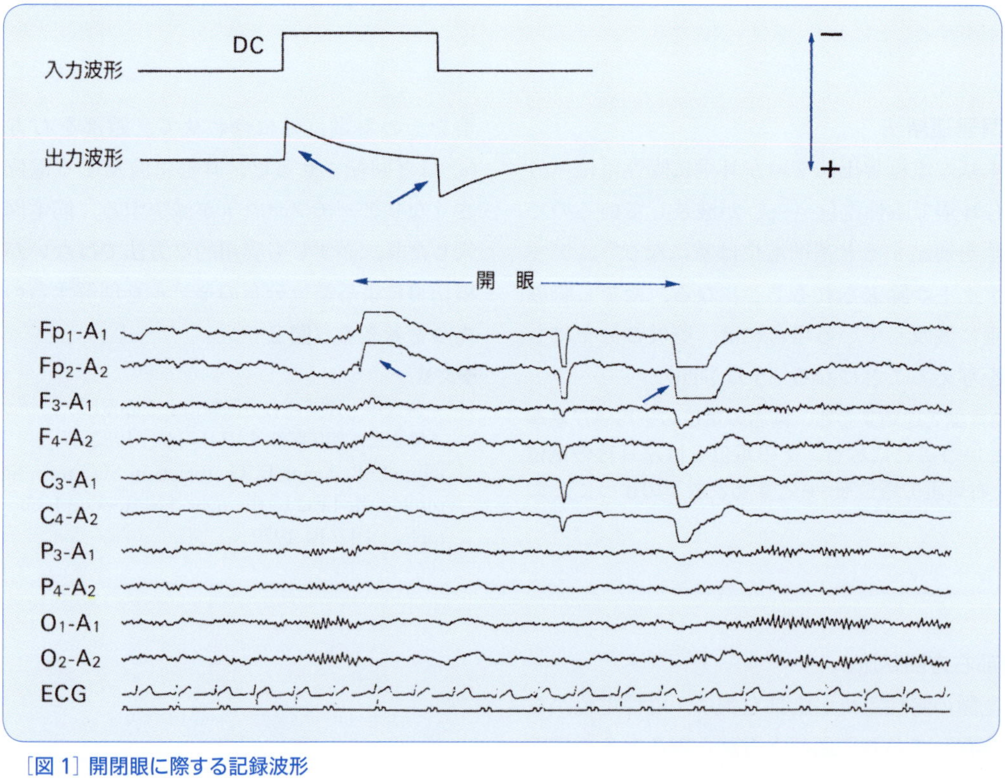


［図1］開閉眼に際する記録波形

開眼時の眼球運動電位は前頭部では陰性の直流電位であり，脳波計（交流増幅器）で記録すると，上方に向く鋸歯状波形を示す．

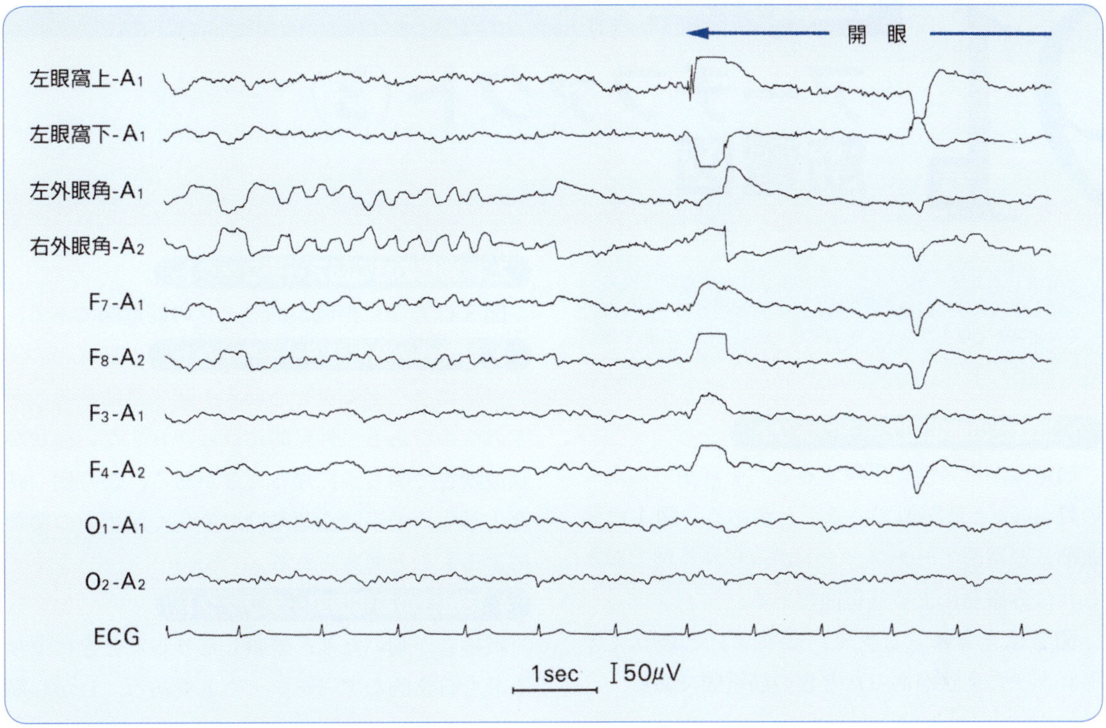


[図 2] 垂直方向と水平方向の眼球運動

基準導出では，上下・左右で位相逆転した波形で記録される（統合失調症，22 歳，女性）.

## 3. 眼球運動と脳波の鑑別

眼球運動と脳波とは，しばしば非常に似た波形をとることがある．

眼球の垂直方向（上下方向）の動きについては，眼窩上と眼窩下に電極を置き，耳垂などを基準にして記録すると，眼球運動の動きであれば互いに位相逆転した波形を示すことになるので脳波との鑑別ができる（実際には眼窩上の電極としては，$Fp_1$ や $Fp_2$ の電極を用い，眼窩下の電極は頬部に付けることになる）．

水平方向（左右方向）の眼球運動については，左の外眼角と，右の外眼角に電極をつけ，耳垂を基準にして導出すると，眼球運動であれば，左右で波形が逆転する．**図 2** では脳波に θ 波様の波が現れているが，このような記録法をとることによって，それが眼球運動によるものであることがわかる．なお，眼球運動に対応した周期のアーチファクトが前頭部に現れ，それが δ 波，θ 波，さらには α 波に類似した波形を示すことがあり，それらが精神状態を反映させている場合がある．

なお，IFCN（国際臨床神経生理学連合）では事象関連電位の記録法に際しても，眼球運動に関しては上述の方法を勧めている（96 章）．

❖文献

1) Mowrer OH, Ruch TC, Miller NE: The corneo-retinal potential differences as the basis of the galvanic method of recording eye movements. Am J Physiol 114: 423–428, 1935
2) Häkkinen V, Hirvonen K, Hasan J et al: The effect of small differences in electrode position on EOG signals: application to vigilance studies. Electroenceph clin Neurophysiol 86: 294–300, 1993
3) Matsuo F, Peters F, Reilly EL: Electrical phenomena associated with movements of the eyelid. Electroenceph clin Neurophysiol 38: 507–511, 1975

# 91章 アーチファクト(3) 筋電図

筋電図によるアーチファクトの鑑別は比較的容易である．しかし，眼球運動の場合と同様にそれは被検者の精神状態の反映である場合があり，脳波判読に際してそのことを知る手掛かりを与える．

## 1. 単発性の筋電図アーチファクト

筋電図が単発性に出現すると，それがてんかんの棘 spike と形が似ていることがある．**図 1** は側頭部に筋電図アーチファクトがみられる例であり，これは外眼筋による筋電図である．

**図 2** は全身に「ピクッ，ピクッ」というミオクロニーの症状があったときの筋電図である．

## 2. 律動性の筋電図アーチファクト

**図 3** は頭部に振戦があるときの筋電図である．

## 3. 群発性の筋電図アーチファクト（図 4）

口部に「モグモグ」という不随意運動があるときのものである．外見的にはっきりしない症状が脳波検査で明らかになることがある．この例（統合失調症）の不随意運動はおそらく服用中の薬物によるものと考えられる．

## 4. 持続性の筋電図アーチファクト

被検者が動いたり，緊張したりしたときに生じる最も日常的なアーチファクトである．しかし筋

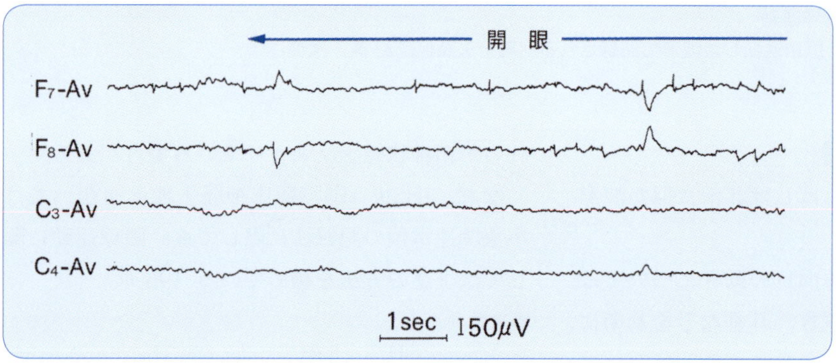


［図 1］外眼筋によるアーチファクト（棘様の波形）

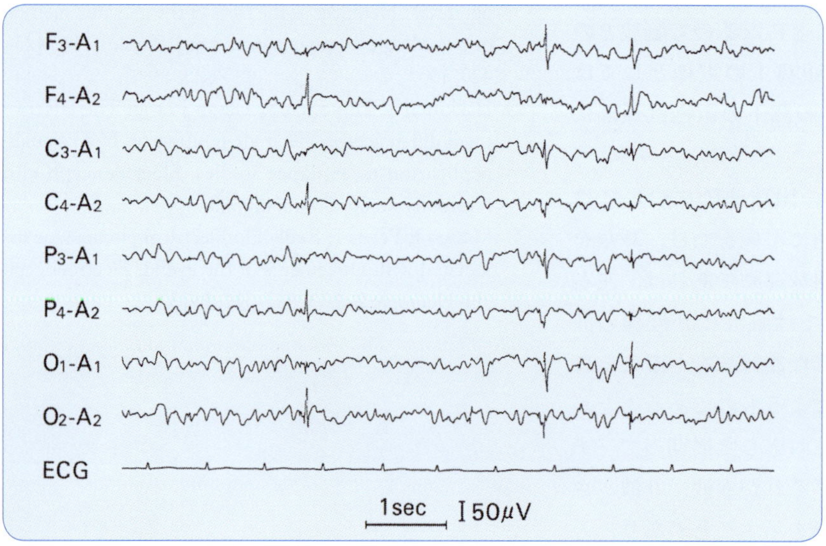


［図 2］ミオクロニー症状の筋電図アーチファクト

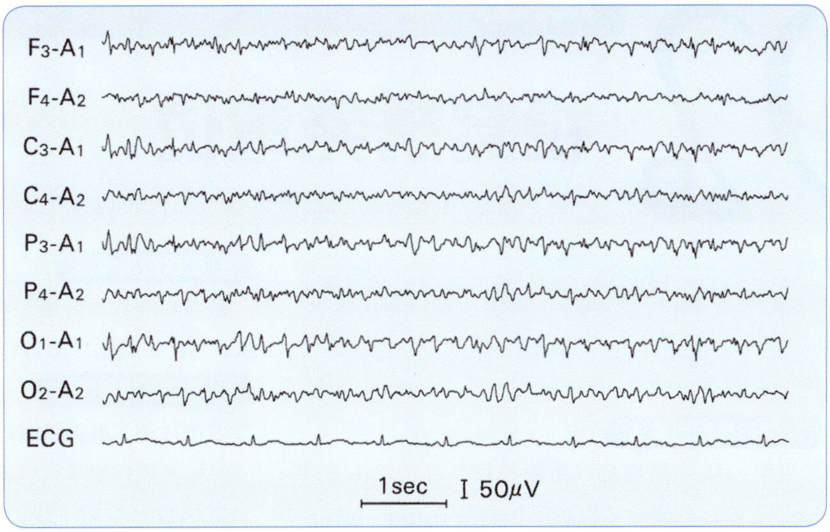


［図 3］頭部の振戦による筋電図アーチファクト

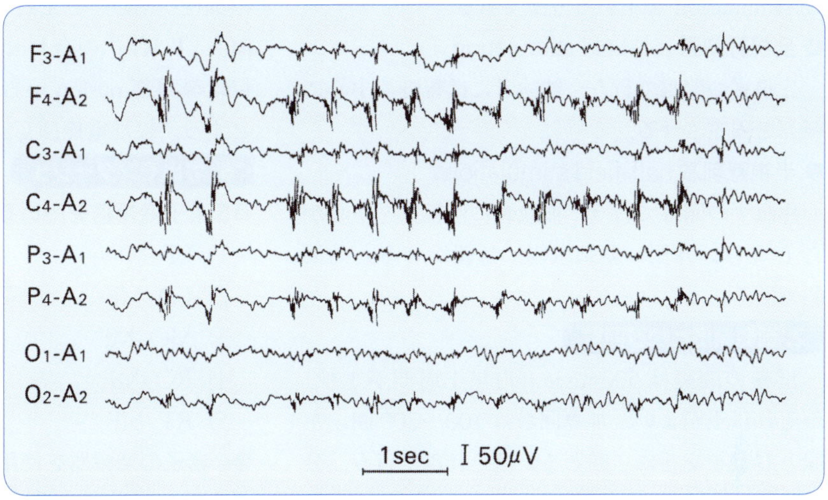


［図 4］口部不随意運動による筋電図アーチファクト

電図がもっぱら片側だけに出現する場合には，臨床的に片麻痺などがあり，意味をもつことがあるので脳波の観察に注意を要する．すなわち，麻痺のために片方で筋電図が現れない場合があり，このような例では筋電図が出現する側に脳病変が存在する場合が多いので，高域周波数遮断フィルタ（hi-cut）で筋電図を少なくし，脳波を明確にすることで脳波異常を明らかにするように努める必要がある．

❖文献

1）Geddes LA: What did Caton see? Electroenceph clin Neurophysiol 67: 2–6, 1987

サイドメモ

**Caton の研究報告**

Berger がヒトの脳波を最初に記録したが，動物についてはそれ以前，英国の Caton が脳の電位活動を記録したといわれる．しかし Geddes[1] は「Caton は果たして何を観察したのであろうか」という疑問を投げかけている．当時，ガルバノメータによる生体電気現象の観察には，まだ写真記録が行われていない．Caton の論文（1875）によると「ウサギの脳で，眼瞼の運動に関係すると考えられる部位から電流が記録され，それは反対側の網膜を光で刺激することにより著明な影響を受けるのが観察された」と述べられているという．Geddes によると，当時のガルバノメータの性能から考えると，それは 0〜6 Hz の周波数応答をもつ機器によって記録されうるところの，何らかの電気的活動ということになるという．

# 92章 視覚誘発電位

本章以下，誘発電位について視覚・聴覚・体性感覚誘発電位の順で述べる．視覚誘発電位 visual evoked potentials（VEP）の記録方法にはアメリカ脳波学会や旧日本脳波・筋電図学会によるものがあり，ここではその要点を述べる．

## 1. 図形反転刺激法 [1, 2]

白黒の格子縞模様（市松模様）checkerboard pattern を反転させる図形反転刺激 pattern reversal stimulation を用いる方法である．

### ❶ 全視野刺激 full-field stimulation

片眼ずつ開眼で行う．被検者には視野の中心に視点を固定させる．

### ❷ 半視野刺激 half-field stimulation

片眼ずつ開眼で行う．被検者には視点を中心から 1°くらい外側（非刺激側）に置かせると効果的である．

## 2. 刺激頻度と加算回数

反転の間隔は 500 msec（白黒 1 周期が 1 秒）かそれ以上がよい．加算回数は 100〜200 回．左眼と右眼を交互に 2 回あるいはそれ以上行う．分析時間は 250〜300 msec くらいがよい．

## 3. 記録用増幅器

帯域周波数は低域が 0.2〜1.0 Hz，高域は 200〜300 Hz（−3 dB）くらいがよい．

## 4. 電極と電極部位

電極は銀－塩化銀電極（コロジオン固定）がよく，接触抵抗が 5 kΩ 以下になるようにする．

電極数と位置：後頭結節 inion から上方 5 cm の部位（MO）と左右に 5 cm，10 cm 側方（LO, RO; LT, RT）の合わせて 5 か所である．基準部位は鼻根部 nasion から上方 12 cm の部位（MF）とする．接地電極は Cz（vertex）．

## 5. 導出モンタージュ

### ❶ 5 素子増幅器を用いる場合

1）LT -MF
2）LO -MF
3）MO -MF
4）RO -MF
5）RT -MF

### ❷ 4 素子の増幅器を使用する場合

全視野刺激では LT か RT の導出を省略しても

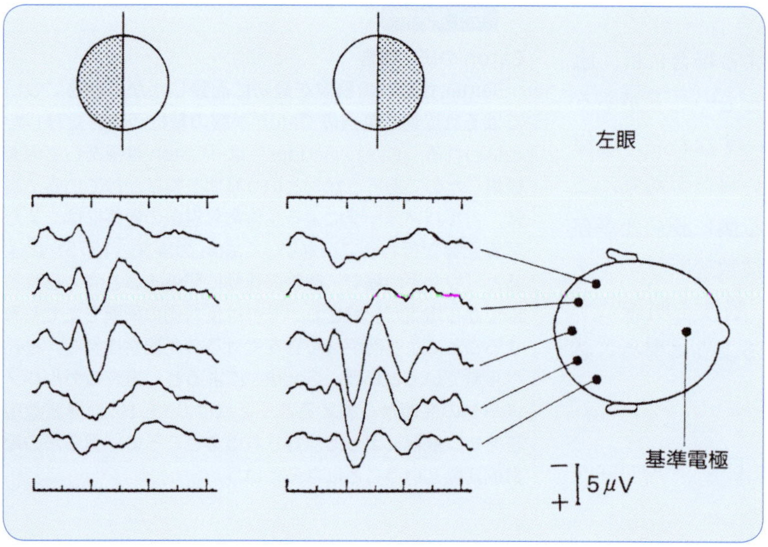


［図 1］視覚大脳誘発電位

図形反転刺激を，左側半視野および右側半視野に与えたときの誘発電位．刺激同側に電位が現れ，“paradoxical lateralization” と呼ばれる [4~6]．

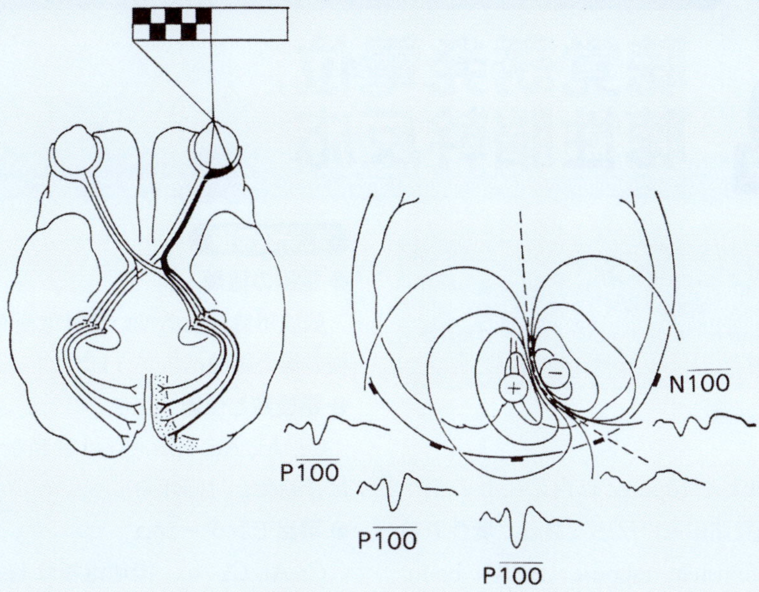


［図 2］VEP の“paradoxical lateralization”の成立を説明する図
刺激対側後頭葉の電位が体積伝導で広がり，あたかも刺激同側に電位の発生源が存在するかのような記録のされかたをする．このことに関しては 47 章も参照のこと．

よい．半側視野刺激では刺激同側の側頭部導出（LT とか RT）を省略してもよい．

❸ 誘発電位が低振幅で判定が困難であったり，電位分布が後頭部 MO から上下にずれていないかを確かめるためには，他の正中線上部位（Fz, Pz に相当）にも電極を置き，耳垂電極を基準にした導出が行われる[3)]．

## 6. 記録波形

電位の陰性成分を N，陽性成分を P，潜時を msec で表すと，全視野刺激の場合は MO を中心にして N-P-N の三相性波形（N75, P100, N145）が現れる．半視野刺激の場合には，刺激同側に目立つ N-P-N の三相性波形（N75, P100, N145）が現れ（“paradoxical lateralization 逆説的側性”），刺激対側にはそれと逆位相の P-N-P の三相性波形（P75, N105, P135）が現れる[4〜6)]（図 1，2）．

## 7. 臨床的意義

P100 の潜時は安定しており，この潜時が異常に延長したり，有意な左右差がある場合に臨床的意味があると考えられ，視神経系統の異常が疑われる[3)]．

❖文献

1）日本脳波・筋電図学会，誘発電位検査法委員会：誘発電位検査法委員会報告―誘発電位測定指針．脳波と筋電図 13：97–104，1985
［下河内　稔（委員長），一條貞雄，沖田康嵩，佐藤謙助，柴崎　浩，中西孝雄，橋本　勲］
2）日本脳波・筋電図学会，誘発電位の正常値に関する小委員会（委員長，下河内　稔）：誘発電位測定指針案（1997 年改訂）．脳波と筋電図 26：185–200，1998
3）American Electroencephalographic Society: Guidelines on evoked potentials. J Clin Neurophysiol 23: 141–156, 2006
4）Barrett G, Blumhart L, Halliday AM et al: A paradox in the lateralisation of the visual evoked response. Nature 261: 244, 1976
5）一條貞雄：視性誘発電位．鈴木篤郎（監修），船坂宗太郎・大西信治郎（編集）：聴性脳幹反応，メジカルビュー社，pp 406–408，1985
6）黒岩義之，Celesia CC：視覚誘発電位―その正常波形と臨床応用．西村書店，1989

part 14 誘発電位

# 93章 聴覚誘発電位，聴性脳幹反応

聴覚誘発電位 auditory evoked potential（AEP）は多くの成分（約15個）から構成されており，潜時によって短潜時成分（1～8 msec），中間潜時成分（8～50 msec），長潜時成分（50～300 msec）に分けられる．ここでは短潜時成分であるところの聴性脳幹反応 ABR について述べる．

## 1. 定義 [1)]

音刺激からおよそ10 msec以内に生じる蝸牛神経と脳幹部聴覚路由来の反応であり，聴性脳幹反応 auditory brainstem response（ABR），brainstem auditory evoked potential（BAEP），brainstem response（BSR）と呼ばれる．

## 2. 音刺激 [1)]

### ❶ 種類

クリック音が最も多く用いられる．

### ❷ 強度の表示

物理的な強さである音圧レベル sound pressure level（SPL）で表す方法，正常聴力レベル基準とした方法 normal hearing level（nHL），被検者自身の聴力レベルを基準とした感覚レベル sensation level（SL）で表す方法がある．

### ❸ 持続時間

0.1～0.2 msec程度のクリックや矩形波が主である．減衰器 attenuator を介してイヤホンに入力して得る．

### ❹ 刺激間隔

原則として10～30回/秒とする．

IFCN（国際臨床神経生理学連合）[2)] や AEEGS（アメリカ脳波学会）[3)] では両耳刺激 binaural stimulation の他に，さらに片耳ずつ音刺激を与え（monaural stimulation），対側耳は白色ノイズで遮音（contralateral masking）する方法を勧めている．

## 3. 記録電極 [1)]

### ❶ 電極の種類

脳波用皿電極あるいは針電極を用いるが，皿電極の場合接触抵抗が5 kΩ以下になるようにする．

### ❷ 電極数と位置

Cz, Ai, Ac, Fpz（Aiは音刺激と同側耳朶，Acは音刺激と対側耳朶）．

### ❸ 導出モンタージュ

Cz-Ai, Cz-Ac．接地電極はFpzとする．1素子ならば，Cz-Aiを記録する．

## 4. 記録用増幅器 [1)]

帯域周波数は30 Hz～3 kHz（−3dB）でよい．

## 5. 記録波形 [1)]

### ❶ 加算平均回数

500～2,000回．

### ❷ 極性

Czが基準電極AiまたはAcに対して陽性のときに下向きのフレになるようにするか，上向きにするかのいずれの方法もみられるが，極性を明記すること（IFCNではAi-Cz, Ac-Czの導出で，陰性電位が上方に向く記録法を勧めている[2)]）．

### ❸ 成分の名称

Jewett[4)] に従ってローマ数字でI，II，III，IV，Vのようにする．

### ❹ 振幅の測定，潜時の正常値

1）振幅

1 μV以下．基線―頂点間を計る方法と，頂点―頂点間を計る方法がある．

2）潜時

検査音の強度に応じた正常聴力者の潜時を各施設で測定し，正常のデータをもつ必要がある．

## 6. 各波形成分の発生源

各電位成分の発生源は以下のように考えられている[2)]（図[5)] 参照）．

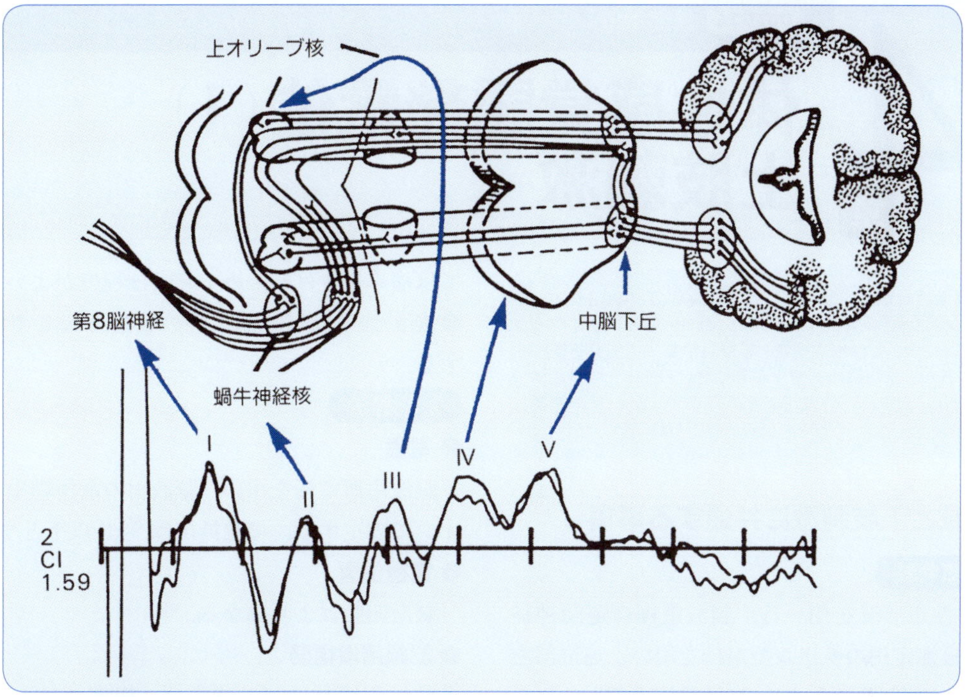


［図］聴性脳幹反応と各波の発生源[5)]

I 波：第 8 脳神経（聴神経）の脳幹に近い外側部

II 波：蝸牛神経核

III 波：橋の下部

IV, V 波：刺激同側・対側の脳幹（対側の脳幹か ?）

## 7. 波形の計測[2, 3)]

1）I 波の頂点潜時

2）III 波の頂点潜時

3）V 波の頂点潜時

4）I 波 –III 波間の頂点間隔

5）III 波 –V 波間の頂点間隔

6）I 波 –V 波間の頂点間隔

7）I 波の振幅

8）V 波の振幅

9）V 波 / I 波の振幅比

## 8. 臨床的意義

AEEGS では蝸牛神経後機能障害が疑われる項目として次のような場合をあげている[3)]．

1）聴力検査で聴覚喪失が著しく，I 波から V 波まですべての波が現れない場合．

2）I，II，III 波以降の波がすべて現れない場合．

3）I–III 波，III–V 波，I–V 波間の頂点間隔が異常に延長している場合．なお I–V 波間隔が正常でも，I–III 波や III–V 波の間隔が延長していることがある．

4）V/I 波振幅比の減少．ことに他の異常変化がある場合．

5）I–III 波，III–V 波，I–V 波などの間隔が両耳で異常に違いがある場合．それも聴力検査からは説明ができないような例にみられた場合．

❖文献

1）日本脳波・筋電図学会，誘発電位の正常値に関する小委員会：誘発電位測定指針案（1997 年改訂）．脳波と筋電図 26：185–200，1998

2）Nuwer MR, Aminoff M, Goodin D et al: IFCN recommended standards for brain-stem auditory evoked potentials. Report of an IFCN committee. Electroenceph clin Neurophysiol 91: 12–17, 1994

3）American Electroencephalographic Society: Guidelines on evoked potentials. J Clin Neurophysiol 23: 157–167, 2006

4）Jewett DL, Williston JS: Auditory-evoked far-fields averaged from the scalp of humans. Brain 94: 681–696, 1971

5）Hansen RB, Borel C: Evoked potentials in neurointensive care medicine. Am J EEG Technol 26: 185–197, 1986

# 94章

part 14 誘発電位

# 体性感覚誘発電位（1）上肢刺激

体性感覚誘発電位（SEP）のうち短潜時の short latency somatosensory evoked potentials（SSEP）について述べる．記録方法については日本脳波・筋電図学会[1]で指針を提案しているが，国際臨床神経生理学連合（IFCN）[2]やアメリカ脳波学会（AEEGS）[3]の提案もあるので，それらの概要を述べる．ただし，それぞれに改訂が行われている．

## A 上肢と下肢刺激に共通する事項

### 1. 電気刺激[1]

❶ 単相性矩形波を用いる．刺激電極は運動神経伝導速度測定用のサドル型電極を用い，遠位部を陽極，近位部を陰極とする．接地電極は刺激のアーチファクトを小さくするため，刺激肢のできるだけ近位部に置く．

❷ 刺激幅は 0.2〜0.3 msec 程度．

❸ 刺激頻度は上肢の場合は 3〜5 Hz 程度，下肢では痛みをさけるため 1〜3 Hz 程度がよい．

❹ 刺激強度は当該筋に軽い収縮を起こす程度とする．

### 2. 記録法[1]

**❶ 電極**

脳波用皿電極を用い，脳波用の電極糊やコロジオンで固定する．接触抵抗は 5 kΩ 以下とする．

**❷ 電極位置**

刺激四肢により異なる．

**❸ 記録用増幅器**

帯域周波数は短潜時成分の観察には 30–3,000 Hz（−6 dB/octave）がよい．

**❹ 分析時間**

上肢の場合は 40〜60 msec，下肢の場合は 60〜80 msec が適当である．

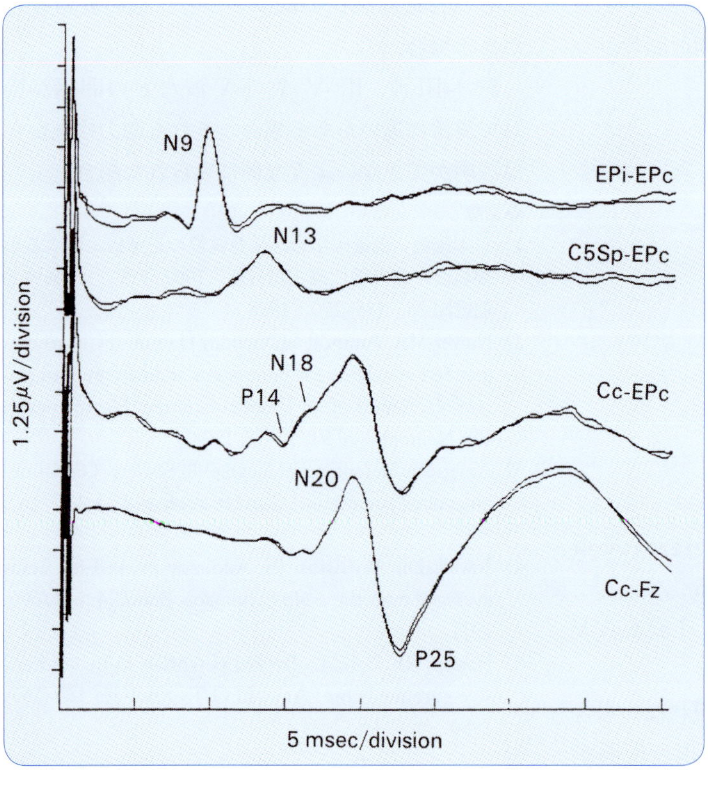


［図 1］正中神経刺激による体性感覚誘発電位[2]

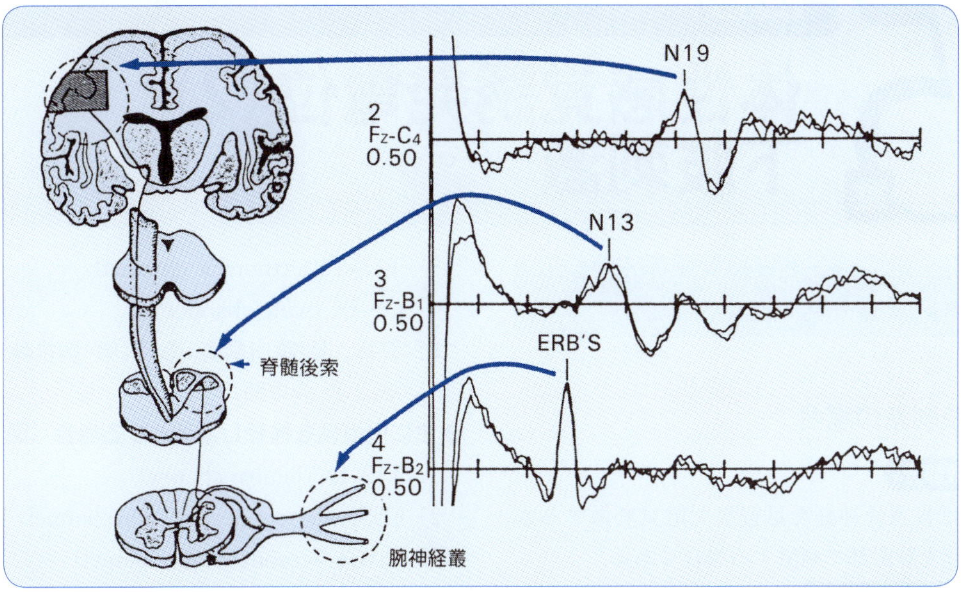


［図 2］体性感覚誘発電位成分（上肢刺激）の発生源[5)]

❺ **刺激回数**

500〜1,000 回程度（数百回〜数千回）の加算が行われるのがよい．さらに同条件で 2 回以上の測定を行い，それらの記録を重畳して再現するようにする．

❻ **成分の名称**

極性（陰性が N，陽性が P）と潜時にもとづいて命名されるのが一般的である．潜時は被検者の身長（四肢長）や導出法によって，わずかではあるが違いがある[4)]．

## B 上肢刺激の場合

### 1. 刺激部位

正中神経を手首で刺激する．

### 2. 電極配置とモンタージュ

普通 4 素子を使用する．ここでは IFCN[2)] によるものを示すと，以下のようである（**図 1**）．

1）EPi–EPc
2）C5Sp–EPc
3）Cc–EPc
4）Cc–Fz

EP：Erb's point（胸鎖乳突筋後縁と鎖骨が作る角の間で鎖骨から 2，3 cm 上方の点．腕神経が通る）．i：ipsilateral（刺激同側）．c：contralateral（刺激対側）．C5Sp：第 5 頸椎棘突起部．Cc：$C_3$ と $P_3$，あるいは $C_4$ と $P_4$ の中間点．

［例］右側の正中神経刺激の場合
1）右 Erb 点 – 左 Erb 点
2）第 5 頸椎棘突起部 – 左 Erb 点
3）$C_3$ と $P_3$ の中間点 – 左 Erb 点
4）$C_3$ と $P_3$ の中間点 – Fz

### 3. 臨床的意義

❶ **電位の発生源**

各電位成分の発生部位としては以下の部位が考えられている[2)]（**図 2** 参照）[5)]．

N9：遠位腕神経叢
N13：脊髄後索
P14：内側毛帯，脳幹副側枝
N18：視床，脳幹
N20：体性感覚領皮質

❷ **正常値**[2)]

| | 平均（男）msec | 平均（女）msec |
|---|---|---|
| N9 の頂点潜時 | 9.8（〜11.0） | 9.5（〜10.5） |
| N20–N9 間隔 | 9.3（〜10.5） | 9.0（〜10.1） |
| N20–N13 間隔 | 5.7（〜7.2） | 5.6（〜7.0） |
| N20–N9 間隔 | 3.5（〜4.4） | 3.2（〜4.0） |

（**文献**は一括して次章に示す．）

part 14 誘発電位

# 95章 体性感覚誘発電位（2）下肢刺激

前章に続き下肢刺激の場合を述べる．さらに SEP について議論のある電位分布などにもふれる．

## C 下肢刺激の場合

### 1. 刺激部位

通常は後脛骨神経を足首部で電気刺激するが，腓骨神経を膝窩部で刺激する場合もある．

### 2. 導出モンタージュ

IFCN[2] によるモンタージュを述べる．

**❶ 主に四肢の障害を検査しようとする場合**

1）PF–K（knee channel）

2）L1–L3（lumbar channel）

3）T12–T10（thoracic channel）

4）Cz'–Fz（scalp channel）

PF：膝窩，K：膝内側面，L–T：腰・胸椎棘突起部，Cz'：Cz と Pz の中間．

**❷ 主に中枢側を検査しようとする場合（図）**

1）T12–Ic（lumbar channel）

2）C5Sp–Fz（cervical or scalp channel）

3）Ci–Cc（coronal scalp channel）

4）Cz'–Fz（midline scalp channel）

I：腸骨稜，C5Sp：第 5 頸椎棘突起部，C：$C_3$ と $P_3$，あるいは $C_4$ と $P_4$ の中間．i, c：ipsilateral（同側），contralateral（対側）．

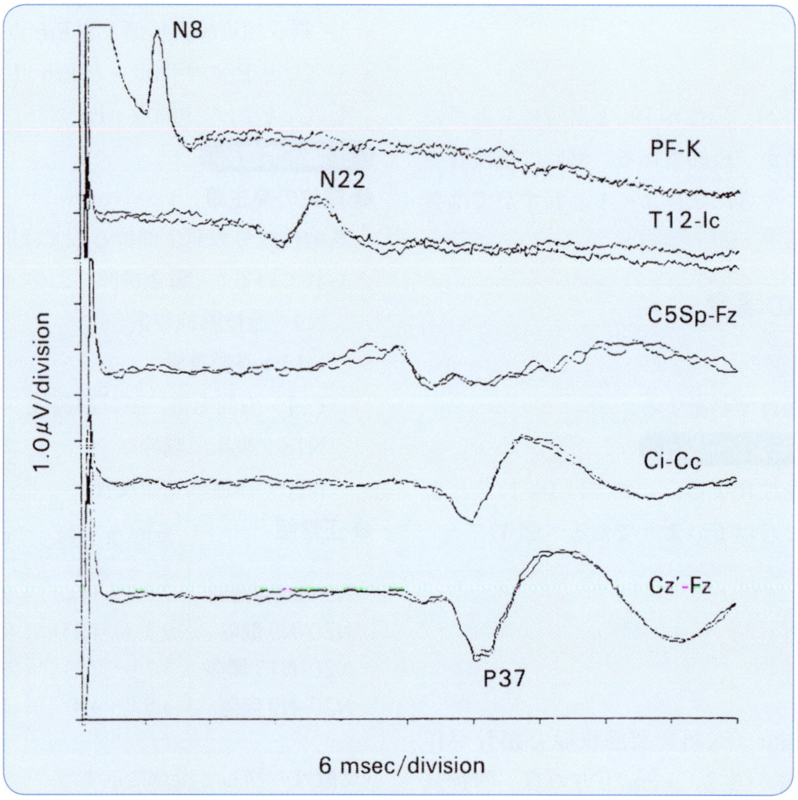


［図］後脛骨神経刺激による体性感覚誘発電位[2]

## 3. 臨床的意義

### ❶ 電位の発生源

各電位成分の発生部位としては以下の部位が考えられている[2)].

N8：脛骨神経

N22：脊髄の背部灰白質

P37：体性感覚皮質

### ❷ 潜時の正常値（成人）[2)]

| | 平均値 | 身長による補正（175 cm） |
|---|---|---|
| N8 | 8.5（～10.5） | ± 0.15 msec/cm |
| N22 | 22.0（～24.5） | ± 0.18 msec/cm |
| P37 | 37.5（～42.5） | |
| N8–P37 | 28.5（～32.0） | |
| N22–P37 | 15.5（～18.5） | |

### 付1. SEP の電位分布について

上肢を刺激した場合，刺激対側の頭頂部で電位が最大に記録されるが，さらに刺激同側の頭頂部や両側前頭部にも振幅は低いが SEP が記録されるので，それらの発現機構をめぐって今日でも多くの議論がある．

1）刺激同側の SEP

刺激同側の頭頂部で導出される SEP について，これは脳梁を介した電位とする説もあったが，脳梁が欠損した症例でもこの種の SEP が導出されることから，筆者ら[6)]は単に体積伝導による電位の広がりであろうと考えている．最近，刺激同側皮質を支配する神経路の存在を仮定する論文がある[7)]．彼らは髄膜上から記録しているが，通常の頭皮上記録の値と比較すると，記録された電位は非常に小さい．記録導出法には問題ないかが検討されるべきであろう．

2）両側前頭部の SEP

頭頂部の N20 に対して，さらに前頭部に N18 という成分があるという考え方がある[8)]．これについても体積伝導で説明可能ではないかと考えているが，それについては 100 章で述べることにする．

### 付2. giant SEP

SEP の振幅がおよそ 50 μV 以上と大きな電位が得られることがある．しかし，この場合の電位の潜時は，数十 msec と通常の SEP（上肢）よりはるかに長く，その発生機構は異なるものと考えられ[9)]，それについては 45 章でも論じたところである．

❖文献


1）日本脳波・筋電図学会，誘発電位の正常値に関する小委員会（委員長，下河内　稔）：誘発電位測定指針案（1981 年改訂）．脳波と筋電図 26：185–200，1998

2）Nuwer MR, Aminoff M, Desmedt J et al: IFCN recommended standards for short latency somatosensory evoked potentials. Report of an IFCN committee. Electroenceph clin Neurophysiol 91: 6–11, 1994

3）American Electroencephalographic Society: Guidelines on evoked potentials. J Clin Neurophysiol 23: 168–179, 2006

4）一條貞雄，圓谷建治：体性感覚誘発電位の初期成分の潜時と身長・上肢長との相関性．臨床神経学 20：595–600，1980

5）Hansen RB, Borel C: Evoked potentials in neurointensive care medicine. Am J EEG Technol 26: 185–197, 1986

6）一條貞雄，溝井和夫，加藤正哉ほか：脳梁欠損例における正中神経体性感覚誘発電位．臨床脳波 32：161–165，1990

7）Noachtar S, Lüders HO, Dinner DS et al: Ipsilateral median somatosensory evoked potentials recorded from human somatosensory cortex. Electroenceph clin Neurophysiol 104: 189–198, 1997

8）Desmedt JE, Cheron G: Non-cephalic reference recording of early somatosensory potentials to finger stimulation in adult or aging normal man: differentiation of widespread N18 and contralateral N20 from the prerolandic P22 and N30 components. Electroenceph clin Neurophysiol 52: 535–570, 1981

9）Ichijoh S: Somatosensory evoked "Rolandic discharge (RD) -like spikes" in childhood EEGs. Electroenceph clin Neurophysiol 87: S41, 1993

# 96章 事象関連電位（1） CNV

ボタンを押したり，数を数えたりなどの課題作業に伴って生じる電位が事象関連電位 event-related potential（ERP）と呼ばれる[1]．本章と次章では，その代表的な CNV（contingent negative variation，随伴陰性変動）と P300 について述べる

## 1. 方法[2]

### ❶ 課題

$S_1$–$S_2$ ボタン押しの予期的反応時間課題を用い，$S_2$ に対してできるだけ速く反応することを要求する．通常，反応は被検者の利き手で行わせる．この試行を 10〜20 秒の間隔でくり返し行わせる（図 1）．

### ❷ $S_1$–$S_2$ 間隔

$S_1$–$S_2$ 間隔は一定とするが，その長さは CNV 測定において最も重要なパラメータである．初期 CNV，中期成分，後期 CNV の 3 成分を完全に分離するためには最低 4 秒間が必要である．しかし，初期 CNV と後期 CNV とを分離して計測するには，2 秒間でも可能である．

### ❸ 刺激

$S_1$（予告/警告刺激）には純音（10〜100 msec）またはクリック音などの音刺激を用いるのがよい．$S_2$（命令刺激）には $S_1$ とモダリティ（種類）を変えた刺激，たとえば視覚刺激が適当であり，できれば被検者の反応でこの $S_2$ 刺激を終結させるようにする．

### ❹ 記録部位

最低でも正中線上の 3 部位（Fz, Cz, Pz）と眼球運動を記録すること．可能であれば左右の運動領からも記録するのがよい．基準電極は両耳朶連結とし，前額部を接地する．

### ❺ 増幅器

時定数を長くし，かなり低い低域遮断周波数を必要とする．すなわち，$S_1$–$S_2$ 間隔の 3〜4 倍の大きさの時定数を目安にするとよい．高域は 30 Hz（−3 dB）を使用してもよい．

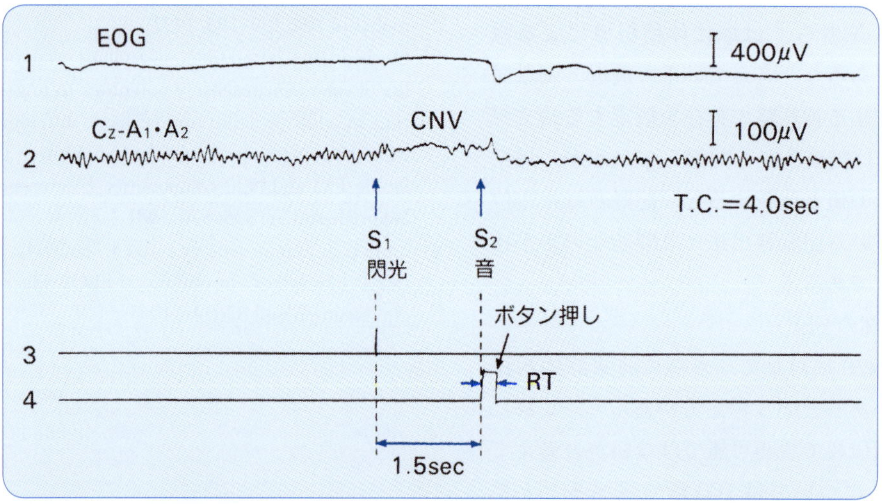


［図 1］CNV の記録法

ここでは $S_1$ に閃光刺激，$S_2$ に音刺激が用いられている．被検者には $S_1$ の次に $S_2$ が出ることが予め告げられており，$S_2$ が出たらできるだけ早くボタンを押すという操作をさせる．こうすると，$S_1$ と $S_2$ との間に，ゆっくりした陰性の電位が生じ，それが CNV と呼ばれる．

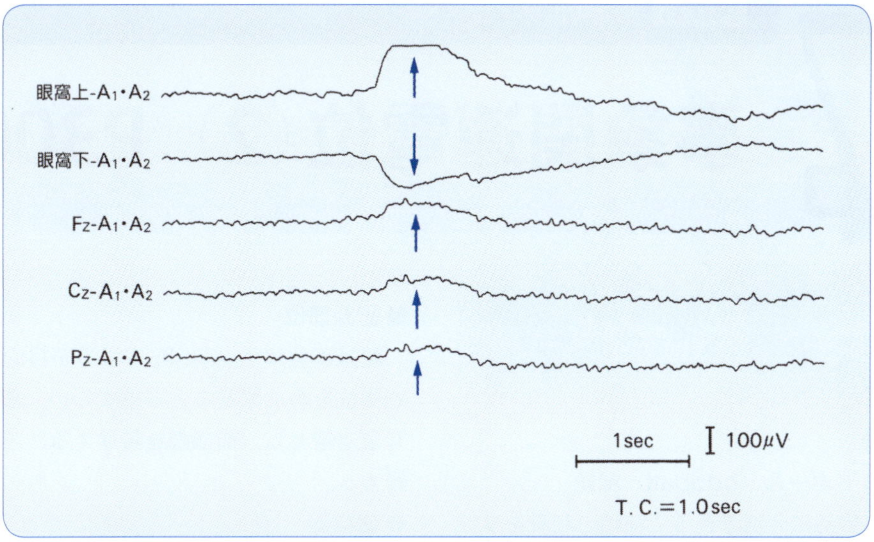


［図 2］眼球運動の頭皮上分布

刺激を与えず，CNV 課題のボタン押しの場合と同様にして，眼球を下方に向かせたときの記録であり，陰性電位が発生している．眼窩上下の電極で互いに位相逆転した波形が得られ，電位が Fz, Cz, Pz にも波及している．CNV 波形には，ここにみられるような眼球運動の電位が加わっている場合があると考えられる．

### ❻ 加算処理

15〜20 回程度の加算を行う．加算期間は $S_1$ 前 500〜200 msec から，$S_2$ 後 400〜600 msec までとする．

## 2. CNV 成分 [2)]

緩徐な陰性電位であり，初期 CNV は $S_1$ 後約 400〜800 msec 間に Fz 優勢に，後期 CNV は $S_2$ 前 1,000 msec くらいから $S_2$ 呈示までに，Cz 優位に出現する．これら CNV 各成分の振幅は，一般に $S_1$ 前の平均電位を基線として，各出現期間中の平均振幅（面積）が計測される．

## 3. CNV 記録上の注意，眼球運動

増幅器の時定数を長くして記録するためアーチファクトが入りやすい．ことに被検者がボタンを押そうとする際に，とかく眼球が下方に向いてしまい，それによる電位が CNV 波形に加わることになる．眼球運動除去に種々の工夫がされているが，実用的には開眼させ，どこか一点を固視させて施行するのがよいと考えられる [3)]．

しかし，そのような方法でも眼球運動の抑制には十分ではなく，また CNV の電位が逆に眼球運動の記録に混入している可能性もある．そこで IFCN では，眼球をはさんで眼窩上方と下方に電極を置き，耳垂などの電極を基準にして，2 素子で眼球運動を記録することを勧めている [4)]．そのようにすると眼球運動の電位であれば互いに逆相の波形が得られることになり CNV と識別することができる（**図 2**）（90 章参照）．

CNV に似た現象に Bereitschaftspotential（準備電位）と呼ばれる電位がある [5)]．

❖文献

1）下河内　稔：事象関連電位（I）〜(III)．臨床脳波 23：683–690，743–752，809–818，1981
2）日本脳波・筋電図学会，誘発電位の正常値に関する小委員会：誘発電位測定指針案（1997 年改訂）．脳波と筋電図 26：185–200，1998
3）一條貞雄：CNV と精神医学．精神医学 16：116–131，1974
4）Goodin D, Desmedt J, Maurer K et al: IFCN recommended standards for long-latency auditory event-related potentials. Report of an IFCN committee. Electroenceph clin Neurophysiol 91: 18–20, 1994
5）Shibasaki H, Hallett M: What is the Bereitschaftspotential? Clin Neurophysiol 117: 2341–2356, 2006

part 14 誘発電位

# 97章 事象関連電位（2） P300

前章の CNV は眼球運動によるアーチファクトが入りやすかったりするため，最近では被検者の動作を伴わないで観察できる P300（P3）が多く測定される．その検査法の概要と記録上の注意を述べる．

## 1. 方法[1)]

### ❶ 課題：オドボール（oddball）課題

被検者に容易に弁別できる 2 種類の刺激をランダムな順に与え，呈示回数の少ない方の刺激の回数を数えさせる係数課題，あるいはその刺激だけに弁別的にキー押しさせる選択反応時間課題を用いる．

### ❷ 刺激

ふつう音刺激が用いられる．刺激の呈示確率は，標的となる低頻度刺激を 0.2–0.1，高頻度刺激の呈示確率を 0.8–0.9 とする．純音刺激を用いる場合は 2,000 Hz と 1,000 Hz の組み合わせが最も多く，刺激の持続時間は 20〜50 msec にしている報告が多い．音の呈示方法はヘッドホンによる刺激がよい．刺激の呈示順序は無作為（ランダム）とし，その呈示間隔（ISI）は平均 1.5 sec くらいがよいが，呈示間隔を一定にしても大きな問題はない．

### ❸ 記録部位

記録部位は Fz, Cz, Pz とするが目的に応じて記録部位を多くすることが望ましい．基準電極は両耳朶連結とし，前額部を接地する．眼球運動も記録する．

### ❹ 増幅器

帯域周波数は低域が少なくとも 0.1 Hz 以上（時定数では 1.5 秒）が望ましい．高域遮断周波数は 60 Hz あるいは 30 Hz としてもかまわない．

### ❺ 加算回数

加算平均処理は刺激呈示前 100 msec から呈示後 600〜700 msec までの期間が必要であり，低頻度刺激と高頻度刺激に対する記録を別々に加算して 2 組の加算波形を求める．低頻度刺激に対する波形は 20〜50 回の加算が必要である．高頻度刺激に対する算出には 2 通りあり，全高頻度刺激の脳波を加算する方法と，低頻度刺激の直前の高頻度刺激の脳波だけを加算して，低頻度刺激の加算回数と一致させる方法とがある．

P300 振幅は時間の経過とともにかなり急速に

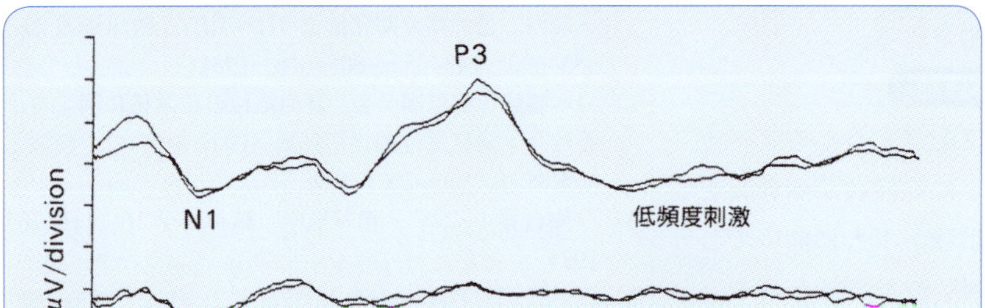


［図 1］聴覚刺激による長潜時事象関連電位[2)]

上向きが陽性にして記録され，低頻度刺激に対して P3（P300）が得られている（眼球運動は示されていない）．

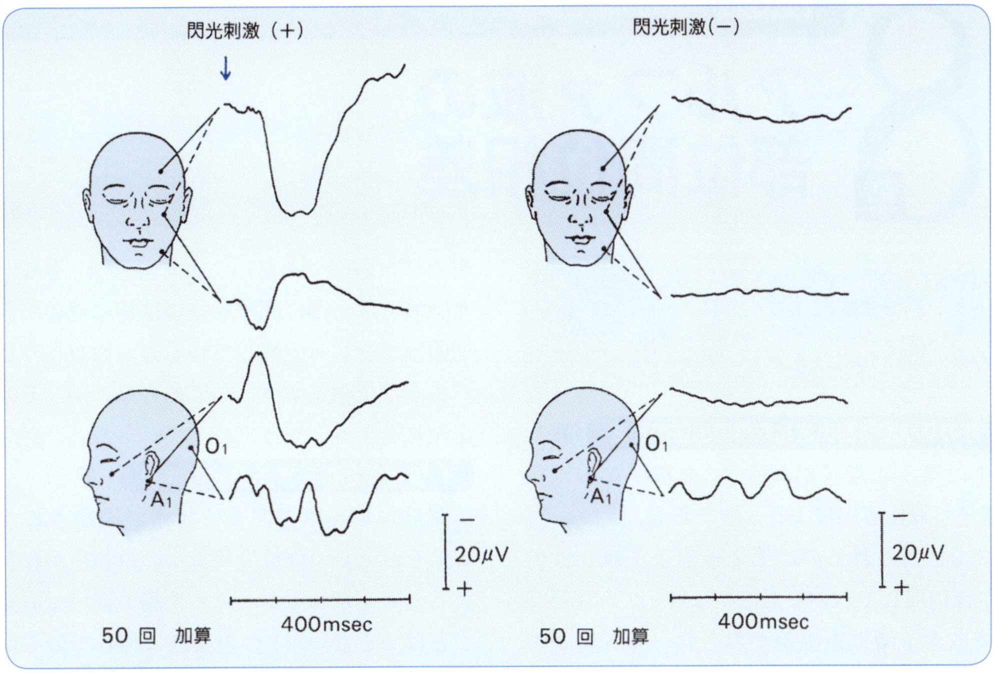


［図 2］誘発電位に各種電位要素が混入する場合を示した図

左は閃光刺激に対する誘発電位の記録．右は無刺激状態での加算平均波形であり，50 回程度の加算平均ではα波成分が残っているのがわかる．

減少するので，50 回以上では少し多すぎ，20 回くらいでもよい．

**2. 電位成分**

P300 は刺激後 250～500 msec 間にその最大陽性頂点をもち，Pz 優勢に分布する．その頂点潜時は加齢に伴い延長し，成人においてはおよそ 1.6 msec/ 年くらいの割合で延長する（**図 1**）[2]．

**3. P300 の発生源**

P300 は海馬から発生するのではないかという説がある[3, 4]．その際，海馬から生じた電位活動がどうして頭皮上では正中線部に分布するかについて，筆者は脳室や大脳縦裂における脳脊髄液の存在が関与しているのではないかと考えている[5]．

**4. 記録上の注意，α波など**

CNV と同様に眼球運動に注意を要すると考えられる．さらに P300 を閉眼で記録すると，Pz などではα波が混入することがあるので，IFCN[2] では 100 msec 間隔でピークを示すような波形の解釈には注意を要することを指摘している．そこでα波が混入していないかをみるためには，前もって無刺激で加算平均を行い，それが十分平坦になっているかを確認することである．**図 2** の例では，50 回程度の加算平均ではα波成分が残っているのがわかる．

❖文献

1）日本脳波・筋電図学会，誘発電位の正常値に関する小委員会：誘発電位測定指針案（1997 年改訂）．脳波と筋電図 26：185–200，1998
2）Goodin D, Desmedt J, Maurer K et al: IFCN recommended standards for long-latency auditory event-related potentials. Report of an IFCN committee. Electroenceph clin Neurophysiol 91: 18–20, 1994
3）Halgren E, Squires NK, Wilson CS et al: Endogenous potentials generated in the human hippocampal formation and amygdala by frequent events. Science 210: 803–805, 1980
4）Fushimi M, Matsubuchi N, Sekine A: Progression of P300 in a patient with bilateral hippocampal lesions. Clin Neurophysiol 116: 625–631, 2005
5）Ichijoh S: Is the origin of P300 in the brain the hippocampus? In; Ogura C, Koga Y, Shimokochi (eds): Recent Advances in Event-Related Brain Potential Research. Elsevier, Amsterdam, pp 314–318, 1996

part 15 脳電位分布と脳磁図

# 98章 アルファ波の部位間位相差

α波は後頭部で振幅が最大であるが，その位相を部位により観察すると，後頭部よりむしろ前頭部で先行しているのが観察される．こうした振幅と位相関係が矛盾した記録のされかたを，どう解釈したらよいかを考える．

## 1. α波の基準電極導出法と双極導出法の比較（図1）

図1は第1–4素子が耳垂$A_1$を基準にし，第5–8素子が双極導出によるα波である．

ここで注目されるのは第1–4素子ではα波の振幅がほぼ同じくらいであるのに対して，第5–8素子では素子間に振幅差がみられ，第8素子で振幅が最大に記録されていることである．基準導出でほぼ同じ程度の振幅を示しているのであるから，各部位間の電位差を記録している双極導出では，いずれの素子でも低振幅になってよいはずである．すなわちこの場合，脳波の振幅は代数的な関係にはなっていないのであり，それをどう解釈するか以下に考えることにする．

## 2. α波の部位間位相差（図2）

まず図2はα波を，途中から振幅や記録速度を上げた脳波である．ことに耳垂$A_1$を基準にした脳波では，部位間でα波の位相に違いがみられ，前頭部でむしろ先行しているのが観察される．このような位相差はどうして起きるのか，その解釈を次に考える．

## 3. 位相差が存在する脳波の解釈（図3）

脳波が導出素子間で位相差が観察された場合，本来それぞれの部位で何らかの位相差が存在していると考えられるが，その位相の違いを直接知ることはできない．1つの脳波に現れている現象はあくまでも2つの部位間での電位差を観察していることになるが，位相差が存在する場合に，それを代数的な計算で求めることはできない．そこで，ここではベクトル表示を用いて考えることにする．

図3はα波を正弦波に見立て，それをベクトルで表したところである．ここではベクトルの長さが振幅を表し，時計廻りの反対方向の角度を時間の進む方向とした（ωtのωは角速度）．そして正弦波は脳波のように右向きを時間の進行方向

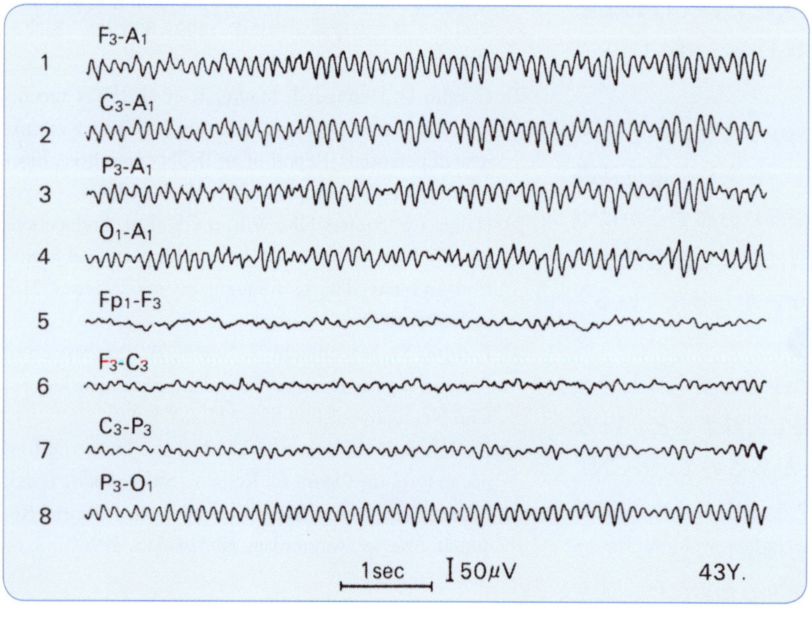


［図1］α波の振幅の導出法による違い

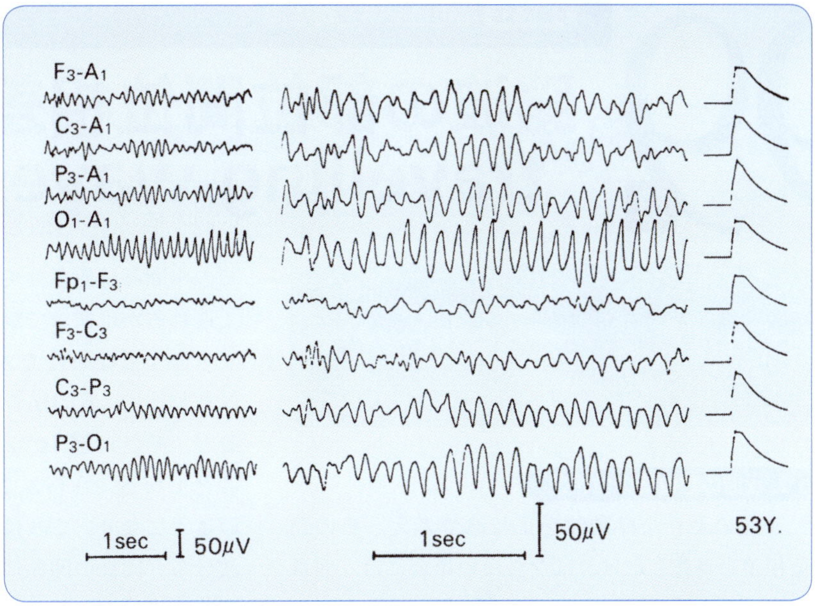


［図 2］α波の部位間における位相の違い

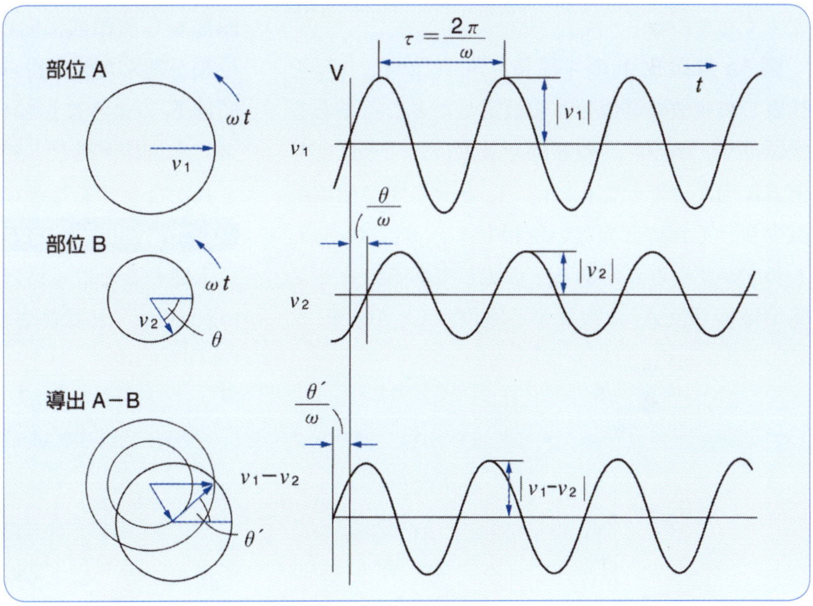


［図 3］A，B 2 つの部位の波に位相差が存在する場合の導出結果

とし，その周期は 2 π / ωである．

そのようにして仮に部位 A からベクトル $v_1$ で表される正弦波様の波が発生し，部位 B からはベクトル $v_2$ のように，位相が θ だけ遅れた波が出ているとする（ただし周波数は同一とする）．その場合，部位 A と部位 B から導出される波として観察しているのは，ベクトル $v_1$ からベクトル $v_2$ を引き算した $v_1$-$v_2$ という波ということになる．すなわち，そこで導出された波は，本来の波よりも θ’ だけ位相が進んだものが得られることになり，振幅（$v$）の差も単なる代数差ではないことになる．

要するに，**図 1** の α 波にみられる導出部位の振幅は，各部位における α 波に本来位相の違いの存在を想定することによって解釈が可能であり，また**図 2** のような前頭部で α 波の位相が先行することについても，説明ができると考えられるが，それについてはさらに次章で述べることにする．

（**文献**は次章に示す．）

# 99章 脳波の部位間位相差，"travelling waves"

前章に述べたようにα波には部位間で位相差が観察されるが，α波ばかりでなく脳波が部位により位相差があると，あたかも波が移動しているかのように見えることがあり，これが従来 "travelling waves"[1] と呼ばれているが，この問題を検討する．

## 1. α波の部位間の位相差

α波のような律動波を正弦波で考え，その際，位相差を考慮しなければならない場合には，前章に述べたように，ベクトル表示を用いると理解しやすくなる．

**図1a** は頭皮上の4部位 $F_3$, $C_3$, $P_3$, $O_1$ を代表してα波の電位分布を仮定したところである．後頭部 $O_1$ で電位 $v_0$ の振幅を最大にし，それより前方に向かって $v_1$, $v_2$, $v_3$, $v_4$ と少しずつ振幅が減少し，それにともない位相も $\theta_1$, $\theta_2$, $\theta_3$, $\theta_4$ とわずかずつ遅れがあると仮定してある．そして基準電極部位 $A_1$ に波及する電位は $O_1$ から $F_3$ までの中間に位置させてある（ここで位相がどうして遅れるかは次章で論じることにする）．

そのような条件で $A_1$ を基準電極として導出された脳波を，**図1b** のようにベクトル表示で求めると，それは**図1c** のようなベクトルで得られることになる．さらにこれを正弦波で表すと**図1d** のようになり，これはちょうど，前章で示したα波分布と同様の関係になる．すなわち，基準電極部位の電位に位相の遅れがあると仮定すると，後頭部から前頭部に向けて $\theta'_1$, $\theta'_2$, $\theta'_3$, $\theta'_4$ と位相が進んだ波が得られることになり，本来，前頭部 $F_3$ のように振幅の低い部位では，後頭部 $O_1$ よりも位相が進むという，いわば逆説的な記録のされかたをすることになる．

## 2. "travelling waves"，その他

上述のことはα波ばかりでなく，広く "travelling waves" と総称される脳波など，種々の場合

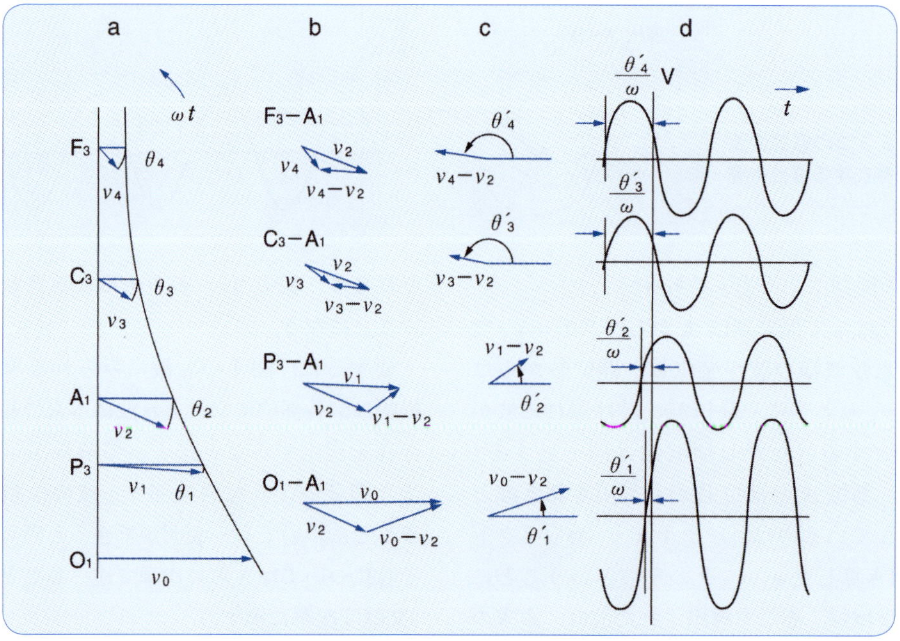


［図1］仮定されたα波の電位分布と，耳垂（$A_1$）基準導出法による振幅（V）と位相（θ'）の関係

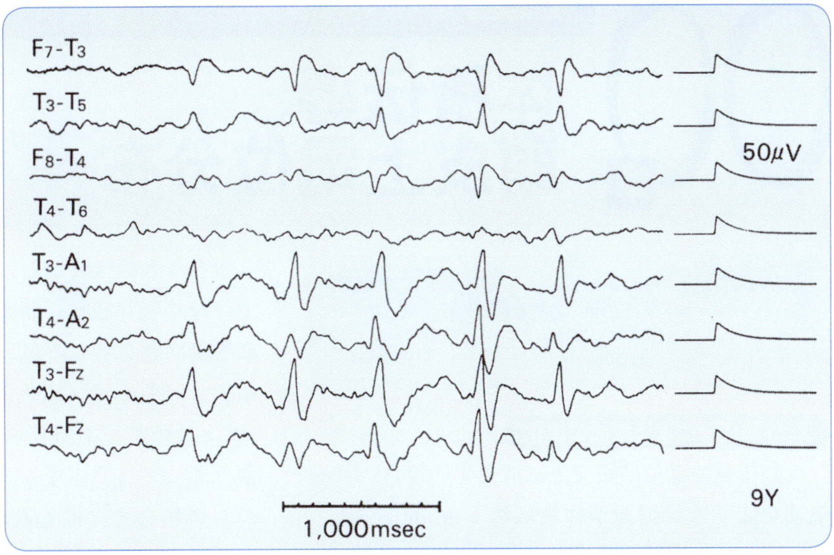


［図 2］棘 spike が振幅の高い側（左）よりも，低い側（右）で時間的に先行して現れている脳波

にも当てはまると考えられる．

❶ たとえば**図 2** は，てんかんの棘 spike について記録速度を速くした脳波であり，棘の振幅が低い方で時間的に先行しているのが観察されるが，位相関係を考えると解釈可能であろう．

❷ 体性感覚誘発電位 SEP のうち正中神経刺激によって，前頭部から頭頂部の N20 より潜時の速い N18 が得られることが報告されているが（94 章），これについても頭頂部皮質で生じた N20 の電位が，耳垂などの基準電極部位に波及（体積伝導）した結果で，位相関係によるものではないかと考えている[3]．

❸ なお，“travelling waves” のように部位間で位相が連続的に変化する脳波を，仮にトポグラフィ（脳電位分布図）で表現しようとすると，**図 3** で示すように，あたかも双極子 dipole が存在するかのような記録のされかたをすることになり，その解釈には注意する必要があると考えている．

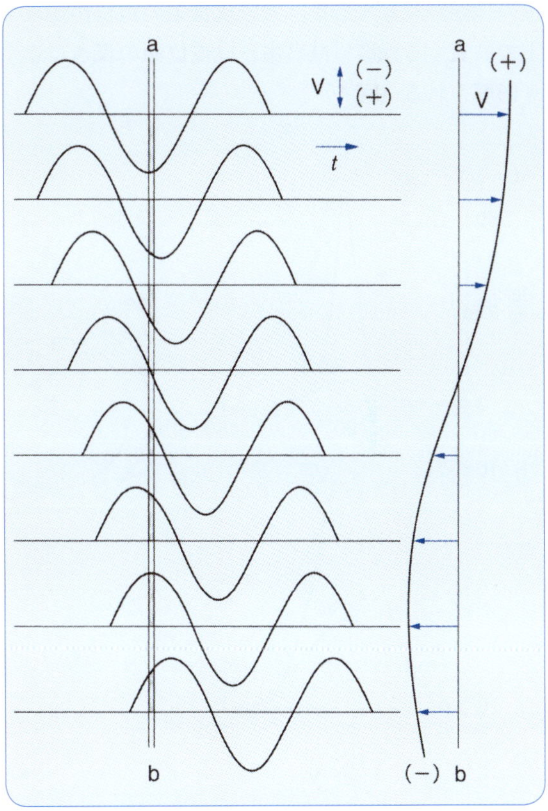


［図 3］“travelling waves” の模式図

仮に縦線部 a から b にかけてトポグラフィ（脳電位分布図）を作ると，図の右のように，あたかも双極子が存在するかのような結果が得られることになる．

❖文献

1）Hughes JR: The phenomenon of travelling waves: a review. Clin Electroencephalogr 26: 1–6, 1995
2）一條貞雄：広汎性 α 波と “travelling waves”．臨床脳波 27：253–257，1985
3）一條貞雄，圓谷建治，矢野博明：体性感覚誘発電位の頭皮上部位や導出法による違い．臨床脳波 21：553–558，1979

# 100章 体積伝導，頭皮上電位分布

脳波が頭皮上で分布する場合を考えると，それは体積伝導で波及する．その際，生体には組織解剖学的な違いが存在するので，抵抗（伝導率）ばかりでなく，容量成分による位相の変化も考慮されなければならない．

## 1. 体積伝導による脳波の変化

大脳皮質の電位が頭皮上に波及する場合，神経伝達によらない波及が体積伝導 volume conduction と呼ばれる[1)]．その際，主に頭蓋骨により電位の振幅が減衰するが，大脳皮質上の電位が頭皮上で減衰する程度（減衰率）は電位源の深さにより影響される（**図 1**）[2)]．

さらに大脳皮質から頭皮上までには，骨ばかりではなく脳脊髄膜，筋肉，頭皮が存在し，電気的に等価回路を考えると，そこには抵抗のほかに容量成分（キャパシタンス）が存在することになる（ネコの頭蓋で 10 Hz の交流波を通した場合の容量はおよそ $10^6$pF という）[3)]．すなわち抵抗成分のみの場合では波の振幅は減少するが，位相の変化はない．しかし，これに容量成分が加わると，位相が変化するようになり，容量成分の増加により位相は遅れていく[4)]．したがって，脳波を導出すると，脳波の発生源から離れるに従い波の位相

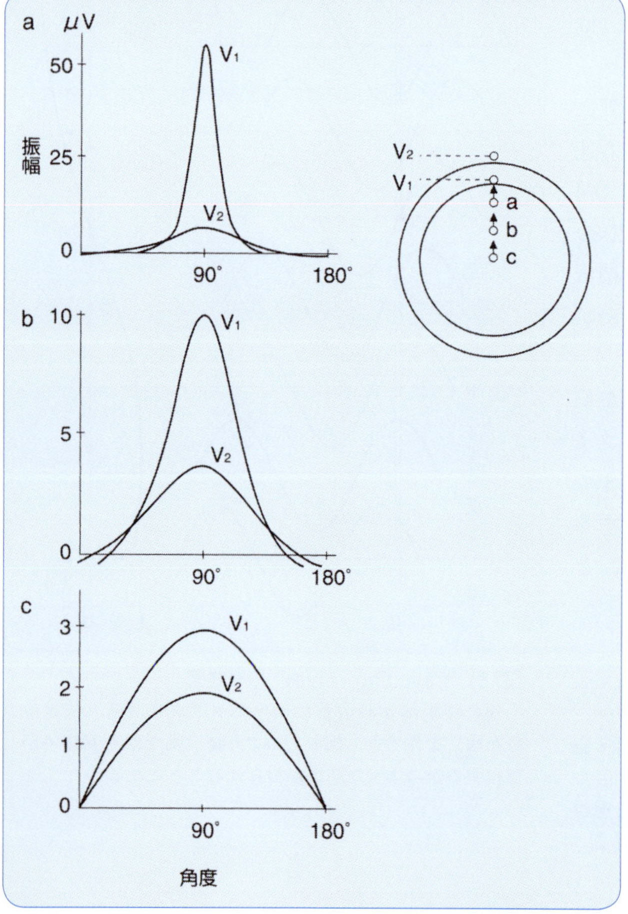


［図 1］電位源の深さによる電位減衰率[2)]

脳表の電位（$V_1$）を頭蓋骨上の電位（$V_2$）と比較すると，電源が浅い場合には減衰率が大であるが（a），深くなると減衰率が小さくなること（b, c）を模式的に示した図である．横軸は脳表からの電位双極子に対する角度を示す．

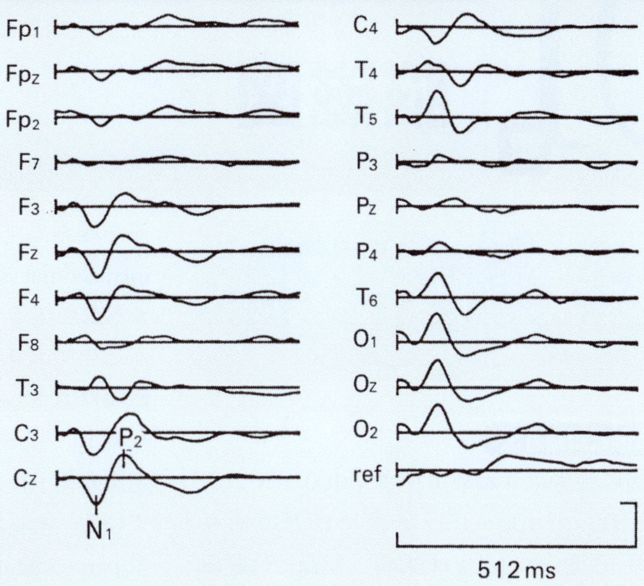


［図 2］音刺激に対する誘発電位の頭皮上分布[7)]

Cz など頭部正中線上部位で電位が最大に記録されているが，どうしてこのような電位分布を示すのだろうか．（次章の図 2 と比較されたい）

が遅れ，そのために 98, 99 章に述べたような導出結果が得られるのではないかと考えられる．

## 2. 頭蓋内の電位分布

大脳皮質から頭皮上までの電位分布モデルとして，脳―骨―頭皮という 3 層モデルから，さらに脳実質より電気的伝導率が高い脳脊髄液を加えた 4 層モデルが考えられている[5, 6) 註]．しかし，それらももっぱら脳表面における電位分布が論じられているが，脳脊髄液で満たされた脳室とか，大脳半球間の大脳縦裂の存在も考慮せねばならないであろう．

脳波には，たとえば K complex をはじめとして Cz（vertex）などの頭蓋頂部で最大に記録される電位波形が存在するが，それについては脳深部（側頭葉内側面など）の電位が脳室や大脳縦裂に波及し，その電位を頭皮上で得ていると考えると解釈しやすくなると思われる．**図 2** では音刺激による脳電位が Cz などの頭部正中線上部位で最大に記録されている[7)]．どうしてこのような分布をとるのかについて，上述の解釈が成り立たないかを考えるが，それについては最終章（101 章）に述べる脳磁図の知見が役立つのではないかと考える．

註）生体組織の伝導率としては次の数値が用いられている[5, 6)]．脳：0.33（Ωm）$^{-1}$，脳脊髄液：1.0（Ωm）$^{-1}$，骨：0.0042（Ωm）$^{-1}$，頭皮：0.33（Ωm）$^{-1}$

❖文献


1）Gloor P: Neuronal generator and the problem of localization in electroencephalography: application of volume conductor theory to electroencephalography. J Clin Neurophysiol 2: 327–354, 1985

2）Smith DB, Sidman RD, Henke JS et al: Scalp and depth recordings of induced deep cerebral potentials. Electroenceph clin Neurophysiol 55: 145–150, 1983

3）Rayport M, Sandler B, Katzman R: Observations of the envelopes of cat brain. Electroenceph clin Neurophysiol 20: 513–519, 1966

4）押本愛之助，岡崎彰夫：基礎電気・電子工学シリーズ．別巻　電気・電子工学概論（西巻正郎，関口利男編），森北出版，pp 48–52，1987

5）Cuffin BN, Cohen D: Comparison of the magnetoencephalogram and electroencephalogram. Electroenceph clin Neurophysiol 47: 132–146, 1979

6）Mosher JC, Spencer ME, Leahy RM et al: Error bounds for EEG and MEG dipole source localization. Electroenceph clin Neurophysiol 86: 303–321, 1993

7）Ponton CW, Don M, Waring MD et al: Spatio-temporal source modeling of evoked potentials to acoustic and cochlear implant stimulation. Electroenceph clin Neurophysiol 88: 478–493, 1993


（一條貞雄，和田　仁）

part 15 脳電位分布と脳磁図

# 101章 脳磁図

脳磁図 magnetoencephalogram；MEG は電場とは直角の方向の現象であり，脳波の発生源を解明するための手掛かりを与えている．脳磁図は，98，99 章にベクトル表示で説明したような脳波における基準電極などの影響を考えなくてすむ利点がある．

## 1. 脳磁図と記録方法

脳磁図の強さはきわめて小さく 100 フェムトテスラ（fT）$= 100 \times 10^{-15}$ テスラほどであり，地磁気の 10 億分の 1 といわれる．記録には脳磁計，すなわち SQUID（superconducting quantum interference device，超伝導量子干渉素子）が用いられる（**図 1**）[1, 2]．

磁場の分布は磁気の流出口（positive）と流入口（negative）との 2 つの極点を求め，この 2 点の位置や距離，さらに頭部 MRI の 3 次元画像と組み合わせて磁気発生源が求められる．

## 2. 脳磁気の発生原理

脳波はもっぱら神経細胞外部 extracellular の電流を観察しているのに対して，脳磁図は細胞内 intracellular 電流によるものを観察していると考えられている[3]．

ここで右手の法則で親指が電流方向とすると，磁場は人さし指の方向に広がり，MEG は脳表面に対して接線方向 tangential（平行 parallel）の電流双極子による磁場を観察していると考えられている．そして，脳表面に対して放射状 radial（垂直 perpendicular，直角 normal）方向の電流双極子による磁場は，検出されにくいと考えられている[3]．すなわち脳磁図で得られのは，もっぱら大脳溝皮質 sulcal cortex に面した電流双極子からの磁場を検出していると考えられている[4]．その点，脳波は両方向の双極子に対して有効といえるが，これまでの章で論じたように，その電位分布の解釈は複雑であるといえる．

## 3. 脳波と脳磁図の比較，将来の展望

脳波で記録される脳電位活動が，脳磁図ではど

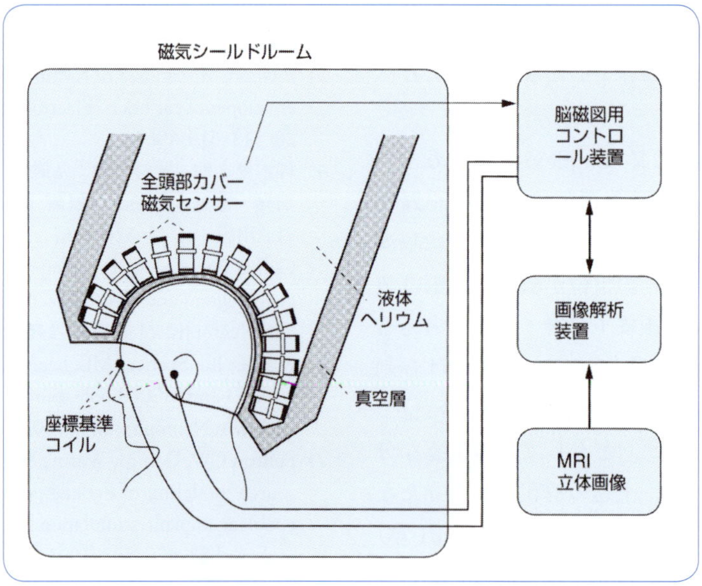


［図 1］ヘルメット型脳磁計[1, 2]

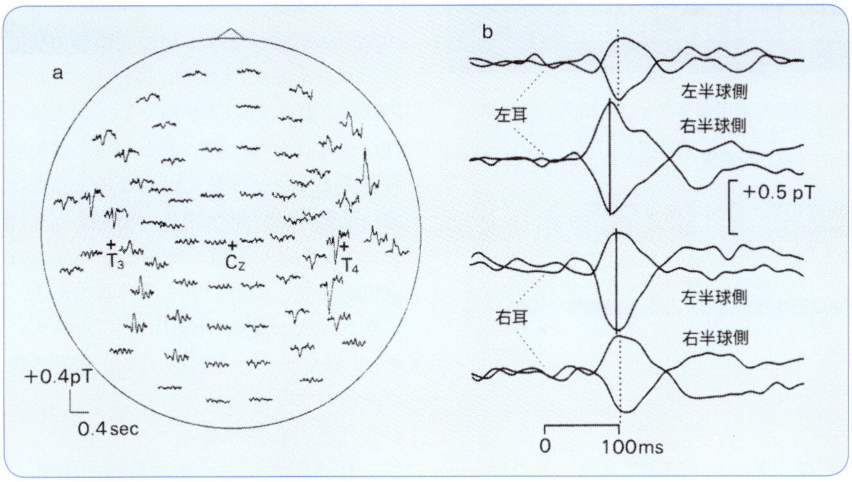


［図 2］聴覚誘発反応 N100 の脳磁図[2)]

脳波では音刺激による誘発電位が Cz など頭蓋頂正中部で最大に記録されるが，脳磁図では側頭部由来の活動 N100 が左右明確に識別可能である．

のように記録されるかについては興味あるところであり，たとえばα波の場合については 15 章でふれた．

前章（100 章）で示したように，音刺激に対する誘発電位 N100 が頭皮上脳波では Cz など頭蓋頂部 vertex で最大に記録されるが，脳磁図で記録するとそれが左右の側頭部上面由来の電位として明確に識別可能になる（**図 2**）[2)]．このことから考えると，先に論じたように，頭蓋頂正中部で記録される脳波の解釈には，やはり大脳縦裂などの脳脊髄液の存在を考慮すべき場合があるのではないかと考えている．

正中神経刺激による体性感覚誘発電位 SEP で，刺激同側に生じる N20 や，潜時のより短い前頭部の N18 についての報告があり，筆者（一條）はそれらを体積伝導と導出法による見かけ上の現象ではないかを論じたところである（95, 100 章）．脳磁図ではこれらの現象は表れず[5, 6)]，筆者の考えが裏付けられたといえよう．

最後に，脳磁図はその記録装置があまりにも高価であるため限られた施設でしか利用できない現状にある．しかし，本書のはじめに述べたように，頭部 CT や MRI などの画像診断に対して，脳波や脳磁図は機能面の観察を行っているのであり，脳波だけでは未解決の点を脳磁図による知見と補完し合うことで，将来も脳研究の進歩に寄与するものと考えられる．

❖文献

1）Nakasato N, Yoshimoto T: Somatosensory, auditory and visual evoked magnetic fields in patient with brain diseases. J Clin Neurophysiol 17: 201–211, 2000
2）Nakasato N, Fujita S, Seki K et al: Functional localization of bilateral auditory cortices using an MRI-linked whole head magnetoencephalography (MEG) system. Electroenceph clin Neurophysiol 94: 183–190, 1995
3）Hughes JR: A review of magnetoencephalography and magnetic evoked fields. Am J EEG Technol 28: 281–299, 1988
4）Anogianakis G, Badier JM, Barret G et al: A consensus statement on relative merit of EEG and MEG. Electroenceph clin Neurophysiol 82: 317–318, 1992
5）Kawamura T, Nakasato N, Seki K et al: Neuromagnetic evidence of pre- and post-central cortical sources of somatosensory evoked responses. Electroenceph clin Neurophysiol 100: 44–50, 1996
6）Wikstrom H, Roine RO, Salonen O et al: Somatosensory evoked magnetic fields to median nerve stimulation: interhemispheric differences in a normal population. Electroenceph clin Neurophysiol 104: 480–487, 1997
7）Sato S (ed): Magnetoencephalography. Advances in Neurology 54, Raven Press, New York, 1990
8）原　宏，栗城真也（編）：脳磁気科学—SQUID 計測と医学応用．オーム社，1990

# 脳波用語と解説

国際的に使用される脳波用語案がかつて国際脳波・神経生理学連盟から提案されたことがあり[1,2]，さらに1999年に新たな脳波用語案[3]が示されているので紹介する．
そこでは、用語の統一性をはかるために，従来，使用されていた用語のうち，用いない方がよい（use discouraged）用語が指摘されている．本書ではそれらを区別するため，使用すべき用語に色文字を使用した．なお，訳語は日本臨床神経生理学会用語集（1991）[4]に準拠した．

## A

Absence：脳波パターンの記述には使われない．使う場合は spike-and-slow-wave complex 棘・徐波複合，3/sec spike-and- slow-wave complex 3/sec 棘・徐波複合，sharp-and-slow-wave complex 鋭・徐波複合など．

Activation procedure：賦活法．❶正常・異常の脳波活動，ことに突発性の活動を増強させたり新たに起こさせること．例えば過呼吸，光刺激，睡眠，けいれん剤の注射など．❷生理的あるいは脳の電気刺激のような，その他の刺激によって脳波の抑制が生じ，低電圧の記録に変わること（しかし，この意味では用いられない）．

Active electrode：活性電極．この用語は用いられない．コメント 全ての電極は活性化しているといえるので，この用語は頭部外基準電極を使用しているような場合にだけ許容されるといえる．

Activity, EEG：脳波の活動．脳波の波形や，波の連続のこと．

After-discharge：後放電，後発射．❶皮質・脳内電極によって脳の限定部位における，単一あるいは反復電気刺激後に生じる脳波の発作パターンのこと．❷誘発電位やスパイクのような一過性の電位に続く律動性活動の群発のこと．

Aliasing：エリアシング．脳波信号がもっている最大周波数の2倍以下の周波数でサンプリングしてデジタル化した場合に生じる誤差のこと（Nyquist theorem ナイキスト理論を参照）．

Alpha band：アルファ（α）帯域．8–13 Hz の周波数帯域のこと．ギリシャ文字はαを用いる．

Alpha rhythm：アルファ（α）律動；アルファ（α）リズム．覚醒時に見られる 8–13 Hz の律動であり，頭部の後方領域，概して後頭部で最大振幅を示す．振幅は様々であるが，成人ではほとんど 50 μV 以下である．閉眼時において身体的にリラックスし，精神的に無活動の状態で最もよく観察される．とくに視覚的な注意が働いたり，精神的な努力状態でブロックされたり減衰したりする．コメント アルファ律動という用語はこれらの条件を満たしている場合にだけ使用されなければならない．すなわち，電位分布や反応性においてアルファ律動とは異なるようなアルファ帯域の電位活動には，別な用語（たとえばμ律動）を用いたり，アルファ周波数の律動とか alpha activity アルファ電位活動などの言い方をすべきである．

Alpha variant rhythms：アルファ（α）異型律動，アルファ（α）異型リズム．頭部の後方領域に現れ，周波数が異なり，しかしその反応性はアルファ律動に似た性質の脳波律動をいう．コメント アルファ律動が見られず，アルファ周波数の2倍や2分の1の倍数の律動を示すことがある．Fast alpha variant rhythms 速アルファ異型律動や，slow alpha variant rhythms 徐アルファ異型律動を参照．

Alpha wave：アルファ波．1/8–1/13 秒持続の波．

Alphoid rhythm：用いられない．Alpha rhythm アルファ律動がよい．

Amplitude：振幅．脳波の振幅（peak-to-peak）はマイクロボルト（μV）で表される．コメント 脳波の波形の大きさは，ペン書き記録や，ディスプレイの感度で割った値による．脳波は対の電極間の電位差を表しているので，振幅は導出方法により違いがあり，脳の実際の活動量とは単純な関係にはない．脳波は頭部表面から記録されるので，特に頭蓋骨によって減衰したり変化することになる．

Analog-to-digital conversion（AD conversion）：アナログ・デジタル変換（AD変換）．脳波の連続したアナログ信号を離散的なデジタル表記に変換すること．このAD変換は，アナログ信号が数字に変換される場合の毎秒ごとの回数，サンプリングレートによって，また振幅の分解能，システムのダイナミック・レンジの範囲で区別される数値の数（通常は2進法の数で表される）によって特徴づけられることになる．

Aperiodic：非周期性．❶脳波の波形や複合波などが不規則な頻度で現れる状態のこと．❷脳波の波形や複合波などが不規則な間隔で断続的に現れること．

Apotentiality, record of cerebral：脳無電位記録．この用語は用いられない．Record of electrocerebral inactivity 脳電位無活動記録を用いる．

Application, electrode：電極装着．電極と被検者の頭皮や脳との間を固定し電気的に連結する操作のこと．

Arrhythmic activity：非律動性電位活動．一定し

ない周期の波の連続のこと（rhythm 律動を参照）.

**Arousal：覚醒（性），目覚め（性）.** 脳波上の表現として覚醒状態が低いレベルから高いレベルに変化すること.

**Array, electrode：電極列.** 頭皮，脳，脳内における電極の規則的配列のこと.

**Artifact：アーチファクト（雑音）.** ❶脳以外から脳波に現れた電位の変動. ❷脳周囲の変化・機器の異常・機器操作のミスなどの，脳活動の要素以外の理由で生じた脳波の変化.

**Asymmetry：非対称.** 頭部の対側同名部位や，対側脳波の電位の振幅に違いがあること.

**Asynchrony：非同期.** 頭部の対側同名部位や，対側脳波の電位が同時に現われないこと.

**Attenuation：減衰.** ❶脳波の振幅が低下すること. 生理的な刺激や，脳の電気刺激や病的条件など，他の刺激による反応として一時的に起きることもあれば（blocking ブロックを参照），❷脳波計チャネルの感度が低下したり，フィルターの問題で起きることもある. 日常的には，ある特定の周波数における感度の低下を指すことが多い（sensitivity 感度，high frequency filter 高周波フィルター，low frequency filter 低周波フィルターを参照）.

**Atypical spike-and-slow-wave complex：非定形棘・徐波複合.** 棘・徐波複合からなる突発波形が両側性に現れるが，3/sec 棘・徐波複合の基準には合致しないもの.

**Augmentation：増強.** 電気的活動の振幅増加のこと.

**Average potential reference：平均電位基準.** 全ての電極，あるいは多数の電極の電位の平均値を基準電位にすること. 同義の Goldman-Offner reference は用いられない. Common average reference 共通平均基準がよい.

## B

**Background activity：背景活動.** 正常・異常脳波活動が現れ，それらと区別される状態のこと. コメント アルファ律動などとは同義でない.

**Background slow activity：背景徐波活動.** 背景律動の周波数が正常より遅い場合のもの.

**Band：帯域.** 脳波の周波数スペクトルの部分. すなわちデルタ，シータ，アルファ，ベータ，ガンマ帯域のこと.

**Bandwidth, EEG channel：脳波計チャネル（素子）の帯域幅.** 脳波計各チャネルの周波数応答で示された周波数幅. 増幅器・ペン記録器・フィルターなどの周波数応答で決まる. コメント 脳波計チャネルの帯域幅はメーカーによって異なる. 例えば，ある機器の 1–70 Hz の帯域幅において，1 Hz と 70 Hz の周波数で 30%（3 dB）減衰するが，その中間帯域ではその減衰はより小さい応答性をもっている. 註 日本では JIS 規格によって 1–60 Hz で 90〜110% すなわち ±10% 以内の特性を最低基準の性能としており，これを 30% 減衰で示すと低域 0.5 Hz と高域 100 Hz の周波数で 30%（3 db）減衰する特性とほぼ等しくなる（石山）.

**Basal electrode：頭蓋底電極.** 頭蓋骨の底部近くに置かれた電極のこと（foramen ovale electrode 卵円孔電極，nasopharyngeal electrode 鼻咽頭電極，sphenoidal electrode 蝶形骨電極を参照）.

**Baseline：基線.** ❶厳密には脳波計の 2 つの入力に等しい電圧が加わった場合や，増幅器が較正曲線記録状態にあるが，較正信号が加えられていない状態のこと. ❷広義にはある程度時間の視覚的な，おおよその平均的な想定上の脳波描線のこと.

**Benign epileptiform discharges of childhood：小児期良性てんかん形発射.** 領域性あるいは多領域性の鋭波である. 通常では鋭波の陰性頂点よりも振幅が低い陰性の徐波がそれに続き，双極性の電位分布をとるときは，正中の前頭領域（mid frontal region）で陽性の吸い込み（sink）を示す. これらの鋭波はしばしば多領域性の分布をとり，その典型的な波型によって見分けるのは容易である. これらが中心・側頭部に見られる場合には “Rolandic spikes”（ローランド棘）と呼ばれることがある. 睡眠時に増強し，連続することがある.

**Benign epileptiform transient of sleep (BETS)：睡眠時良性てんかん形トランジェント（一過性波）.** 持続が短く振幅も低い “small sharp spikes (SSS)” のことであり，しばしばシータ波を伴い，ねむけ（傾眠）や軽い睡眠時に側頭領に現れる. この波型の臨床的意義はあまりない（small sharp spikes 低振幅鋭スパイクを参照）.

**Beta band：ベータ帯域.** 14 から 40 Hz の帯域. ギリシャ文字：$\beta$（gamma band ガンマ帯域を参照）.

**Beta rhythm：ベータ律動；ベータリズム.** 周波数が 14 から 40 Hz の間における脳波律動である. 最も特徴的には覚醒時に頭部の前頭・中心部から記録される律動である. 前頭・中心部のベータ律動の振幅は多く 30 $\mu$V 以下である. 対側の運動や触覚刺激によ

り減衰・消失が特に皮質脳波で観察される．他のベータ律動が，他の領域や広汎性に現れる．

Bilateral：両側（性）．頭部の両側に関わること．

Bin width：区切り幅（サンプリング間隔）．デジタル脳波において連続した2つの信号間の時間のこと．通常，ミリ秒で表される（digital EEG デジタル脳波を参照）．

Biological calibration：生体較正．Common EEG input test 共通脳波入力試験を参照．（筆者註 具体的には脳波計チャネル全てに同じ脳波を入力し，チャネル間で脳波に違いが生じないかを確認すること．）

Biparietal hump：用いられない．Vertex sharp transient 頭蓋頂鋭トランジェントがよい．

Biphasic wave：用いられない．Diphasic wave 二相性波がよい．

Bipolar derivation：双極導出．❶一対の電極からの記録のこと．❷記録素子における電極の連結を組織化する方法（bipolar montage 双極モンタージュを参照）．

Bipolar montage：双極モンタージュ．多数の双極導出のことであり，導出全てに対して共通の電極は用いられない．多くの場合，双極導出は連結され，同じ列上の電極において隣接した導出では，1つの電極が共通になる．1つの増幅器の入力2に，次の増幅器の入力1に連結される（reference montage 基準電極を参照）．

Bisynchronous：両同期（性）．Bilaterally synchronous の略で，用いられない．

Black lead：用いられない．Input terminal 1 入力端子1を用いること．

Blocking：ブロック．❶生理的，あるいは脳の電気刺激のような他の刺激に対する反応として，脳波の律動が一時的に消失すること（attenuation 減衰を参照）．❷脳波増幅器に対する荷重によって一時的に無反応の状態になること．極端には記録波形の上方が平坦な形になり，それが数秒におよぶ場合をいう（overload 荷重，clipping クリッピングを参照）．

brain wave：用いられない．EEG wave 脳波波形を用いる．

Brushes, delta：delta brushes デルタブラッシュを参照．

Buffer amplifier：緩衝増幅器．増幅器は一般に1の電圧利得をもっており，高いインピーダンスの入力と低い出力インピーダンスをもっており，その低い出力インピーダンスは直接次の電気回路に対する負荷を軽減するために必要である．脳波計によっては，各入力は電極ボックスの中に内蔵されている緩衝増幅器と接続されており，これはケーブルを介して混入する雑音や干渉作用の低減化に役立つ．

Build-up：ビルドアップ．口語的用語である．過呼吸に際し，周波数の減少に伴って脳波の振幅が次第に増大したり，振幅の増大した波が現れることがある．過呼吸や発作性発射に対して用いられることがあるが，使用しない方がよい．

Burst：群発．一群の波でそれが急に現れ急に消失し，背景活動から周波数・波型・振幅などから区別されるもの．コメント ❶この用語は異常波形を意味していない．❷突発波とは同義ではない（paroxysm 突発波を参照）．

Burst suppression：群発・抑圧交代；バースト・サプレッション．シータ波やデルタ波などの群発が，時には速波が混ざることもあるが，それが低振幅（20 μV 以下）の挿間期とからなるもの．コメント ❶重度の脳障害を示している場合や，あるレベルの麻酔において麻酔薬に特徴的な脳波パターンである．

## C

Calibration：較正，校正．❶各増幅素子の入力端子に加えられた電位差に対する，脳波計各チャネルの応答を試験したり，記録したりする操作のこと．コメント 脳波の振幅に対応する強さのDCあるいはAC電圧を加える操作と，❷タイムマーカーによって紙送り速度の正確さを試験する操作をいう（common EEG input 共通脳波入力を参照）．

Cap, head：帽子（パッド電極装着用）．パッド電極を頭部に装着する帽子のこと．

Channel：チャネル（素子）．一対の電極間の電位差を増幅記録するシステムのこと．コメント アナログ脳波計では数個のチャネルをもつ．デジタル脳波計ではディスプレイ上にいくつかの電圧をプロットすることで，多チャネルのディスプレイをすることができる．

Circumferential bipolar montage：周状双極モンタージュ．頭部の周囲を取り巻くようにした連結双極導出モンタージュのこと．

Clipping：クリッピング．脳波波形の歪みのことで，脳波描記上，波の上下が平坦になった状態のこと．電圧荷重によって起こる．

Closely spaced electrodes：小間隔電極配置．10–20 法電極配置の 1/2 の部位に追加した電極．(ten-ten system 10–10 法，standard electrode 標準電

極，special electrode 特殊電極を参照）．

Comb rhythm：用いられない．Mu rhythm ミュー律動，ミューリズムを用いること．

Common average reference：共通平均基準．Average potential reference 平均電位基準を参照．

Common EEG input test：共通脳波入力試験．同一の1対の脳波電極を，脳波計チャネル全ての入力端子につないで試験すること．Biological calibration 生体較正と同義．コメント 較正操作の補助として用いられる（calibration 較正，校正を参照）．

Common mode rejection：共通モード阻止，同相信号除去．差動信号に比較して，共通モード（同相）信号の増幅度を著しく減少させるような差動増幅器の性質．同相電圧除去比と表現される．すなわち差動信号の増幅度と共通モード（同相）信号の増幅度との比率のこと．

たとえば

$$\frac{\text{差動信号増幅度}}{\text{共通モード信号増幅度}} = \frac{100{,}000}{1} = 100{,}000:1$$

Common mode signal：共通モード信号，同相信号．脳波の差動増幅器の2個の入力端子に加えられた2つの信号の共通成分のこと．コメント 脳波記録においては外部からの静電誘導による雑音（50 Hz 交流雑音）がしばしば共通モード信号となる．

Common reference electrode：共通基準電極．数個あるいはすべての脳波増幅器の入力端子2に接続した基準電極のこと．

Common reference montage：共通基準モンタージュ．ある1個の基準電極に接続している基準導出（referential derivation 基準導出，reference electrode 基準電極を参照）．

Complex：複合．2あるいはそれ以上の波の連続のことで，特徴的な波形を示し，かなり一定の型で繰り返し現れ，背景活動から区別できるようなもの．

Contingent negative variation：随伴陰性変動（CNV）．事象関連性の陰性電位であり，被検者の意思による反応として，第1の刺激と第2の刺激との間の時期に生じる．電位は進行性に上昇する陰性の変動で，頭蓋頂（vertex）で最大である．略語はCNV．

Continuous slow activity：持続性徐活動．持続的に現れる徐活動であり，外部刺激に反応せず，波の量は年齢を考慮しても明らかに生理的な正常を越える．概して徐波は不規則（多形性）であり，デルタ波やシータ波の周波数の活動である（intermittent slow activity 間欠性徐波活動を参照）．

Coronal bipolar montage：冠状双極モンタージュ．対の電極が冠状（横）の線に配列する導出モンタージュ．Transverse bipolar montage 横断双極モンタージュと同義．

Cortical electrode：皮質電極．脳の皮質表面に直接置かれるか，刺入される電極．

Cortical electroencephalogram：皮質脳波．Electrocorticogram 皮質脳波，皮質電図を参照．

Cortical electroencephalography：皮質脳波検査法．Electrocorticography 皮質脳波検査法，皮質電図検査法を参照．

Corticogram：用いられない．Electrocorticogram 皮質脳波を用いる．

Corticography：用いられない．Electrocorticography 皮質脳波検査法を用いる．

Cycle：サイクル．電位変動の完全な連続のことで，規則的に繰り返す連続した脳波の波型や複合波の個々の電位成分からなる．

Cycles per second：毎秒のサイクル．周波数の単位．略語は c/sec．Herz（Hz）と同義．

# D

Deep sleep：深睡眠．Non-REM sleep stage 3 and 4（Rechtschaffen and Kales 1968）のこと．

Delta brushes：デルタブラシ．新生児脳波で紡錘波様律動（10–25 Hz）が 0.3–1.5 Hz の徐波（25–250 μV）に重畳する波形のこと．

Delta band：デルタ帯域．4 Hz 以下の周波数帯域．ギリシャ文字は δ．コメント 通常の脳波計では DC の電位差は記録に現れないので，実際上，その下限は 0.5 Hz である．

Delta brush：デルタブラシ．速波が重畳したデルタ波．コメント 新生児脳波の正常所見である．

Delta rhythm：デルタ律動．4 Hz 以下の律動．

Delta wave：デルタ波．1/4 秒以上持続する波．

Depression：脳波パターンの記述には用いられない．

Depth electrode：深部電極．脳実質内に置かれた電極（通常は多接点電極である）．

Depth electroencephalogram：深部脳波．脳実質内に置かれた電極による脳の電気的活動（stereotactic［stereotaxic］depth electroencephalogram 定位深部脳波を参照）．

Depth electroencephalography：深部脳波検

査法．深部脳波による記録技術（stereotactic［stereotaxic］depth electroencephalography 定位深部脳波を参照）．

Derivation：導出．❶1 つの脳波素子について 1 対の電極から記録すること．❷ この操作で得られた脳波記録のこと．

Desynchronization：脱同期（化）脳波変化を視覚的に記述する場合には用いられない．用語としては blocking ブロック，attenuation 減衰がよい．例外的に脳波のパワースペクトル解析に基づいて，ある周波数の減衰を記載する場合に，“event-related desynchronization”などとするのは許容されよう．

Desynchronized：脱同期（性）．脳波の記述には用いられない（low voltage EEG 低電圧脳波を参照）．

Diffue：広汎（性）．頭部の一側あるいは両側の広い領野に見られる場合（generalized 全般性を参照）．

Differential amplifier：差動増幅器．出力が 2 個の入力端子間の電位差に比例するような増幅器．コメント 脳波計はその入力段階で差動増幅器を使用している．

Differential signal：差動信号．差動増幅器の 2 個の入力端子間に加わる異信号間の差のこと．

Digital EEG：デジタル脳波（計）．❶ 脳波のアナログ信号を，等間隔に連続した数字で信号化した脳波表示．❷ 脳波のデジタル化した表示を用いた脳波計．

Diphasic waves：二相波．基線から互いに反対方向に現れる 2 つの波からなる複合波形のこと．

Dipole：双極子．理論的に陰性と陽性に分かれる点状の脳波源のこと．コメント 陰性と陽性の最大電位が記録されるところの，脳波電位分布野を作る皮質源を記載する場合などに用いられる．すなわち，いわゆるローランド棘の“horizontal dipole”（水平双極子）などのように．

Dipolar：双極性．陰性と陽性の最大電位分布を表す脳波電位分布野のこと．

Direct coupled amplifier：直結増幅器．増幅段階が増幅素子によって連続的に結合されている増幅器で，周波数によって増幅度が変化しない増幅器．

Direct current amplifier：直流増幅器．DC（ゼロ周波数）電位や，ゆっくりした変動する電位を増幅することができる増幅器のこと．

Disk electrode：円盤電極．金属製の円盤状電極で，コロジオン液やペーストなどの接着剤で頭皮に取り付けられる．

Discharge：放電，発射．てんかん形とか，発作パターンを記述する場合に用いられる説明的用語（epileptiform pattern てんかん形パターン，seizure pattern 発作型パターンを参照）．

Disorganization：無秩序（化），無組織（化）．周波数・波形・分布・脳波の生理的律動の量などが大きく変動を示すこと．❶ 個人や，同じ被検者でも頭部対側の同名部位の律動を前回記録と比較する場合もあれば，❷ 同じような年齢の正常被検者や同程度の覚醒状態で比較する場合もある．

Distortion：歪み．機械によって生じた波の変化のこと（artifact アーチファクトを参照）．

Duration：持続（時間）．❶ 個々の波や複合波の始まりと終わりまでの間隔のこと．コメント 連続した規則正しく繰り返す波や複合波の各要素の周期が，波形や複合波の周期と呼ばれる．❷ 連続する波形や複合波，あるいはその他，識別されるような脳波上の変化が示す時間のこと．

Dysrhythmia：律動異常．用いられない．

# E

Earth connection：用いられない．Ground connection 接地がよい．

ECoG：皮質脳波．Electrocorticogram，electrocorticography の略語．

EEG：脳波．Electroencephalogram，electroencephalography の略語．

Electrocorticogram：皮質脳波，皮質電図．大脳の皮質表面や内部に直接に置かれた電極によって得られた脳波記録のこと．略語は ECoG．コメント 皮質脳波は手術中あるいは手術以外でも実施される．

Electrocorticography：皮質脳波検査法，皮質電図検査法．大脳の皮質表面や内部に直接に置かれた電極によって得られた脳の電気活動を記録する技術のこと．略語は ECoG．コメント 皮質脳波は手術中あるいは手術以外でも実施される．

Electrode, EEG：脳波電極．頭皮や脳部位の表面や内部に置かれた伝導体のこと．

Electrode impedance：電極インピーダンス．交流（AC）に対するオームの法則の抵抗やリアクタンスによる全実効的な抵抗のこと．対の電極間や，ある種の脳波計によっては個々の電極や平行に接続されている他の全ての電極との間で測定される．オーム（一般にキロオーム，kΩ）で表される．コメント ❶ 脳波の周波数範囲では，容量が小さいため電極インピーダンスは通常，電極抵抗と同じになる．❷ 脳波増幅器の入力インピーダンスと同義ではない（electrode resistance 電極抵抗，imput impedance 入力インピーダンスを参照）．

Electrode resistance：電極抵抗．脳波電極と頭皮・脳との間の媒介物（ペーストなど）を通して流した直流（DC）に対する全実効抵抗のこと．対の電極間や，ある種の脳波計によっては個々の電極や平行に接続されている他の全ての電極との間で測定される．オーム（一般にキロオーム，kΩ）で表される．コメント DC 電流（直流）による電極抵抗の測定は，電極の分極作用の程度を変えることになる（electrode impedance 電極インピーダンスを参照）．

Electroencephalogram：脳波．特に示されない限り，頭部の表面に置かれた電極によって得られる脳の電気的活動の記録．略語：EEG.

Electroencephalograph：脳波計．脳波を記録するための装置．

Electroencephalographic：脳波学的．方法は無関係で，電気生理学的記録に関すること（この意味では EEG，ECoG，SEEG など）．

Electroencephalography：脳波学，脳波検査法．❶ 脳の電気活動に関する科学．❷ 脳波を記録したり解釈したりする実際．略語：EEG.

Electrogram：用いられない．

Electrography：用いられない．

Encoches frontale：新生児前頭部鋭波．［筆者註 encoche（アンコシュ）とはフランス語で切れ込み（notch）のこと．陰陽二相性，鋸歯状の波形を示す］

Epidural electrode：硬膜外電極．

Epileptic pattern：用いられない．Epileptiform pattern てんかん形パターンを用いる．

Epileptiform pattern：てんかん形波型，てんかん形パターン．同義語：epileptiform discharge てんかん形発射，epileptiform acitivity てんかん形（電位）活動．絶対的とはいえないが，典型的にはてんかんの人の発作時脳波に見られるような棘状，スパイク状の特徴的形を示し，背景活動から識別できるような一過性の電位波形のこと．

Epoch：区間，エポック．脳波記録の周期時間のことで，その持続時間は決まっていない．例えばパワースペクトルでは 10 秒エポックで計算される．

Equipotential：等電位．頭部や電極部位における，同じ時間に同じ電位を示す部位の表現．Isopotential line 等電位線と同義．

Event-related（slow）potential：事象関連（徐）電位．もっぱら認知活動によって惹き起こされる電位のこと．略語：ERP（evoked potential 誘発電位を参照）．

Evoked potential：誘発電位．生理的・非生理的刺激，あるいは事象によって，それも時間によって規定されて誘発された波形や複合波のこと．それらは，例えば電気的刺激が感覚受容器・神経・脳の限局部位に与えられたり，あるいは運動（ミオクローヌス）によって起こされる．コメント コンピューターによる加算法が，頭部表面からの事象関連性の電位を見出すのに適当である．

Evoked response：類語反復（tautology）．用いられない．Evoked potential 誘発電位を用いる．

Extracerebral potential：頭部外（性）電位．脳から生じた電位ではなく，脳波上のアーチファクトと呼ばれる．被検者と記録装置に対する外部からの電気的妨害，すなわち被検者・電極・被検者と脳波計との間の結合，あるいは脳波計自体から起こることがある（artifact アーチファクトを参照）．

# F

Fast activity：速波活動．アルファより速い周波数の活動，すなわちベータおよびガンマ活動．

Fast alpha variant rhythm：速アルファ異型活動，速アルファ異型律動．14–20 Hz の特有の律動で，通常，頭部の後方部分に最大に見られる．アルファ律動と交替，あるいは混ざって現れることがある．特に視覚的あるいは精神的な注意によって，消失したり減衰したりする．

Fast wave：速波．アルファ波，すなわち 1/13 秒よりも持続が短い波のこと．

Flat EEG：用いられない（low voltage EEG 低電圧脳波，record of electrocerebral inactivity 脳波無活動記録を参照）．

Focal：焦点性．脳の小さい領野に限局していること．すなわち脳内で 1 ないし 2 か所の電極から記録されるもの（regional 領域性，multıfocal 多焦点性を参照）．

Focus：焦点．異常・正常の脳波が現れている頭皮・大脳皮質・脳深部の限局した部位のこと．

Foramen ovale electrode：卵円孔電極．卵円孔を通して傍海馬回に近い部位に置かれた多接点の電極束．コメント 側頭葉内側にてんかん源の疑いがある場合に手術前診断に用いられる．

Form：（波）形．波の形．同義語：wave form 波形，morphology 形態（学）．

Fourteen- and 6-Hz positive burst：14 & 6 Hz 陽性群発．13–17 Hz および 5–7 Hz のアーチ型の波で

あり，ことに14および6 Hzのものは後側頭部かその近辺に，頭部の一側あるいは両側性に睡眠時に現れる．波形成分のうち，鋭い波形の頂点は他の領域に対して陽性である．振幅は様々であるが75 μV以下である．コメント ❶対側の耳垂とか遠い場所に基準電極を置いた基準導出記録で最もよく現れる．❷この波型の臨床的意義は確定されていない．

**Fourteen- and 6-Hz positive spikes**：Fourteen-and 6-Hz positive burst 14 & 6 Hz陽性群発 と同義．

**Frequency**：周波数，頻度．繰り返す波や複合波の完全な周期の1秒単位の数値．Cycles per second (c/sec) や Herz (Hz) で測定される．コメント Hzという用語はアルファ波のような正弦波様の波には適当といえるが，spike-and-slow-wave 棘・徐波のような複合波形に用いるのは不適当と思われる．

**Frequency response**：周波数応答．Bandwidth 帯域幅，low frequency response 低周波反応，high frequency response 高周波反応を参照．

**Frequency response curve**：周波数応答曲線．出力記録あるいは増幅器の出力・入力周波数との間の関係，とくに低域・高域周波数フィルターに対するものを書いたグラフのこと．

**Frequency spectrum**：周波数スペクトル．脳波を構成する周波数帯域のこと．5帯域に分けられ，デルタ・シータ・アルファ・ベータ・ガンマと名付けられる（delta デルタ・theta シータ・alpha アルファ・beta ベータ・gamma ガンマ帯域を参照）．

**Frontal intermittent rhythmic delta activity**：前頭部間欠律動性デルタ活動．かなり規則正しく，おおよそ正弦波様あるいは鋸歯状の波で，1.5–2.5 Hzの群発で現れ，一側・両側の前頭領に現れる．略語：FIRDA．コメント 非特異的な脳症に関連して現れる．

# G

**G1**：grid 1の省略，用いられない．

**G2**：grid 2の省略，用いられない．

**Gain**：利得．脳波素子の入力信号電圧に対する出力信号電圧の比のこと．

たとえば

$$利得 = \frac{出力電圧}{入力電圧} = \frac{10\ \mathrm{V}}{10\ \mu\mathrm{V}} = 1{,}000{,}000$$

しばしば，ロガリズム単位のデシベル（dB）で表現される．例えば電圧利得10=20 dBであり，電圧利得1,000=60 dB，電圧利得1,000,000=120 dBである（sensitivity 感度を参照）．

**Gamma band**：ガンマ帯域．40 Hz以上の周波数帯域をいう．ギリシャ文字はγ（beta band ベータ帯域を参照）．コメント 実際上，多くの脳波計は70 Hz以上の周波数は減衰されて記録される．日常的に比較的に遅い紙送り速度や時間計測では，40 Hz以上の速い波は視覚的な判読の限界である．コンピューター表示のグラフ上の解読も，より速い周波数の視覚認識の限界のことがある．しかし，脳波計チャネルの速い周波数応答を制限することは適当ではない．それは脳波の波形にはスパイクとか鋭波とか，50 Hz以上の周波数成分をもつ一過性の波も含まれているからである（beta rhythm ベータ律動を参照）（同義ではない）．

**Gamma rhythm**：ガンマ律動，ガンマリズム．40 Hz以上の脳波リズム．コメント 最も普通には頭蓋内電極で記録される．

**Generalization**：全般化．脳波活動が限定された部位から頭部の全体に拡がること．

**Generalized**：全般（性）．頭部の全体に起きることであり，通常は前頭部に最大になるが，まれに後頭部に最大のこともある．

**Goldman-Offner reference**：用いられない．Average potential reference 平均電位基準がよい．

**Grand mal**：用いられない．

**Grid 1**：用いられない．Input terminal 1 入力端子1がよい．

**Grid 2**：用いられない．Input terminal 2 入力端子2がよい．

**Ground connection**：接地接続．被検者と脳波計との間，および脳波計と地面との間の電導路のこと．同義語：earth connection．

# H

**Harness, head**：装着具；帽子型．パッド電極を頭部に取り付けるベルトの一式のこと．

**Hertz**：ヘルツ，ハーツ．周波数の単位．略語：Hz．同義語：cycles per second (c/sec) 毎秒のサイクル．

**High frequency filter**：高周波フィルター．相対的に高い周波数に対する脳波計チャネルの感度を低下させる回路のこと．高周波フィルターの各設定において，この減衰はある周波数における出力記録の振れをフィルターによって影響されない周波数の振幅（例えば10 Hzの振幅）と比較してパーセント表示による減衰で表現される．コメント 今日，高周波フィルターの名称や意味はメーカーによってまだ統一されていない．例えば，ある脳波計で 70 Hz と名付けられた高周波フィルターの位置づけは 30％（3 dB）を示している場合もあれば，他の場合では例えば 10 Hz における感度と比較して 70 Hz での感度の減衰を示している場合がある．

**High frequency response：高周波応答．** 相対的に高い周波数に対する脳波計チャネルの感度のこと．増幅器やペン記録器のもつ高周波応答，および用いられている高周波フィルターによって決められる．ある特定の高周波数における出力記録波形の振れの減少をパーセントとして表現される．それはあるチャネルの中間周波数帯域の波形の振れに対する他の周波数の波形(例えば 10 Hz の波形)の振れを比較したものになる．

**High pass filter：高域通過フィルター．** Low frequency filter 低周波フィルターと同義．

**Hyperexcitability, neuronal**：脳波記述には用いられない．

**Hypersynchrony**：脳波記述には用いられない．

**Hyperventilation：過呼吸．** 数分間，深く規則正しく呼吸を行わせること．賦活法として用いられる．Overbreathing 過呼吸と同義（activation 賦活を参照）．

**Hypsarrhythmia：ヒプサリスミア．** 高振幅（300 μV 以上）の不規則徐波に多発性のスパイクや鋭波が両側半球に広汎性に出現する脳波パターン．

**Hz：ヘルツ，ハーツ．** Hertz の略語．同義語：cycles per second（c/sec）毎秒のサイクル．

# I

**Impedance meter：インピーダンス計**（electrode impedance インピーダンス測定器を参照）．

**Inactive electrode**：用いられない（reference electrode を参照．同義ではない）．

**Inactivity, record of electrocerebral：脳波無活動記録．** 大脳起源と確認できるような電気的活動が，自然的なものか，生理的刺激や薬物刺激で誘発されたものかにかかわらず，頭部の全領域で欠如している状態．コメント 脳の電気的活動の確認には厳密な技術的配慮を要する．脳波無活動の記録は，低電圧脳波や低振幅のデルタ活動の記録とは区別される（low voltage EEG 低電圧脳波を参照）．同義語の electrocerebral silence は用いられない．

**Independent（temporally）：独立した（時間的に）．** 同義語：asynchronous 非同期性の．

**Index：指標．** 脳波活動のサンプルに脳波活動が存在しているパーセント時間．例：アルファ指数．

**Indifferent electrode**：用いられない．同義ではないが reference electrode 基準電極がよい．

**In-phase discrimination**：用いられない．同義ではないが common mode rejection 共通モード阻止，同相信号除去がよい．

**In-phase signals：同相信号．** それらの間で位相差がない波（common mode signal 共通モード信号，同相信号を参照．同義ではない）．

**Input：入力．** 脳波増幅器に加わる信号（input terminal 1，input terminal 2 を参照）．

**Input terminal 1：入力端子 1．** 差動増幅脳波計の入力端子のことで，他の入力端子に対して比較的に陰性電位は上向きに記録される．同義語：“grid 1”(G1)，ブラックリード（用いられない）(polarity convention 極性協定を参照)．コメント 脳波増幅器入力端子 1 につながる電極は図では実線で描かれる．

**Input terminal 2：入力端子 2．** 差動増幅脳波計の入力端子のことで，他の入力端子に対して比較的に陰性電位は下向きに記録される．同義語の “grid 2”(G2)，ホワイトリードは用いられない（polarity convention 極性協定を参照）．コメント 脳波増幅器入力端子 2 につながる電極は，図では点線か破線で描かれる．

**Input circuit：入力回路．** 脳波電極と介在する物質，電極線，入力箱，入力ケーブル，電極選択器などからなるシステム．

**Input impedance：入力インピーダンス．** 脳波増幅器の 2 つの入力間に存在するインピーダンス．入力端子間に存在するキャパシタンス（ピコ・ファラド，pF で表す）の有無にかかわらずオーム（一般にメガ・オーム，MΩ）で表される．コメント 電極インピーダンスとは同義ではない．

**Input voltage：入力電圧．** 差動増幅脳波計の 2 つの入力端子間の電位差．

**Inter-electrode distance：電極間距離．** 対の電極間の距離．コメント 標準的な 10–20 法による電極配置や，さらに電極間距離の短い（10–10 法）場合の，隣合わせる電極の距離が短・小（short or small）電極間距離と呼ばれる．また，標準の電極配置の 2 倍，3 倍のように，距離が長い場合は長・大（long or large）電極間距離と呼ばれる．

**Interhemispheric derivation：半球間導出．** 頭部対側の電極同士の間の導出．

**Intermittent slow activity：間欠性徐波活動．** 間欠的に生じる徐波活動のことで，ねむけ（傾眠）で生じた徐波ではないもの．間欠的徐波は不規則であったり，律動的であったりする（continuous slow activity

持続性徐活動を参照).

**Intracerebral electrode**：脳内電極．Depth electrode 深部電極と同義.

**Intracerebral electroencephalogram**：脳内脳波．Depth electroencephalogram 深部脳波と同義.

**Irregular**：不規則な．波や複合波が時間的に一定でなかったり，波の形が一様でなかったりするもの.

**Isoelectric**：等電位（性）：❶ 等電位の対電極からの記録（equipotential 等電位を参照）．❷Electrocerebral inactivity の記録を記載する場合には用いられない用語である（inactivity，record of electrocerebral 脳波無活動記録を参照）.

**Isolated**：孤立（性）．単独に現れるところの.

## K

**K complex**：K 複合，K コンプレックス．多少，波の形に違いがあるが，通常，高振幅の陰性の徐波が，より小さな陽性の徐波を伴い，しばしば睡眠紡錘波が連続する群発である．振幅は概して前頭頭蓋頂(frontal vertex)で最大である．K 複合は non-REM 睡眠で現れ，一見，自然的に，あるいは突然の感覚刺激の反応として現れる．しかし，各々の刺激は非特異的な性質のものである（vertex sharp transient 頭蓋頂トランジェントを参照）.

**Kappa rhythm**：(用いられない)．精神作業中に頭部の側頭領に見られるアルファ，ベータ周期の群発の律動．コメント ❶ 外眼角の外側に置かれた電極から記録される．❷ この律動の脳起源は証明されていないと考えられる．おそらく眼の水平方向の動きによるアーチファクトであろう.

## L

**Lambda wave**：ラムダ波．2 相性の鋭波で視覚探索中に後頭部に現れる．覚醒時に見られる．主な電位成分は他の部位に比較して陽性である．眼球の探索的動きに同期して現れる．振幅は様々であるが，概して 50 μV 以下である．ギリシャ文字は λ.

**Lambdoid wave**：用いられない．Positive occipital sharp transient of sleep（POSTS）睡眠時後頭部陽性鋭トランジェントを用いる.

**Laplacian montage**：ラプラシアン モンタージュ．デジタル脳波記録で使用でき，二次空間導出を含んだ数学的変換式からなるモンタージュのこと．ラプラシアン電位はおおよそ隣り合う電極の電位の平均値を基準にした記録といえる．デジタル脳波において，焦点性の異常部位の局在部位の位置づけに使用するモンタージュである（average potential reference 平均電位基準を参照）.

**Larval spike-and-slow-wave**：用いられない．6 Hz spike-and-slow-wave 6 Hz 棘・徐波を用いる.

**Lateralized**：片側（性）：頭部の右側か左側かに関わる場合(unilateral 一側性; regional 領域性を参照).

**Lead**：リード（線），導線．❶ 狭義には脳波計につながる電極とを結ぶ導線のこと．❷ 広義には電極と同義（Rechtschaffen and Kales 1968）.

**Light sleep**：軽睡眠．Non-REM sleep stages 1 and 2 のこと.

**Linkage**：連結．差動脳波増幅器の 2 つの各入力端子に，1 対の電極を結合すること（derivation 導出を参照）.

**Longitudinal bipolar montage**：縦双極モンタージュ．縦方向に，通常，頭部の前方から後方にかけて連なる電極の対からなる導出モンタージュのこと.

**Low frequency filter**：低周波フィルター．相対的に低周波に対する脳波計チャネルの感度を低下させる回路のこと．同義語：high pass filter 高域通過フィルター．低周波フィルターのコントロール位置において，この減衰フィルターに影響されない周波数（例えば 10 Hz），すなわち脳波計チャネルの中間周波数帯域の周波数の振幅（例えば 10 Hz の振幅）と比較した特定の周波数の出力記録の振れをパーセントの減少として表現される．コメント 今日，低周波フィルターの表示や意味はメーカーによってまだ統一されていない．例えば，ある脳波計で 1 Hz と名付けられた低周波フィルター 30%（3 dB）の減衰を示している場合もあれば，10 Hz における感度に対しての 1 Hz での減衰を示している場合もある．また低周波フィルターは時定数によって表示される場合がある.

**Low frequency response**：低周波応答．相対的に低い周波数に対する脳波計チャネルの感度のこと．増幅器の低周波応答，および使用される低周波フィルター（time constant）によって決めらる．ある低周波数における出力記録波形の振幅の減少をパーセントで表現される．それはあるチャネルの中間周波数帯域の波形の振れ（例えば 10 Hz の振れ）に対する他の周波数の波形の振れを比較したものになる（low frequency filter 低周波フィルター，time constant 時定数を参照）.

**Low pass filter**：低域通過フィルター．High frequency filter 高周波フィルターと同義.

Low voltage EEG：低電圧脳波．頭部の全体にわたって，20 μV を超えない振幅の活動によって特徴づけられる覚醒時記録．適当な感度の機器によると，この活動がベータ波，シータ波，時にはデルタ波によって構成されている場合があり，後頭部のアルファ波はあることもないこともある．コメント ❶ 低振幅脳波は，ある生理的刺激や，睡眠・薬物・病的機構などの影響で変化を来すことが考えられる．❷ それらは electrocerebral inactivity 脳波無活動記録や low voltage fast activity 低電圧速波活動の脳波とは区別されるべきものである．

Low voltage fast activity：低電圧速波活動．この活動は発作発射の始まりにおいて，特に深部脳波記録の発作時で観察されることがあり，まとめて fast activity 速波活動と呼ばれることがある．

Low voltage fast EEG：用いられない．Low voltage EEG 低電圧脳波を用いる．

# M

Machine, EEG：用いられない．Electroencephalograph 脳波計を用いる．

Map, isopotential：等電位図，等電位マップ．Diagram of equipotential lines 等電位線グラフと同義で，電位等圧線でグラフ表示される．電位の最大振幅を 100%とし，電位の低下が例えば最大振幅の 10% 段階などで示される．

Monomorphic：脳波パターンの記述には用いられない．

Monophasic wave：単相性波．基線から一方向にだけ現れる波．

Monopolar：用いられない．Referential がよい．

Monorhythmic：脳波パターンの記述には用いられない．

Monorhythmic sinusoidal delta activity：用いられない．Delta rhythm デルタ律動，frontal (occipital) intermittent rhythmic delta activity 前頭部（後頭部）間欠律動性デルタ活動を参照．

Montage：モンタージュ．脳波記録において多数の導出を同時に示す場合の特別な配列法．

Morphology：形態（学）．❶ 脳波の波形の研究．❷ 脳波の形態．

Multifocal：多発焦点（性）：空間的に離れた焦点が，3 あるいはそれ以上の数存在するもの（focal 焦点性，regional 領域性，multiregional 多領域性を参照）

Mu rhythm：ミュー律動，ミューリズム．覚醒時に見られる 7–11 Hz の律動で，アーチ型をしており頭部の中心部（central），あるいは中心・頭頂部（centroparietal）に現れる．振幅は様々であるが，通常は 50 μV 以下である．対側の運動や，運動を考えることや，運動の準備刺激によって阻止されたり減衰したりする．ギリシャ文字はμ．同義語の arceau，wicket，comb rhythm は用いられない．

Multiple spike-and-slow-wave complex：多棘・徐波複合．2 個あるいはそれ以上の棘が，1 個あるいはそれ以上の徐波を伴って連続するもの（同義語の polyspike-and-slow-wave complex 多棘・徐波複合はすすめられる用語）．

Multiple spike complex：多棘複合．一連の 2 個あるいはそれ以上の棘のこと（同義語の polyspike complex 多棘複合はすすめられる用語）．

Multiregional：多領域性．3 あるいはそれ以上の領域性焦点（regional 領域性を参照）

# N

Nasopharyngeal electrode：鼻咽頭電極．棒状の電極を鼻を通して，蝶型骨部分の近くの鼻咽頭の傾斜壁に当てるもの．

Needle electrode：針電極．小さな針を，頭部の硬膜下層に刺入する．

Neutral electrode：用いられない．同義ではないが reference electrode 基準電極 がすすめられる．

Noise, EEG channel：脳波計チャネルの雑音．入力信号がないにも関わらず感度を高くした場合に脳波計チャネルから小さな変動が起きるもの．入力に対してマイクロボルト（μV）で表わされる．

Non-cephalic reference：頭部外基準．頭部以外の場所の基準電極．

Non-REM sleep：ノンレム睡眠．REM 睡眠以外の睡眠全段階の総称（静睡眠 quiet sleep を参照）．

Notch filter：ノッチフィルター．ごく狭い周波数帯域を選択的に減衰させるフィルターのことで，脳波計チャネルの周波数応答曲線において鋭い切れ込みを示す．60（50）Hz のノッチフィルターは，例えば ICU などにおけるような，技術的条件が極めて悪い場合に 60（50）Hz など障害を減衰させるために使用される．

Nyquist theorem：ナイキスト理論．正確なデジタル脳波信号を得るためには，最高周波数の少なくとも 2 倍のサンプリング率（sampling rate）が必要である．すなわち 50 Hz の周波数の場合は少なくとも 100 Hz のサンプリング率が必要ということになる．コメント 2 倍の Nyquist 周波数のサンプリングが周波数の正確な内容を表現する．波型の再生には最も速い要素の波に対して 5 個のサンプルが必要である．

# O

Occipital intermittent rhythmic delta activity：後頭部間欠律動性デルタ活動．かなり規則的でほぼ正弦波様の波であり，頭部の一側あるいは両側の後頭部領域に 2–3 Hz の群発として現れることが多い．略語 OIRDA．しばしば開眼によって抑制される．

Ohmmeter：オーム計．抵抗測定器のこと（electrode resistance 電極抵抗を参照）．

Organization：オーガニゼーション，組織化．多数の被検者で示された理想的性質を構成する生理的脳波律動の程度のことであり，その場合，同じ年齢層で，本人にも家族にも神経・精神疾患や，脳機能に関連するような他の疾患がない場合を指す．コメント ❶ 生後から成人までの生理的脳波律動の組織化．❷ アルファ波のような脳波律動の乏しい組織化は必ずしも異常ではない．

Out-of-phase signals：違相信号，逆相信号．逆相の 2 つの波のこと（diferential signal 逆相信号，phase reversal 位相逆転を参照．同義語ではない）．

Output voltage：出力電圧．脳波計チャネルのペン記録器あるいは記録に現れた電圧．

Overbreathng：過呼吸．Hyperventilation 過呼吸と同義語．

Overload：過負荷．脳波増幅器の入力端子に設定されている以上の電位差が加えられることによって生じた状態のこと．その大きさによっては脳波の波が切られたり，増幅器が停止したりする（clipping クリッピング，blocking ブロックを参照）．

# P

Pad electrode：パッド電極．金属の電極で，綿・フェルト・ガーゼのパッドで覆われたもので，ヘッドキャップやベルトで頭部に固定される．

Paper speed：紙送り速度．脳波記録紙の動きの速度．センチメートル / 秒（cm/sec）あるいはミリメートル / 秒（mm/sec）で表される．

Paroxysm：突発波．急に現れて，速やかに最大まで上昇し，突然終了する現象で，背景活動から区別できるような現象のこと．コメント 通常，てんかん波型（パターン）とか発作波型（パターン）と呼ばれる．（epileptiform pattern てんかん形パターン，seizure pattern 発作波型を参照）．

Paroxysmal fast：突発性速波．ベータ帯域の速い周波数で連続するもの（paroxysm 突発波，low voltage fast activity 低電圧速波活動を参照）．

Pattern：波型；パターン．種々の特徴的な脳波活動．

Peak：頂点；ピーク．波の最大振幅点．

Pen galvanometer：ペン検流計．同義語：pen writer ペン記録器．

Pen motor：ペンモータ．同義語：pen writer ペン記録器．

Pen writer：ペン記録器．ペンからインクが出る記録器．同義語：pen galvanometer ペン検流計，pen motor ペンモータ．

Period：周期，期．規則的に繰り返す連続した脳波の波型や複合波の個々の成分について，その完全なサイクルの持続時間のこと．コメント 脳波律動の各成分の周期はその周波数の逆数である．

Periodic：周期（性）．❶ 脳波の波や複合波がほぼ規則正しい間隔で連続して現れる場合，❷ 脳波の波や複合波が，1 ないし数秒間隔でほぼ規則正しい間隔で間欠性に現れる場合に用いられる．

Periodic lateralized epileptiform discharges (PLEDs)：周期性一側（片側性）てんかん形発射．鋭波やスパイクのような鋭い一過性の波が周期性・半周期性に現れる脳波で，部分的にあるいは一側性の分布を示す．また，両側半球に独立して現れる場合もある．てんかん形の発射は多相性であったり，複雑な形態をとることがあるが，電位成分は陰性である．

Petit mal：脳波の記載には用いられない．用語としては，3/sec spike-and-slow-wave complex 3/sec 棘・徐波複合，atypical spike-and-slow-wave complex 非定形棘・徐波複合，sharp-and-slow-wave complex 鋭・徐波複合がよい．

Petit mal variant：脳波の記述には用いられない．用語としては，atypical spike-and-slow-wave complex 非定形棘・徐波複合，sharp-and-slow-wave complex 鋭・徐波複合がよい．

Phantom spike-and-wave：用いられない．6/sec spike-and-slow-wave がよい．

Phantom spike-and-slow-wave：用いられない．6/sec spike-and-slow-wave がよい．

Phase：相，位相．❶ ある導出で見られる波のある点と，同時に記録される他の導出において，それに相当する波の同一点との間の時間や極性関係のこと．

❷ ある波のある点と同じ波の周期の始まりとの間の時間，あるいは角度との関係のこと．通常，角度やラジアンで表わされる．

**Phase reversal：位相逆転．** 2 あるいはそれ以上のチャネル間で，同時に記録された波形の振れが反対方向を向いていること．1 つの発生源を想定した場合，位相逆転は 1 つの差動増幅器の入力端子 2 に加わる信号と，他の増幅器の入力端子 1 とに，同時に同じ（少なくも似た）信号が加わる場合に生じる．コメント ❶ この現象は頭皮脳波ではまれであり，頭蓋内記録で普通に観察される．❷2 つの連結した双極導出で観察した場合，位相逆転は電位分布がこれらの導出に共通の電極かその近くで，最大か最小であることを示している．基準電極導出法において位相逆転は，基準電極が信号に対して最大でも最小でもないことを示している．❸ 基準電極記録での位相逆転は，電位分布図を描いた場合，電源は描かれたゼロ電位線下に位置していることを示している（phase reversal 位相逆転，bipolar montage 双極モンタージュ，bipolar montage 基準導出モンタージュ referential montage，differential amplifier 差動増幅器，dipole 双極子を参照）．

**Photic driving：光駆動．** およそ 5–30 Hz の周波数の繰り返し光刺激で，頭部の後方部分に誘発される律動性の活動からなる生理的反応のこと．コメント ❶ 用語は，刺激に時間的に一致し，刺激周波数と同一かあるいは倍数関係にある周波数である場合に用いられる．❷ 光駆動は単独の閃光フラッシュや，周期が非常に遅い繰り返しのフラッシュによって生じる視覚誘発電位とは区別される．

**Photic stimulation：光刺激．** 被検者の目に対して断続的な閃光を与えること．脳波の賦活法として用いられる．同義語：intermittent photic stimulation（IPS）断続的光刺激．

**Photic stimulator：光刺激装置．** 断続的閃光刺激を与える装置．同義語の stroboscope ストロボスコープは用いられない．

**Photoconvulsive response：** 光けいれん反応．同義語の Photoparoxysmal response 光突発反応の方がよい．

**Photomyoclonic response：** 光ミオクローヌス反応．同義語の Photomyogenic response 光筋源性反応の方がよい．

**Photomyogenic response：光筋源性反応．** 断続的光刺激による反応で，頭部の前方部分に現れる繰り返しの短い筋アーチファクト（spikes スパイク）記録のこと．この反応は刺激を続けていると次第に振幅が大きくなることがあり，また刺激を中止すれば直ちに消失する．コメント 反応はしばしば眼瞼の震顫や眼球の垂直性の動きとか，時には顔面や頭部の筋肉に関わる個別のけいれんに関連する．同義語の photomyoclonic response 光ミオクロニー反応よりも，この方がよい．

**Photoparoxysmal response：光突発（性）反応．** 断続的光刺激に対する異常な反応であり，棘・徐波複合や多棘・徐波複合が現れるもの．反応は閃光に時間的に対応した後頭部スパイクから，全般性のてんかん形発射が現れ，それが刺激中止後も数秒間持続するようなものまである．コメント 全般性の棘・徐波反応の場合，とくに発射が持続し刺激後にも続くような場合にはてんかんとの関連が強いといえる．同義語としては photoconvulsive response 光けいれん性反応がよい．

**Polarity convention：極性協定．** 国際的合意により，脳波の差動増幅器では，入力端子 2 に対して同じ増幅器の入力端子 1 において，陰性電位は上向きの振れを示すように設定されている．コメント この慣習は他の生物学的・非生物学的な場合と反対である．

**Polarity, EEG wave：脳波の極性．** ある時点において，電位変化を示している電極と，他の電極で同様の変化がないか，それが小さい電極との間の電位差信号のことである（polarity convention 極性協定を参照）．コメント 脳波の波形の外見的“極性”は 2 つの電極間における電位差によるものである．

**Polygraphic recording：ポリグラフ記録，多現象記録．** 脳波・呼吸・心電図・筋電図・血圧・酸素濃度・四肢の動きなど，多数の生理学的測定を同時記録すること．

**Polymorphic activity：** 脳波パターンの記述には用いられない．

**Polyphasic wave：多相波．** 基線の対側に見られる，2 あるいはそれ以上の電位成分から構成される波のこと（diphasic wave 二相性波，diphasic wave 三相性波を参照）．

**Polyrhythmic activity：** 脳波パターンの記述には用いられない．

**Polysomnography：睡眠ポリグラフ．** 睡眠時の polygraphic recording 睡眠のポリグラフ記録（polygraphic recording ポリグラフ記録を参照）．

**Polyspike-and-slow-wave complex：多棘・徐波複合**（同義語の multiple spike-and-slow wave complex は用いられない）．

**Polyspike complex：多棘複合．** 同義語の multiple spike complex は用いられない．

Positive occipital sharp transient of sleep (POSTS)：睡眠時後頭部陽性鋭トランジェント（一過性波）．後頭部に最大に現れる鋭トランジェント（一過性波）のことで，他の部位に対して陽性電位である．ふつう睡眠時に現れる．振幅は様々であるが一般に 50 μV 以下である．

Positive occipital spike-like wave of sleep：用いられない．Positive occipital sharp transient of sleep (POSTS) 睡眠時後頭部陽性鋭トランジェントがよい．

Potential：電位．❶ 狭義には電圧のこと．❷ 広義には脳波波形と同義．

Potential field：電位分布野．ある時点における，頭部や脳の表面，あるいは脳の深部における脳波の波形の振幅の分布のこと．等電位線のグラフで表現される（isopotential map 等電位図を参照）．

Projected patterns：投射波型，投射パターン．記録電極から遠く離れた部位から生じたと思われる異常な脳波活動のこと．各々の脳波パターンを記述するのがよい．

Provocation procedure：用いられない．Activation 賦活がよい．

Pseudoperiodic：用いられない．Quasiperiodic 準周期（性），半周期性がよい．

Psychomotor variant：脳波パターンの記載には用いられない．Rhythmic temporal theta burst of drowsiness 傾眠時の律動性側頭部シータ波群発がよい．

# Q

Quantity：量．波の数や振幅についての脳波活動の量．

Quasiperiodic：準周期（性），半周期性．脳波の波や複合波が，半ば規則的な間隔で現れる場合に用いられる．

# R

RC coupled amplifier：RC 結合増幅器．抵抗・容量結合増幅器の略語．

Reactivity：反応性．感覚刺激や他の生理的作用に対する，各々の律動あるいは脳波の感受性のこと．

Record：記録．脳波記録過程での出来上がりのこと．

Recording：記録．❶ 脳波記録を得ること．同義：tracing 脳波記録．脳波記録過程の出来上がりのことで，ふつうは紙に記録されるが，デジタル記憶装置に貯蔵されることもある．同義語：record 記録，tracing 脳波記録．

Reference electrode：基準電極．❶ 一般的に，ある電極の電位変化を測定する場合の，それと対照になる電極のこと．❷ 特別な意味では，適切な基準電極とは脳波増幅器の入力端子 2 につながる電極である．通常は入力端子 1 につながる探査電極で記録される脳波活動と，類似の活動を少なくするような場所の電極をいう．[コメント] ❶ 基準電極の場所がどこであろうと，感知できる脳波の電位によって影響される可能性を常に考慮せねばならない．❷ 全て，あるいはいくつかの脳波増幅器の入力端子 2 につながる基準電極が common reference electrode 共通基準電極と呼ばれる．

Referential derivation：基準（電極）導出．脳波増幅器の入力端子 1 につながる探査電極と，入力端子 2 につながる基準電極との，対の電極から記録を行うこと［reference electrode 基準電極，referential montage 基準（電極）モンタージュ，common referential montage 共通基準（電極）モンタージュを参照］．

Referential montage：基準（電極）モンタージュ．Referential derivation 基準（電極）導出からなるモンタージュのこと．[コメント] 多数の導出のために共通の基準電極を用いた基準モンタージュが，common reference montage 共通基準（電極）モンタージュと呼ばれる（referential derivation 基準導出法を参照）．

Reformatting：再フォーマット，再構成．デジタル脳波計で別のモンタージュに変換すること．再フォーマットには生の脳波信号が共通基準電極に対して記録されていることが必要である．これらの電極だけが，増幅器の入力端子 1 に接続される再フォーマットモンタージュに含まれることになる．

Regional：領域性．頭皮上の 1 部位に限定されるか，頭蓋内記録において 3 個あるいはそれ以上の電極で記録されるような脳波活動のこと（focal 焦点性，multiregional 多領域性を参照）．

Regular：規則性．おおよそ一定の周期で，比較的一定の形をとるものをいう．

REM：レム．急速眼球運動（rapid eye movements）．

REM atonia：レム脱力．REM 睡眠中に筋緊張が低下すること．

REM sleep：レム睡眠．低振幅で混合周波数の脳波活動を示し，主に水平方向の急速眼球（REM）が挿間性に現れ，さらに体幹の筋緊張が低下する状態の睡眠段階をいう．この際には，しばしば夢を伴い，相性の筋活動・鋸歯状波・呼吸の変化を伴うことがある．

同義語の paradoxical sleep 逆説睡眠，desynchronized sleep 非同期性睡眠，dream sleep 夢睡眠などは用いられない（active sleep 動睡眠，non REM sleep ノンレム睡眠を参照）.

**Resistance-capacitance coupled amplifier：抵抗・容量結合増幅器.** 容量と抵抗で構成されているネットワークと接続されている増幅器．略語：RC coupled amplifier RC 結合増幅器 .

**Resolution：分解能.** AD 変換器（digital EEG デジタル脳波を参照）の分解能は 2 進法，すなわち "bit" で定義される．たとえば，± 1,024 μV のダイナミックレンジ（全体としては 2,048 μV）は量子幅 12 bit で変換され，0.5 μV ごとのデジタル信号を示すことになる.

**Rhythm：律動.** およそ一定の周期の波からなる脳波活動のこと.

**Rhythm en arceau**：用いられない．Mu（μ）rhythm ミュー律動がよい.

**Rhythm of alpha frequency：アルファ周波数の律動.** ❶ 一般的にアルファ帯域の律動．❷ 特別な意味では，その分布や反応性や特別な命名（たとえば mu rhythm ミュー律動）をもたない場合の，アルファ帯域の活動に使われる（alpha rhythm アルファ律動を参照）.

**Rhythmic temporal theta burst of drowsiness：ねむけ（傾眠）時の律動性側頭部シータ群発.** ねむけ（傾眠）時に側頭領に見られる 4–7 Hz の群発であり，しばしば速波が重なり，刻み目（notch）を生じる．同義語の psychomotor variant pattern 精神運動変異パターンは用いられない．［コメント］このねむけ（傾眠）時のパターンの臨床的意義は認められない.

**Run**：（導出モンタージュのこと）口語的用語なので用いられない．Montage モンタージュという用語を用いる.

# S

**Saw-toothed bursts：鋸歯状群発.** 早産児に側頭部に見られる一過性の波形である．4–8 Hz の律動性鋭活動が 3～8 個くらいの群発として現れ，しばしば高振幅（100–200 μV）を示す.

**Saw-tooth waves：鋸歯状波.** REM 睡眠期に 2–5 Hz の陰性波が連続して頭蓋頂（vertex）に現れる波形.

**Scalp electrode：頭皮電極.** 頭皮に貼り付けられたり，あるいは刺入されて取り付けられる電極.

**Scalp electroencephalogram：頭皮脳波.** 頭皮に取り付けられる電極によって記録される脳波のこと．頭皮脳波と深部脳波のような他の脳波と区別されて使われる場合の脳波記録のこと．その他の場合，scalp electroencephalogram 頭皮脳波は単に electroencephalogram（EEG）脳波と呼ばれる.

**Scalp electroencephalography：頭皮脳波検査法.** 頭皮脳波を記録する技術．この用語は深部脳波のような他の脳波記録法と区別されて使われる場合に用いられる．その他の場合には，単に electroencephalography（EEG）脳波と呼ばれる.

**Secondary bilateral synchrony：二次性両側同期（性）.** 同義語は secondary generalization 二次性全般化. 最初，焦点性（領域性）のてんかん形発射が広がって全般化する．［コメント］二次性全般化はしばしば正中部（midline）前頭部の発生源から起きることが多い.

**SEEG：定位深部脳波.** Stereotactic（stereotaxic）depth electroencephalogram and stereotactic electroencephalography 定位的脳波，定位的深部脳波の略語.

**Seizure pattern, EEG：脳波の発作パターン，脳波の発作波型.** 比較的急に起こって急に終わるところの繰り返す脳波の発射からなる現象であり，少なくとも数秒間は持続する性質のものである．これらの脳波パターンはてんかん発作の最中に観察される．頻発する発作間欠時のてんかん形発射は通常，臨床発作とは関連せず，従って，脳波上の発作パターンとは区別される．波形や複合波の電位成分は形態・頻度・分布において変化する．それらは一般的に律動的であり，しばしば振幅が増大したり，同時に頻度が減少したりする．初め焦点性であっても，他の領域に拡がったりする傾向がある．［コメント］脳波上の発作パターンは臨床的てんかん症状を伴わない場合もあり，脳波技師によって見つけられることがあり，"subclinical"（「不顕性」）などと呼ばれる.

**Sensitivity：感度.** 脳波計において，入力電圧の出力脳波記録のペンの振れに対する比率．感度は μV/mm で表される.

例

$$\text{感度 sensitivity} = \frac{\text{入力電圧}}{\text{出力脳波記録ペンのふれ}} = \frac{50\ \mu V}{10\ mm} = 5\ \mu V/mm$$

**Sharp wave：鋭波.** 背景から区別される一過性の電位活動で，通常の紙送り速度や時間刻みでは，頂点が鋭く，その幅が 70–200 msec，すなわちおよそ 1/4–1/5 sec 程度のものをいう．主たる電位成分は他領域に対して一般に陰性であり，振幅は様々である．コメント ❶ 用語はてんかん性発射に限定されて用いられるべきであり，[a] たとえば vertex sharp transients 頭蓋頂鋭トランジェント，lamda waves ラムダ波，positive occipital sharp transients of sleep 睡眠時後頭部陽性鋭トランジェント（一過性波）のような明らかに生理的な事象や，[b] 背景から必ずしも明瞭には区別されないような一過性の鋭波様活動や，脳波律動の鋭波様の波形には用いられるべきでない．❷ また鋭波はスパイクとは似た性質をもつが，スパイクとはその持続時間が短いことで区別される．しかし，心得なければならないことは，この区別はおおよその記述上のことである．概して 3 cm/sec の紙送りでは，鋭波の幅は 2 mm を越えるものであり，スパイクでは 2 mm かそれ以下のものをいう（spike スパイクを参照）．

**Sharp-and-slow wave complex**：鋭・徐波複合．鋭波と徐波を連結したもの．コメント ハイフンでつなぐことで複数形にすることを容易にする．すなわち sharp-and-slow wave complexes，sharp-and-slow waves．

**Sigma rhythm**：用いられない．Sleep spindle 睡眠紡錘波を用いること．

**Silence，record of electrocerebral**：用いられない．Record of electrocerebral inactivity 脳波無活動記録を用いること．

**Simultaneous**：同時（性）．同時に起きる場合のこと．同義語：synchronous 同期性．

**Sine wave**：正弦波．正弦曲線をとる波のこと．

**Single-ended amplifier**：シングルエンド増幅器（いわゆる不平衡型増幅器）：地面に対して非対称性の信号に働く増幅器のこと．

**Sinusoidal**：正弦波様．正弦曲線に似た脳波波形に対する用語のこと．

**Six Hz spike-and-slow-wave**：6 Hz 棘・徐波．4–7 Hz 棘・徐波複合のことであるが，多くは 6 Hz である．両側・同期性の短い群発として，対称性・非対称性に現れ，頭部の前方領域あるいは後方領域に限局したり，振幅最大に現れたりする．振幅は様々であるが，周期がより短い棘・徐波複合の場合より概して振幅は小さい．コメント 臨床的意義はあまりなく，てんかん形発射とは区別されるべきである．

**Sleep onset REM（SOREM）**：入眠時レム期，睡眠開始時レム期．入眠後 15 分以内にレム REM が現れること．

**Sleep spindle**：睡眠紡錘波．11–15 Hz の群発をいうが，多くは 12–14 Hz で，一般には広汎性に（diffuse），しかし頭部の中心部（central）で高振幅であり，睡眠時に現れる．振幅は様々であるが，成人の場合では多く 50 μV 以下である．

**Sleep stages**：睡眠段階．脳波・眼球運動・随意筋の活動などを含むポリグラフ記録から明確に分けることができる睡眠相のこと．コメント 種々のシステムよって分類されている（Dement and Kleitman 1957，Rechtschaffen and Kales 1968）．

**Slow alpha variant rhythm**：徐アルファ異型律動，徐アルファ異型リズム．頭部のもっぱら後方領域から記録される 4–5 Hz の特徴的な律動であり，アルファ律動と倍数関係の混合律動波形である．振幅は様々であるが 50 μV くらいである．注意，とくに視覚的注意，精神的努力によって，ブロック・減衰する．コメント この律動は小児期・青春期，ときには若い成人期に見られる posterior slow waves 頭部後方部の徐波とは区別されなければならない．

**Slow activity**：徐（波）活動．アルファより低い周波数の活動，すなわちシータ・デルタ活動．

**Slow spike**：用いられない．Sharp wave 鋭波を用いること．

**Slow spike-and-wave complex**：用いられない．Sharp-wave-and-wave complex 鋭・徐波複合を用いること．

**Slow wave**：徐波．アルファ波よりも持続が長いもの．すなわち 1/8 秒以上．

**Small sharp spikes**：低振幅鋭スパイク．略語：SSS．しかし同義語の benign epileptiform transients of sleep（BETS）睡眠時良性てんかん形トランジェントの方がよい．

**Special electrode**：特殊電極．標準型頭皮電極以外の電極（closely spaced electrodes 小間隔電極配置，ten-ten system 10–10 法を参照）．

**Sphenoidal electrode**：蝶形骨電極．針あるいは電線の電極を，蝶形骨弓部相当の顔面軟部組織に刺入し，その先端を頭蓋骨低部の卵円孔近くに到達させる電極のこと．

**Spike**：棘（波），スパイク．背景活動から明瞭に区別できる一過性の活動で，通常の紙送り速度や時間刻みでは，頂点が鋭く，その接続時間が 20–70 msec，すなわちおよそ 1/50–1/15 sec 程度のものをいう．主たる電位成分は他領域に対して一般に陰性であり，振幅は様々である．コメント ❶ この用語はてんかん性発射に限定されて用いられるべきである．スパイクは鋭波に似た性質をもつが，持続時間が長いことで区別される．しかし，心得なければならないことは，この区別はおおよその記述上のことである．概して 3 cm/sec の紙送りでは，スパイクはその幅が 2 mm かそれ以下であり，鋭波は 2 mm を越えるものをいう．❷ 脳波のスパイクは，微小電極を使って単一細胞から記録される短い単位スパイクとは区別されるべきである（sharp wave 鋭波を参照）．

**Spike-and-dome complex**：用いられない．Spike-and-slow-wave complex 棘・徐波複合を用いること．

**Spike-and-slow-wave complex：棘・徐波複合．** スパイクとそれに続く徐波からなるパターンのこと．コメント ハイフンを使うと用語の複数形を作るのが容易になる．

**Spike-and-slow-wave rhythm**：用いられない．用語として使うならば 3 per second spike-and-slow-wave complex 3/sec 棘・徐波複合，atypical spike-and-slow-wave complex 非定形棘・徐波複合，sharp-and-slow-wave complex 鋭・徐波複合など．

**Spindle：紡錘波．** 振幅が次第に増大し，やがて漸次減少する律動波群のこと（sleep spindle 睡眠紡錘波を参照）．

**Spread：拡延．** 頭皮上や脳のある部位から始まり他の部位に脳波が拡がること（generalization 全般化を参照）．

**Standard electrode：標準電極．** 通常の頭皮電極（disk electrode 円盤電極，needle electrode 針電極，pad electrode パッド電極，special electrode 特殊電極を参照）．

**Standard electrode placement：標準電極配置．** 10–20 法で決められた頭皮電極配置のこと（ten-twenty system 10–20 法を参照）．

**Status epilepticus, EEG：てんかん重積状態脳波．** 脳波上で持続性・連続性の発作活動が現れた状態．用語は臨床上のてんかん重積状態とは区別される．

**Stephenson-Gibbs reference**：用いられない．Sterno-spinal reference 胸骨・脊椎基準を用いること．

**Stereotactic（stereotaxic）electroencephalogram：定位深部脳波．** 略語：SEEG. 脳内に定位的に電極を設置して脳波を記録し，そこから電極座標を計算し，定位的脳アトラス上にそれを描かせるようにしたもの．SDEEG も stereotactic depth electroencephalogram 定位深部脳波の略語として許容される．

**Stereotactic（stereotaxic）electroencephalography：定位深部脳波検査法．** Stereotactic（stereotaxic）electroencephalograms 定位深部脳波の記録技術．略語：SEEG.

**Sternospinal reference：胸骨・脊椎基準．** 頭部外基準電極である．右の胸骨・鎖骨関節部と第 7 頸椎の棘突起部との 2 か所に置かれた電極を用い，心電図のアーチファクトを減衰させるために，電圧計（可変抵抗器）で振幅を調整して行うもの．

**Stickon electrode**：口語的用語なので用いない．Disc electrode 円盤電極という用語を用いる．

**Subclinical rhythmical discharges of adults（SREDA）：成人の不顕性律動性発射．** 成人に見られる律動性のパターンであり，混合周波数の律動であるがシータ律動が多い．発作性発射に似るが，臨床症状や徴候は見られない．このパターンの意義は明らかではないが，てんかん発作パターンとは区別されるべきである．

**Subdural electrode：硬膜下電極．** 大脳を覆う硬膜下に刺入される電極．

**Suppression：抑圧．** 振幅が 10 μV 以下（基準電極法で）の活動を示す脳波記録が，背景活動の suppression 抑圧と呼ばれる（burst-suppression pattern を参照）．

**Symmetry：対称性．** ❶ 頭部の対称部位間で，脳波活動の振幅・周波数・波型がおおよそ等しい場合のこと．❷ ゼロ電位の等電位軸の両側で，極性の違う電位の分布がおおよそ等しい場合のこと．❸ 基線の付近で脳波の波形が等しい分布をとること．

**Synchrony：同期性．** 頭部の同じ側あるいは対側部位において，脳波の波形が同時に現れること．コメント 同時性とは，通常のペン書き脳波計や標準のコンピューター表示では測定できない程度の遅れがないことを意味する．

## T

**Ten-ten system：10/10 法．** 標準頭皮電極配置法であり，この方法は 10/20 法の標準の電極間距離の半分の距離に追加の電極が置かれる方法である（ten-twenty system 10/20 法，closely spaced electrodes 小間隔電極配置法を参照）．コメント 追加の補足的頭皮電極は，てんかん発射の局在をさらに詳しく記録しようとする場合などに行われる．

**Ten-twenty system：10/20 法．** 国際脳波・臨床神経生理学連盟で薦める標準頭皮電極配置法である．この方法では，電極配置は頭部の目印になる部位から測定を行い，この測定値の 10％あるいは 20％ の所に電極配置部位を決める方法である．コメント 種々の状況によって追加の電極，たとえば前一側頭領電極などが置かれる（てんかんのモニタリングなど）.

Theta band：シータ帯域．4 から 8 Hz 未満までの周波数帯域．ギリシャ文字：$\theta$．

Theta rhythm：シータ律動．4 から 8 Hz 未満までの律動．

Theta wave：シータ波．1/4 から 1/8 秒以上の波．

Three Hz spike-and-slow-wave complex：3/sec 棘・徐波複合を参照．

Three per second spike-and-slow-wave complex：3/sec 棘・徐波複合．棘・徐波複合が規則正しく連続する特徴的な突発的波型であり，❶（突発波の最初の 2，3 秒で測定した場合）3–3.5 c/sec で繰り返し，❷その始まりや終わりでは，通常は前頭領で振幅が最大であり，❸突発波は頭部の両側でおおよそ同期し対称性である．振幅は様々であるが 1,000 μV（1 mV）に及ぶことがある（atypical spike-and-slow-wave complex 非定形棘・徐波複合を参照）.

Time constant, EEG channel：脳波計チャネルの時定数．抵抗（MΩ）と容量（μF）の値の積が脳波計チャネルにおける時定数を決める．この積の値は DC（直流）電圧が増幅器の入力に加えられた場合，最初に与えられた DC 電圧の振れの 37%に低下したときの時間を示し，それは秒（sec）で表される．略語：TC．［コメント］単純な RC 結合回路に対して，TC は等式 $TC=1/2\pi f$ によって与えられた周波数におけるチャネルの感度が % 減衰に関係している．この時の $f$ は 30%（3 dB）の減衰が起きるときの周波数である．例えば，0.3 秒の TC とは 0.5 Hz において 30%（3 dB）の減衰が起きることになる．そのようにして，ある周波数における時定数や%減衰率が脳波計チャネルの低周波数フィルターと同じ役割を果たすことができる（low frequency filter 低周波フィルタを参照）.

Topography：トポグラフィ．頭皮あるいは大脳皮質における脳波の空間的分布のこと（voltage fields 電圧野，spectra スペクトル，etc.）

Tracé alternant：交代性脳波，トラセ・アルテルナン．Non-REM（静）睡眠において断続性（discontinuous）の脳波像を示すもので，それは受胎後 34 週の早産児か，それ以降の満期新生児では出生後 3〜4 週まで続く脳波である．およそ 4〜5 秒の徐波（1–3 Hz，50–100 μV）が，4–7 Hz の低振幅（50 μV 以下）脳波と交替で現れる．

Tracé continue：連続性脳波，トラセ・コンティヌ．早産児の脳波発達過程において，それまでに見られた間欠性の脳波が持続的な脳波に変わるもの．

Tracé discontinue：非持続性脳波，トラセ・ディスコンティヌ．受胎後 34 週以前の早産児の脳波で，混合周波数の高振幅の群発が，非常に低振幅の脳波を背景に現れるもの．

Tracing：脳波記録．

Transient, EEG：脳波の一過（性）波．背景活動から区別されるような孤立した波形や複合波のこと．

Transverse bipolar montage：横双極モンタージュ．同義語：coronal bipolar montage 冠状双極モンタージュ．

Triangular bipolar montage：3 個の電極グループにおいて，その中の一対の電極から導出を行うモンタージュのこと．しかし，左右の優位性の判断を誤ることがあるので，このモンタージュは使われない．

Triphasic wave：三相波．高振幅（70 μV 以上）の陽性の鋭トランジェントで，その前後に比較的低振幅の陰性波が現れる波形である．先行する陰性波は，後続する陰性波よりも概して振幅が低い．電位分布は全般性であるが，前頭・後頭双極導出では前頭部電極で最大であることが多い．三相波はおよそ 1–2 Hz で繰り返し現れる傾向がある．

## U

Unilateral：一側（性）：頭部の一側性に限定されること．［コメント］❶一側性の脳波は一側半球のある部位のこともあれば，一側半球側に偏っている場合もある．❷頭部の右側（左側）に偏りをもつ（lateralized）などという表現がされる．

Unipolar：用いられない．Referential 基準がよい．

Unipolar derivation：用いられない．Referential derivation 基準導出法がよい．

Unipolar depth electrode：用いられない．Single-electrode lead 単電極リードがよい．

Unipolar montage：用いられない．Referential montage 基準モンタージュがよい．

## V

Vertex sharp transient：頭蓋頂鋭トランジェント．鋭波様の電位で，頭蓋頂（vertex）で最大で，他の領野に比較して陰性である．外見的には睡眠時に自然に現れる場合もあれば，睡眠時や覚醒時に感覚刺激に対する反応として現れる場合もある．単発のことも反復することもある．振幅は様々であるが，250 μV を越えることは稀である．略語：V wave，V 波（K complex K 複合を参照）.

Vertex sharp wave：生理的な vertex sharp transient 頭蓋頂鋭トランジェントの記載には用いない．

Voltage：電圧．脳波記録の振幅とディスプレイやペン出力の感度を掛けることから導かれる（amplitude 振幅を参照）．

Volume conduction：体積伝導．体積伝導の過程を通して，電気的活動が発生源から生じて伝導体を介して拡がり，それが離れた記録電極でとらえられることになる．体積伝導は受け身的であり，すべての電極でそれは光の速さで同時にとらえられる．

V wave：V 波．Vertex sharp transient 頭蓋頂鋭トランジェントの略語．

# W

Wave：波．脳波記録において，対の電極間の電位差の変化のこと．それは脳内で起きるもの（EEG wave 脳波の波形）もあれば，その外で起きるものもある（extracerebral potential 頭部外電位）．

Wave form（waveform）：波形．脳波の波の形（shape）．

White lead：用いられない．Input terminal 2 入力端子 2 がよい．

Wicket rhythm：用いられない．Mu rhythm ミュー律動がよい．

Wicket spikes：ウィケットスパイク．単相性陰性でスパイク様の波形であり，孤立性あるいは連続した波形が，ねむけ（傾眠）の時期に側頭部に現れる．アーチ状あるいはミュー（mu）字様の形態を示すものを指す．これらは主に高年者に見られ，良性の脳波変形を表し，臨床的意義は乏しい．

Writer：記録器．脳波計チャネル出力を直接的に書き出すシステムである．ほとんどの記録器はインク使用のペン書き仕様であるが，機器によっては噴射様式のものもある．またインクの替わりにカーボン紙使用のものもある．デジタル脳波計ではレーザープリンターが使われる．

# Z

Zero potential reference electrode：用いない．同義ではないが，reference electrode 基準電極がよい．

❖文献

1) Brazier MAB, Cobb WA, Fishgold H, Gastaut H et al: Preliminary proposal for an EEG terminology by the terminology committee of the International Federation for Electroencephalogaphy and Clinical Neurophysiology. Electroenceph clin Neurophysiol 13: 646–650, 1961
2) Chatrian GE, Bergamini L, Dondey M et al: A glossary of terms most commonly used by clinical electroencephalographers. Electroenceph clin Neurophysiol 37: 538–548, 1974
3) Noachtar S, Binnie C, Ebersole J et al: A glossary of terms most commonly used by clinical electroencephalographers and proposal for the report form for the EEG findings. Electroenceph clin Neurophysiol Suppl 52: 21–41, 1999
4) 日本脳波・筋電図学会　用語委員会：脳波・筋電図用語集，日本脳波・筋電図学会，1991

## さ



## し



## す



## せ



## そ



## た

## ち



## て



## と



## に，ね



## の



## は



## ひ

# Q, R



# S



# T, U



# V



# W, Z